国家卫生健康委员会"十四五"规划教材

全国高等职业教育专科教材

供临床医学专业用

全科医学导论

第4版

主　编　赵拥军　周卫凤
副主编　代爱英　王　爽
编　者（以姓氏笔画为序）

王　爽（中国医科大学附属第一医院）　　周卫凤（安徽医学高等专科学校）

王洪云（滨州市人民医院）　　赵拥军（滨州医学院）

王慧丽（首都医科大学）　　贾　奇（大庆医学高等专科学校）

代爱英（菏泽医学专科学校）　　唐国宝（厦门市苏颂医院）

丛建妮（滨州医学院）　　彭　伟（哈尔滨医科大学附属第五

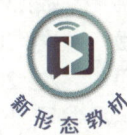

李春龙（哈尔滨医科大学附属第五医院）　　　　　医院）

肖文冲（贵州中医药大学）

新形态教材

人民卫生出版社
·北京·

图书在版编目（CIP）数据

全科医学导论 / 赵拥军，周卫凤主编. -- 4 版.
北京 ： 人民卫生出版社，2025. 6. --（高等职业教育
专科临床医学专业教材）. -- ISBN 978-7-117-37613-6

Ⅰ. R499
中国国家版本馆 CIP 数据核字第 202539J83K 号

| 人卫智网 | www.ipmph.com | 医学教育、学术、考试、健康，购书智慧智能综合服务平台 |
| 人卫官网 | www.pmph.com | 人卫官方资讯发布平台 |

全科医学导论
Quanke Yixue Daolun
第 4 版

主　　编：赵拥军　周卫凤
出版发行：人民卫生出版社（中继线 010-59780011）
地　　址：北京市朝阳区潘家园南里 19 号
邮　　编：100021
E - mail：pmph @ pmph.com
购书热线：010-59787592　010-59787584　010-65264830
印　　刷：人卫印务（北京）有限公司
经　　销：新华书店
开　　本：850×1168　1/16　印张：14
字　　数：395 千字
版　　次：2009 年 7 月第 1 版　　2025 年 6 月第 4 版
印　　次：2025 年 7 月第 1 次印刷
标准书号：ISBN 978-7-117-37613-6
定　　价：49.00 元
打击盗版举报电话：010-59787491　E-mail：WQ @ pmph.com
质量问题联系电话：010-59787234　E-mail：zhiliang @ pmph.com
数字融合服务电话：4001118166　E-mail：zengzhi @ pmph.com

以习近平新时代中国特色社会主义思想为指导,全面贯彻党的二十大精神,落实《国务院办公厅关于加快医学教育创新发展的指导意见》等文件要求,更好地发挥教材对临床医学专业高素质实用型专门人才培养的支撑作用,进一步提升助理全科医师的培养水平,人民卫生出版社在教育部、国家卫生健康委员会领导和支持下,由全国卫生健康职业教育教学指导委员会指导,依据最新版《高等职业学校临床医学专业教学标准》,经过充分的调研论证,启动了全国高等职业教育专科临床医学专业第九轮规划教材修订工作。经第七届全国高等职业教育专科临床医学专业规划教材建设评审委员会深入论证,确定了教材修订的整体规划,明确了修订基本原则:

1. 落实立德树人根本任务 坚持将马克思主义立场、观点、方法贯穿教材编写始终。坚持"为党育人、为国育才",全面落实立德树人根本任务,深入挖掘课程教学内容中的思想政治教育元素,加工凝练后有机融入教材编写,发挥教材"培根铸魂、启智增慧"作用,培养具有"敬佑生命、救死扶伤、甘于奉献、大爱无疆"医学职业精神的时代新人。

2. 对接岗位工作需要、符合专业教学标准 教材建设突出职教类型特点,紧紧围绕"三教"改革,以专业教学标准为依据,以助理全科医师岗位胜任力培养为主线,体现临床新技术、新工艺、新规范、新标准,反映卫生健康人才培养模式改革方向,将知识、能力、素质培养有机结合。适应教学模式改革与教学方法创新需要,满足项目、案例、模块化教学等不同学习方式要求,在教材的内容、形式、媒介等多方面创新改进,有效激发学生学习兴趣和创造潜能。按照教学标准,将《中医学》改名为《中医学基础与适宜技术》,新增《基本公共卫生服务实务》。

3. 全面强化质量管理 履行"尺寸教材、国之大者"职责,成立第七届全国高等职业教育专科临床医学专业规划教材建设评审委员会,严格编委选用审核把关,主编人会、编写会、定稿会强化编委培训、突出责任,全流程落实"凡编必审"要求,打造精品教材。

4. 推动新形态教材建设 突出精品意识,聚焦形态创新,进一步切实提升教材适用性,打造兼具经典性、立体化、数字化、融合化的新形态教材。根据课程特点和专业技能教学需要,《临床医学实践技能》本轮采用活页式教材出版。

第九轮教材共 29 种,均为国家卫生健康委员会"十四五"规划教材。

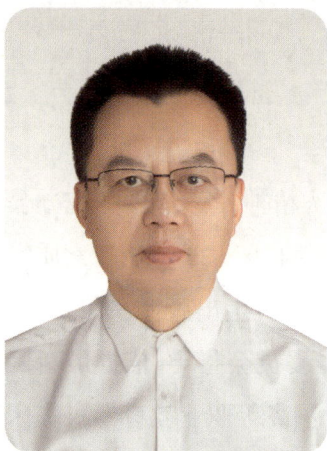

赵拥军

教授

中共党员,现任滨州医学院卫生管理学院教授,山东预防医学会社会医学分会副主任委员、山东预防医学会卫生统计学分会副主任委员、中国医药教育协会基层医药教育工作委员会常务委员、中华预防医学会健康风险评估与控制专业委员会委员、山东预防医学会卫生教育专业委员会委员。1984年毕业于山东医学院卫生系,2004年获医学硕士学位。2000年获"滨州医学院中青年教师教学能手"荣誉称号。从事全科医学、预防医学教学与科研工作40年,曾主持和参加10余项厅局级以上科研项目,发表科研论文70余篇,出版教材及专著20余部,获厅局级及以上科研奖励10余项。多次被评为滨州医学院优秀教师、优秀共产党员,数次获教学优秀奖、实验教学优秀奖。

全科医学是当代医学的重要组成部分,在全面建设社会主义现代化国家新征程上,人民的生命和健康需要全科医学的护佑。让我们共学互勉、携手同行,为我国全科医学事业的发展作出更大贡献!

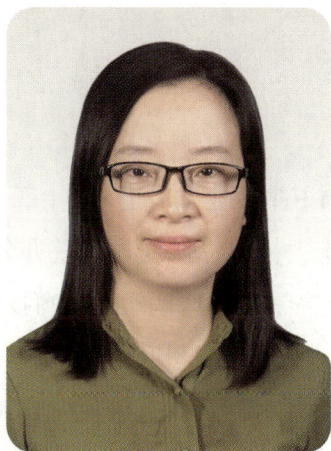

周卫凤

副教授

现任安徽医学高等专科学校临床医学院（全科医学院）副院长，安徽省医师协会全科医师分会委员、安徽省预防医学会慢性病预防控制专业委员会委员。2002年毕业于安徽医科大学医学系临床医学专业，2012年获医学硕士学位，2020年被评为安徽省教学名师。从事全科医学教育与研究工作10余年，作为主编、副主编及编者参与全科医学教材编写10多本，主持省级全科医学教育教学研究项目，主持省级全科医学专业教学团队项目，获得安徽省教学成果奖一等奖、二等奖各1项。

全科医学是我国医疗体系中不可或缺的学科，它要求医生具备广泛的知识和技能，以应对多样化的健康需求。编写本教材时，我们力求准确、全面，旨在为医学生和临床医生提供坚实的全科医学知识基础。愿本书能启迪思考，指导实践，为培养优秀的全科医生助力。

前　言

本版教材是在我国经济社会进入新时代、新征程和我国卫生事业发展进入"十四五"规划时期的形势下进行修订的。修订过程中，我们全面贯彻党的二十大精神，落实《国务院办公厅关于加快医学教育创新发展的指导意见》等文件要求，以培养新时代高素质临床医学专业高技能人才，进一步提升助理全科医生、乡村医生水平为目标和出发点，坚持人民至上、健康至上的基本理念和宗旨，结合近几年我国高等职业教育发展状况和临床医学专业的学制特点，对上版从内容和形式上进行了适当的调整和修订。修订过程中，总结吸取了上版的编写经验，继续坚持突出"三基"（基本知识、基本理论和基本技能）训练，强调全科医学学科框架、基本概念、核心理念及学科特点的介绍，加强全科医学思维方法和能力的培养，贯彻"五性"（思想性、科学性、先进性、启发性和适用性）原则，同时，还照顾到了高等职业医学教育教学上的新特点与新趋势。在上版基础上，根据全科医学学科的最新发展和教学需要，适当增补了新内容，采用了最新资料和研究成果，反映了全科医学的前沿动态。

在内容安排上，全书突出"导论"之特点，紧紧围绕全科医学、全科医疗、全科医生的基本概念和全科医学的基本方法作深入系统的阐述与介绍，依据所设章节的前后逻辑关系，按照循序渐进、前后呼应的原则进行编排，注重构建完整的、科学的全科医学基本知识体系。全书共分为9章，前2章主要介绍全科医学、全科医疗、全科医生的有关基本概念和特点，后7章则为全科医学的基本方法。本书每章开头编有"学习目标"并设置教学课件、思维导图等二维码，以便于学生学习和参考；各章节适当增加了"案例""知识拓展""理论与实践"等模块内容；每章后面附有思考题，并设置了练习题二维码，以利于活跃学生思想，培养学生智能。书后附有"学习要点"和"实训"，供学生参考使用。

本次修订，除吸收本教材前3版的编写经验外，还引用了相关教材及专著的部分资料，在此一并致以衷心感谢！本教材在编写过程中，得到了滨州医学院、安徽医学高等专科学校及相关兄弟院校的大力支持，特此致谢！

由于编者水平有限且编写时间紧迫，书中可能存在疏漏，恳请使用本书的师生和广大读者能够提出宝贵意见和建议，以便我们能够不断改进和完善。

赵拥军　周卫凤

2025 年 6 月

第一章 | 绪 论

教学课件

思维导图

学习目标

1. 掌握：全科医学、全科医疗、全科医生的基本概念；全科医疗的基本特征及全科医生的角色与素质要求。

2. 熟悉：全科医学的学科性质与特点；全科医疗的服务内容与方式；全科医疗与专科医疗的区别与联系；全科医生与其他专科医生的区别；全科医学与其他相关学科的关系。

3. 了解：全科医学的发展简史；全科医生的学术组织；全科医学教育概况。

4. 具有正确认识和理解全科医学、全科医疗、全科医生基本概念和基本特征的知识与能力；能正确解释全科医学学科的含义与特点。

5. 能结合实际说出全科医疗的特点、服务内容与服务方式；能正确区分全科医疗与专科医疗的不同；能说出全科医生与其他专科医生的异同点。

　　全科医学（general practice）又称家庭医学（family medicine），是一门诞生于20世纪60年代的新型医学学科。该学科是在总结西方国家通科医师长期医疗实践经验的基础上，结合了生物医学、行为科学、心理学、社会科学等学科的现代理论和最新研究成果，将临床医学、预防医学、康复医学及人文社会科学等知识整合为一体的一门综合性医学学科。

　　全科医学是当代医学科学的重要组成部分，是用以指导全科医生从事基层医疗服务的知识和技能体系。掌握了全科医学知识的全科医生为居民提供高质量的全科医疗，是全科医学、全科医疗、全科医生三者的最佳结合。迄今为止，全世界绝大多数国家和地区均已建立及实施了全科医生制度，并在医疗卫生实践中充分发挥了全科医生的重要作用。我国内地于20世纪80年代后期开始引入全科医学的相关概念和知识体系，经过近30年的研究和实践，目前全科医学在我国已逐步发展起来，全科医学的学科地位得以确立，由全科医生提供的基于"以人为中心""人民至上""健康至上"理念的基层医疗服务逐渐得到政府、社会和社区居民的广泛认可与支持。多年来，党和政府给予全科医学学科以高度重视，制定和颁布了一系列政策文件以推动和促进全科医学的发展。早在1997年1月15日，中共中央、国务院在《关于卫生改革与发展的决定》中就明确指出，要加快发展全科医学，大力培养全科医生；2011年7月7日，国务院颁布了《关于建立全科医生制度的指导意见》，提出在我国建立和实施全科医生制度。党的十八大以来，党和国家高度重视全科医学发展和全科医生队伍建设。党的十九大报告明确要求"加强基层医疗卫生服务体系和全科医生队伍建设"；党的二十大报告则进一步提出"推进健康中国建设"，"发展壮大医疗卫生队伍，把工作重点放在农村和社区"的任务与要求。2016年10月25日国务院印发的《"健康中国2030"规划纲要》专门强调"全科医生将成为医学教育培养重点"。另外，该学科在发展过程中，也吸引了一大批教学、科研人员及卫生服务提供者的热心参与和积极响应。

　　本章将主要介绍全科医学、全科医疗和全科医生的基本概念，全面阐述全科医疗的基本特征、全科医生的素质与角色、全科医学发展的历史以及全科医学与相关学科的关系等。

第一节　全科医学及其发展简史

全科医学是一门独立的医学学科,"全"是这门医学学科的突出特色之一。同其他独立的医学学科一样,全科医学也具有自己独特的研究对象、研究内容与研究方法,其学科的发展历史也经历了一个从无到有、从小到大、从弱到强的发展过程。

一、全科医学的定义

关于全科医学的定义,不同国家在表述的形式上有所不同,不同学者对其也有着不同的界定,但对全科医学定义的内涵和本质的认识与把握却都是相同的。1986年,美国家庭医师学会(American Academy of Family Physicians,AAFP)提出了家庭医学的一个最初的定义,之后在2005年,美国家庭医师学会对家庭医学的最初定义又作出了重新认定,重新认定后的定义为:"家庭医学是整合了生物学、临床医学和行为科学的知识和技能为一体的,为患者个体及其家庭提供连续性、综合性健康照顾的医学专业学科。家庭医学的服务范围涵盖了所有年龄、性别、每一个器官系统和每一种疾病。"

我国医学界在引入家庭医学概念之后,结合了美国家庭医师学会等西方国家对家庭医学的定义,将全科/家庭医学定义为:全科医学是一个面向个人、家庭与社区,整合临床医学、预防医学、康复医学以及人文社会学科等相关内容于一体的综合性临床二级专业学科;其范围涵盖了各种年龄、性别、各个器官系统以及各类健康问题和疾病。其主旨是强调以人为中心、以家庭为单位、以整体健康的维护与促进为目标的长期负责式照顾,并将个体与群体健康照顾融为一体。

全科医学学科体系的形成与建立,其基础主要包括以下三个方面:一是通过长期的通科医疗实践而积累起来的经验;二是从其他医学学科中整合而来的知识与技能;三是通过全科医学的专业研究而发展起来的属于本学科独特的观念与态度、知识和技术。

二、全科医学的研究对象与研究内容

全科医学作为一门独立的医学学科,具有自己独特的研究对象和相对固定的研究内容。

全科医学的研究对象是家庭和社区中个体(包括患者、健康人及亚健康人)和群体的全科式健康照顾问题。这种全科式健康照顾属于首诊和基层医疗的一线服务,具有长期负责式和综合性、持续性、协调性、整体性等"全科"特点,能够解决个人、家庭及社区最基本的、常见的大多数健康问题。如遇到不能解决的健康问题,如急危重症等,全科医学可将患者转诊至合适的其他专科进行诊断和治疗,并做好转诊的相关衔接和协调工作。

全科医学的研究内容较为广泛,首先,全科医学研究各类健康问题和疾病,这些健康问题和疾病涵盖了各种年龄、性别、器官与系统;其次,全科医学也研究全科医疗和全科医生,全科医疗是一种以人体健康和疾病为主要研究对象的基层医疗,全科医生则是全科医疗的提供者。全科医学在研究内容上十分宽广,但相对于临床其他专科的知识和技能来说却较浅;从服务的患者和疾病种类上来看,又与其他临床学科的服务有一定交叉。

三、全科医学的学科性质与特点

在我国,全科医学被定性为临床二级学科。全科医学具有自己独特的知识、技能、态度和职业价值观。全科医学学科具有如下特点:

1. **服务内容**　全科医学是一门综合性的临床专科。它不仅涉及临床内、外、妇、儿等专科的服务内容,而且还涉及心理学、行为科学、预防医学、医学哲学等学科领域的服务内容。全科医学并非内、外、妇、儿等专科与预防医学、康复医学、人文社会学科等知识的简单相加,而是上述诸学科知识的整合与再生,产生了许多自己独特的基本知识、基本理论和基本技能。与其他临床专科明显不同

的是,全科医学的学科范围宽而较浅,在一定深度上朝横向发展,突出了"全面"的特点,并根据服务对象的健康需要与需求,将各门相关知识、技能有机地整合为一体,向患者提供基本的、全面的、综合性的、协调性的服务;而其他临床专科都是在一定的领域范围内不断地向纵深方向发展,向患者提供的是独特的专科范围内较窄的服务。

2. 学科的知识体系　全科医学是一门独立的临床二级学科,它的知识体系中包括总论和各论两个部分。全科医学总论(亦称概论、导论等)主要介绍全科医学的基本知识和基本理论,其内容除全科医学相关的基本概念外,还包括以人为中心、以问题为导向、以家庭为单位、以社区为范围、以预防为先导的健康照顾理论与方法,同时包括了全科医学临床服务的基本技能和服务工具等。全科医学各论部分主要包括全科诊疗中常见健康问题的诊断、处理与评价的方法和技术等内容,常见健康问题则包括生理疾病、心理问题、影响健康的社会问题等。

3. 临床思维方法　与传统经验医学笼统地思辨的整体论方法不同,全科医学需要以现代医学的成果来解释发生在患者身上的局部和整体变化,它的哲学方法是具有科学基础的整体论和系统论,同时注重将循证医学的研究结果应用于诊疗实践。注重医疗服务的综合性、整体性、协调性从而实现服务的有效性,是全科医学的突出特色。

四、全科医学发展简史

(一) 国外全科医学发展的历史

医学产生于人类的原始社会时期,发展至今,走过了漫长的曲折道路。医学的发展受到不同时期社会生产力水平和生产关系的制约,更与其他自然科学和技术的进步以及哲学思想的发展有着密切关系。全科医学作为医学的重要分支学科,其发展历程也是如此。从历史上看,全科医学在国外的发展大致经历了通科医疗阶段、通科医疗衰落与全科医学专业学科建立、全科医学学科规范发展三个阶段。

1. 通科医疗阶段　在古代,医生的工作基本上不分科,他们根据当时居民的需求来提供其力所能及的医疗服务。那时的医生在中国被称为"郎中",在西方被称为"医治者"(healer),其含义都是"医治者",即能够解除患者痛苦并给予合理解释的人。这些人用古代朴素的自然哲学医学理论,根据对患者的了解和观察、自己的经验及书本上的个案记载对病情作出判断,对患者的整体状态及其与环境的相互关系进行描述和解释,采用一些自然疗法或其他疗法,促进疾病康复或促进"自愈"。为此,"医治者"往往因为科学判断的手段有限而需要在患者家中和床边守候较长时间,以便对病情进行观察;而患者及其家属则通过叙述病史、体验症状及实施协助自愈的照顾,在诊治过程中参与甚多,扮演了相当重要的角色。

5世纪至15世纪的西方,医生们轻视实际观察与操作,更反对人体解剖和外科等这些导致"流血"的行为,致使外科医生的社会地位较低,处于下层社会的角色。而少数经过欧洲医学院校正规培训的内科医生(physician)毕业后在城镇开业,服务于富人和上层社会。内科医生通常不做手术,也不配制药品,并且不与其他医治者合作。而服务于穷人和农村地区的医生中,大多数是毕业于理发匠学校的外科医生以及缺乏训练的药剂师。

在18世纪,兴起了由欧洲向北美大陆的"移民热",一些内科医生也随之迁移到了美洲。由于医生数量甚少,无法满足移民的医疗需求,给富人或贵族服务的内科医生在人手紧缺而需求迫切的美洲,不得不打破原有的界限,像外科医生、药剂师及其他医治者一样,以各种可能的方式服务于任何求医者。随着时间的推移,原来欧洲的社会等级界限被打破了,所有的开业医生都不得不打破原有界限,按通科医生的方式进行工作以适应当时、当地社区居民对各种医疗服务的高度需求。此时,通科型的医生就在18世纪的美洲诞生了。

类似的过程也发生在18世纪末与19世纪初的英国。工作在社区的"多面手"医生逐渐争得了与内科医生相似的社会地位。19世纪初,英国的 *Lancet* 杂志首次将这类具有多种技能的医生称为"general practitioner"(通科医生,简称为GP)。医学生毕业后若通过了医疗、药物、外科及接生技术的考试,即可获得"通科医生"的开业资格。由于这一名称是首先于19世纪在欧洲(英国)使用的,所以说,通科医生诞生于18世纪的美洲,而命名于19世纪的欧洲。

直到19世纪末,通科医生一直占据着西方医学的主导地位。当时在正式执业的医生中有80%左右是通科医生。这些医生在社区独立或联合执业,通过长期良好的医患关系,对患者及其家庭情况有较为全面的了解,在疾病照顾中提供周到细致且经济有效的医疗服务。他们在提供医疗服务的同时,也成为了服务对象的亲密朋友,承担着医疗者、照顾者和咨询者的角色,在社会上备受尊敬。

2. 通科医疗的衰落与专业学科地位的建立　1910年,美国教育家A.Flexner对100多所医学院校进行调查,发表了医学教育史上著名的Flexner报告。该报告赞扬了Johns Hopkins医学院将临床医疗、教学和科研融为一体的教育改革成功经验,极力主张加强生物医学的教育和研究。他的报告引起了人们对发展专科医学的重视,引发了医学专科化的趋势。1917年眼科专科学会首先成立,在后来的1930—1940年这10年间,先后成立了14个专科医学学会及相应的住院医师训练项目。此后,欧美各医学院校便按照不同专业的要求划分和组织教学,医学科学研究逐渐在以医院为主体的临床活动中占据中心地位。其间虽然也有像Peabody这样的学者在大力宣传全科医生的重要性,但并未得到广泛重视。

到了第二次世界大战期间及战后的20世纪60年代,由于科学技术的迅猛发展和专科医生地位的提高,促使医学生在毕业后优先选择专科训练,亚专科也在此期间得到迅速发展,此时专科医疗进入了兴盛时期。具有相当规模的综合性医院遍布各大城市,这些医院普遍设置了内科、外科、妇产科、儿科等专科科室,这些专科科室由于装备了各种诊疗设备,又集中了一批懂得新技术的专科医生,所以比社区里的通科诊所更能吸引患者。诊疗中逐渐形成了以专科医生为主导的医患关系,掌握着现代医学知识和技能的专科医生在人们的心目中树立起了高大的形象,而通科医生无论是作为临床教师还是临床医师,都受到冷落,通科医生的人数锐减。如在1900年,美国每600位居民中就有1位通科医生,而到了1960年,每3000位居民中才有1位通科医生。

到了20世纪50年代,西方发达国家由于医疗服务和社会经济的发展,社会人口老龄化的程度日趋增加。人口老龄化导致了大量慢性非传染性疾病、退行性疾病患病逐渐增加,长期治疗和照顾这些疾病的医疗费用不断升高,在长期以医院和医生为中心的专科医疗服务模式下,民众开始感到就医不便、照顾不完整、医疗费用难以承受等诸多问题。人们开始回顾和意识到通科医疗阶段的医疗服务提供的方便性、周全性与经济性,当然,也指出了当时通科医疗服务科学性不足的问题。最终使得通科医疗的重要性又重新受到重视,并被赋予了新的内涵和使命。

1947年,美国家庭医师学会(AAFP)成立,该学会的使命是保持和促进家庭医学的科学性和艺术性,确保家庭医学为社区中所有年龄的患者提供高效、优质的卫生保健服务。1969年2月,该学会被美国医学专科委员会(American Board of Medical Specialties,ABMS)批准为第20个医学专科学会,这意味着家庭医学作为一个新的临床专业学科正式建立,这在家庭医学发展的历史上是一个新的里程碑;同年,美国家庭医疗专科委员会(American Board of Family Practice,ABFP)也随即成立。从1970年开始,该专业学会每年举行一次考试;从1976年开始,该专业学会每年还举办家庭医生再认证考试(每个家庭医生需要每六年进行资格再认证一次)。全科医学专业学会成立之后,还将其提供的服务由传统的通科医疗(general practice)称为"家庭医疗"(family practice);将通科医生(general practitioner)改称"家庭医生"(family physician),将其赖以实践的知识基础称为"家庭医学"(family medicine)。ABFP于2005年已更名为美国家庭医学专科委员会(American Board of Family Medicine,ABFM)。1952年,英国也建立了皇家全科医生学会(Royal College of General Practitioners,

RCGP），在医疗服务质量的要求上和学科定位上与美国一样有了新的改变，但在英文字面表达上并未改变"general practitioner"的名称。而在此期间，加拿大、澳大利亚等国家也相继建立了全国性家庭/全科医生学会。为了保证和提高服务的质量，一些国家开始对已经在基层执业的通科医生进行再培训，在医学院校开始建立家庭医学系，并开展毕业后的家庭医学住院医师培训项目。

可见，至20世纪60年代末，在西方经济发达的国家中，家庭医学/全科医学教育、研究已经走向规范化的道路，学科发展已经迈入了医学专业化之林。

3. 家庭医学/全科医学与其他专科医学共同发展 从20世纪60年代末到21世纪初，全世界大多数国家建立了家庭医学住院医师培训项目，该培训项目与内科、外科学一样成为医学生毕业后选择的职业训练项目之一。进入21世纪20年代以来，在一些国家，越来越多的医学生选择家庭/全科医生作为自己的终身职业。

（二）我国全科医学的发展

1. 全科医学在中国内地的引进与发展 中国内地正式从国外引进全科医学是在20世纪80年代后期，即1986—1988年间。当时，中华医学会派代表参加世界家庭医生组织年会及亚太地区会议，并邀请当时的世界家庭医生学会（WONCA）主席Rajakumar（1986—1989年间担任主席）和Peter Lee（李仲贤医师，1992—1995年间担任主席）访问北京。1989年11月，在国际友人的积极帮助下，第一届国际全科医学学术会议在北京召开，同时北京全科医学学会成立，首都医科大学成立了首都医科大学全科医学培训中心，作为全国第一家全科医学培训中心，开始将全科医学的基本概念和基本理论向全国范围内传播，并启动了全科医学师资培训和理论培训工作。1991年6—11月，受WONCA委托，由加拿大国际发展署（CIDA）资助，加拿大家庭医生学会派全科医生Brain Cornelson到首都医科大学全科医学培训中心指导工作；随后在1992年1—3月间，我国台湾中山医学院家庭医学副教授李孟智到首都医科大学继续Cornelson的工作。1992年首都医科大学率先尝试了在临床医学专业中开设临床医学专业全科医学方向的试点班。1993年11月，中华医学会全科医学分会成立，标志着我国全科医学学科的诞生。1994年，上海医科大学附属中山医院成立全科医学科。1995年8月10日，中华医学会全科医学分会正式成为世界家庭医生组织成员。1996年首都医科大学、滨州医学院等医药院校成立了全科医学教研室。我国的全科医学发展，不仅得到了WONCA直接的支持，而且还得到了世界上包括美国、英国、澳大利亚、加拿大、以色列等多个国家全科医学专家的技术支持，国内部分地区开始尝试全科医疗的服务模式和教育模式。由于政策环境没有形成，个别地区虽尝试进行全科医疗的实践活动，但从总体上看，这一时期的全科医学仍处于概念传播和理论探讨阶段。

在1997年以前，中国内地的全科医学发展尚未在全国广泛铺开。1997年1月，中共中央、国务院发布《中共中央、国务院关于卫生改革与发展的决定》，明确提出要"加快发展全科医学、培养全科医生"。这一政策的出台，为中国内地全科医学的快速发展创造了前所未有的契机，使全科医学在中国内地的发展进入一个崭新的阶段。各地开始尝试开展全科医疗的试点工作，国内外的学术交流日渐增多。

1998年12月卫生部（现国家卫生健康委员会）召开了"全国全科医学教育工作会议"，标志着全科医学教育工作正式启动。2000年卫生部颁发了《关于发展全科医学教育的意见》《全科医师岗位培训大纲》《全科医师规范化培训试行办法》《全科医师规范化培训大纲（试行）》等一系列文件，提出了我国全科医学教育的发展目标及策略措施，全科医生的培养开始进入规范化发展阶段。北京、浙江、上海等地开始尝试开展四年制的毕业后全科医生规范化培训项目。

2006年2月24日，国务院召开全国城市社区卫生工作会议并下发了《国务院关于发展城市社区卫生服务的指导意见》，在意见中要求教育部门负责全科医学和社区护理学科教育，将培养社区卫生服务技能作为医学教育的重要内容。2006年6月由人事部、卫生部、教育部、财政部、国家中医药管理局联合颁发了《关于加强城市社区卫生人才队伍建设的指导意见》，在意见中明确了落实国务院要求加强全科医学教育和学科建设的指示：要求医学院校开设全科医学课程；有条件的医学院校要成立全科医学系，将该类学科纳入学校重点建设学科整体规划之中；加强全科医学教材建设；组织医学生到社区卫生服务中心（站）进行见习或实习等。国家政府颁布的这一系列配套文件，极大地改善了全科医学发展的政策环境，为全科医学教育和全科医生培训的规范化发展从政策上铺平了道路，至此，适宜全科医学学科发展的政策环境已经形成。

2009年3月17日和18日，国务院相继颁布《中共中央国务院关于深化医药卫生体制改革的意见》和《医药卫生体制改革近期重点实施方案（2009—2011年）》。在上述两份文件中，分别提出"调整高等医学教育结构和规模。加强全科医学教育，完善标准化、规范化的临床医学教育，提高医学教育质量。""完善全科医师任职资格制度""尽快实现基层医疗卫生机构都有合格的全科医生"和"制定并实施免费为农村定向培养全科医生和招聘执业医师计划。"等相关要求。2011年7月1日，国务院颁发《关于建立全科医生制度的指导意见》，提出在我国要逐步建立统一规范的全科医生培养制度，多渠道培养合格的全科医生，积极稳妥地推进我国全科医生制度建设。上述一系列政策的颁布实施，进一步推动了我国全科医学的发展。

2015年9月8日，国务院办公厅颁布《关于推进分级诊疗制度建设的指导意见》，意见中指出："多渠道培养全科医生，逐步向全科医生规范化培养过渡，实现城乡每万名居民有2~3名合格的全科医生"；2016年4月5日，《助理全科医生培训实施意见（试行）》指出"加快建立和完善中国特色全科医生培养制度""到2020年，原则上所有新进农村基层医疗机构全科医疗岗位的高职（专科）学历的临床医学毕业生均需接受助理全科医生培训；到2025年，初步形成以'5+3'全科医生为主体，以'3+2'助理全科医生为补充的全科医生队伍，全面提升农村基层全科医疗卫生服务水平"。

中国内地的全科医学经历了30多年的探索与实践，已初步奠定了坚实的学科基础并显示出良好的发展势头。截至2022年底，全国已有百余所以上医学院校在本科生和专科生中开设了全科医学概论及其相关课程。绝大多数省、自治区、直辖市都开展了毕业后全科医学教育（三年制全科医学住院医师规范化培训）；全国普遍开展了全科医生岗位培训和全科医生继续医学教育。许多医学院校相继建立了全科医学院、系、研究所，一些院校还开展了全科医学专业的硕士研究生教育。自2005年开始，首都医科大学等医学院校就已开始招收全科医学专业博士研究生。可见，我国的全科医学教育体系已经形成。

随着我国社区卫生服务的广泛深入开展和全科医学人才队伍发展的需求，许多地区已经制定了全科医生职称系列和职称晋升标准。在基层医疗中设立了全科医生的中级、副高级和正高级职称系列。

总之，我国的全科医学教育体系正在走向成熟与完善，全科医学人才队伍正在不断成长和壮大，全科医疗服务质量正在逐步提高，全科医学学科建设相应的也在不断得到加强和发展。

2. 中国台湾、香港、澳门地区的全科医学

（1）中国台湾地区的全科医学：全科医学在我国台湾地区称为家庭医学。学科建设的重点在于家庭医疗、预防医学、行为医学和社区医学四个方面。在家庭医学学科发展过程中，为适应卫生改革的需要，其研究重点除了放在疾病的诊断和治疗方面外，也放在了公共卫生方面，如青少年保健、老年保健等。在台湾，要想成为合格的家庭医生可以通过两个渠道：一是以学生通过进入学制三年的家庭医学住院医师训练项目；二是一般的开业医生通过在职培训修满学分。两者在完成学习后均需要通过家庭医生鉴定考试，才可获得家庭医生资格。

此外，2005年6月，台湾还成立了具有中国特色的中医家庭医学会，因此，在台湾也存在着中医家庭医学专科医生。

（2）**中国香港地区的全科医学**：香港向媒体和社区居民宣传家庭医学概念，不断提高现有在岗全科医生的能力水平，鼓励全科医生进行学术研究，完善家庭医学继续教育项目和服务规范，引导社区居民选择合适的全科医生，配合医管局所属医院，实现患者的连续性服务，开展家庭医学咨询网上服务，并支持中国内地全科医学的建设。

（3）**中国澳门地区的全科医学**：澳门全科医学会协助当地政府为重点社区制订了卫生规划；进一步规范了双向转诊制度；加强了本地全科医生及有关专业人员的培训（到2001年已培训了约40名全科医生）；增强了与社区的联系和互动；将中医服务纳入全科医疗范畴，并将其作为新的全科医疗服务模式进行尝试；对公共卫生职能单位进行细分等。在21世纪到来之前，澳门的全科医疗服务得到澳门居民的普遍认同和接受。跨入21世纪后，澳门的全科医学也迈进了新的持续发展阶段，澳门全科医学会在总结原有工作的基础上，把进一步提高全科医生的服务水平，增加全科医生的培训数量和提高培训的质量，加强社区卫生服务管理，重视预防性服务的提供等作为新时代的主要任务。

（三）全科医学产生的历史背景

全科医学的产生并非偶然，而是人类社会和医学历史发展的必然结果。疾病谱与死因谱的变化、人口的老龄化和医疗服务需求的改变、医学模式的转变、医疗费用方面的压力等这些人类生产生活条件的改变，是全科医学产生的历史背景，也是全科医学得以诞生和发展的根本原因。

1. 疾病谱与死因谱的变化　20世纪40年代以来，抗生素以其高度针对性的疗效拯救了许多严重感染的生命濒危患者，给人类带来了巨大的战胜感染性疾病的希望。由此开始，各种传染病疫苗、抗生素和维生素类药物，以其强有力的疗效使千百年来影响人类健康的传染病得到了控制。然而，进入21世纪以来，慢性退行性疾病、生活方式及与行为有关的疾病等却逐渐成为影响人类健康的主要疾病。与20世纪80年代的死亡谱相比，当前心脑血管疾病、恶性肿瘤和非故意伤害及死亡等已成为世界各国共同的前几位死因。由于疾病谱与死因谱的改变，居民的卫生服务需求发生了较大变化，医疗服务必须适应这种变化。21世纪居民的卫生服务需求包括：服务时间要求长期而连续；服务内容要求生物、心理、社会、环境全方位；服务地点要求以家庭和社区为主；服务类型要求综合性的照顾重于单纯医疗干预；服务方式要求医患双方共同参与，强调患者本身主动和自觉地控制，而不仅是被动地遵从医嘱。

2. 人口的老龄化和医疗服务需求的改变　随着人们生活水平的不断提高，人群的平均期望寿命也在迅速增长，许多国家中65岁以上人口所占的比例日趋增大，在发达国家和部分发展中国家这一比例超过了7%，标志着社会的老龄化状态。我国已在2000年正式宣告进入老龄化社会。人口老龄化给社会造成了巨大的压力，这种压力主要表现为：第一，社会劳动人口比例下降，老年人赡养系数明显增大，社会的经济负担加重；第二，老龄人口的医疗卫生服务需求较大；第三，人在进入老年以后，其生理功能和行为能力降低，家庭结构和社会地位以及心理、精神方面的变化，使老年人的生活质量全面下降，出现了"长寿"与"健康"两个相互矛盾的生存目标。而高度专科化的生物医学因其医疗服务的狭窄性、片面性、失人性化以及昂贵的费用，加剧了这一矛盾。怎样全面提高老年人的适应性和生活质量，满足其各种医疗需求，已成为自20世纪60年代以来社会和医学界共同关注的热门话题。

3. 医学模式的转变　所谓医学模式，是指人们长期以来形成的对医学本质及其规律的总的认识和看法，亦即人们对于医学整体上的思维方式，尤其是以何种观点、态度和方式来解释和处理医学问题。因受到不同历史时期的科学、技术、哲学和生产方式等方面的影响，在历史上曾经产生过多种不同内容和形式的医学模式，如古代的神灵主义医学模式、近代的机械论医学模式、现代的生物医学模式及当代的生物-心理-社会医学模式等。

在医学发展历史上，生物医学模式曾经占据过主导地位。这种模式是把人作为具有生命现象的生物机体进行研究,这种研究多以解剖分析等方法为主,致力于寻找每一种疾病特定的病因和病理生理变化,并研究相应的生物学治疗方法。生物医学模式在特定的历史阶段对于挽救生命、防治疾病、维护人类健康作出了巨大贡献,直到现在,生物医学模式一直是医学科学界占据统治地位的思维方式,也是大多数专科医生观察处理其专业领域内医学问题的基本方法。但生物医学模式具有很大局限性,譬如,它无法解释某些疾病的心理与社会病因以及疾病造成的种种心身不适,无法解释生物学与行为科学的相关性,更无法解决慢性病患者的心身疾患和生活质量降低等诸多问题。随着疾病谱、死亡谱的变化和病因病程的多样化与复杂化,生物医学模式日益暴露出其明显的片面性和局限性。19世纪末以来,随着预防医学、行为科学、心身医学、医学哲学等学科的发展,系统论、整体论的思维方式逐渐被人们认识和接受,终于导致了生物-心理-社会医学模式的产生。

生物-心理-社会医学模式的概念是由美国医生恩格尔(Engle)于1977年首先提出的。该模式是一种多因多果、立体网络式的系统论、整体论思维方式。它认为人的生命是一个开放的系统,通过与周围环境的相互作用以及系统内部的调控能力决定健康状况。生物医学仍是这一模式的基本内容之一,但生物医学的还原、分析方法却被整合到系统论、整体论的框架之中,与整体方法协调应用。自20世纪70年代以来,无论是医学科学研究领域、医生的诊疗服务模式抑或医疗保健事业的组织形式等,都将根据这一新的医学模式进行调整,使之适应医学模式转变的需要。

4. 医疗费用方面的压力　20世纪60年代以来,世界各国都面临医疗费用过高及过快增长的问题。医学高新技术的发展和新药的开发应用使得医疗投入急剧增加,而这一投入的增加对改善人类总体健康状况所起的作用却微乎其微,即成本与效益相距甚远,效率十分低下。有资料表明,85%以上的卫生资源消耗在15%的急危重症患者的治疗上,而仅有15%的资源用于大多数人的基层医疗和公共卫生服务上。这种资源的不合理消耗,不仅使政府不堪重负,也使居民公众十分不满。因此,人们迫切要求改变现行医疗服务模式,合理地利用有限的医疗卫生资源,为广大居民提供及时、方便、经济有效的基层卫生服务。

20世纪以来,以英国为代表的欧洲国家所实施的国家基本医疗保险制度引起了人们的广泛重视。这一制度的优越性便在于在其医疗保健体系中充分发挥了基层医疗和全科医生"守门人"的作用,能够以较低的医疗费用、有限的卫生资源取得较为理想的居民健康效果。

第二节　全科医疗

全科医疗是主要由全科医生提供的医疗保健服务,是基层医疗的最佳模式,也是一种高质量的初级卫生保健服务。全科医疗和专科医疗是医疗卫生服务的两种不同模式,两者共同存在,缺一不可,如同"车之两轮""鸟之双翼",共同组成了完整的当代临床医疗服务体系。

一、全科医疗的定义

全科医疗(general practice,GP)是指全科医生将全科医学理论应用于实践,为个人、家庭、社区提供集预防、治疗、保健、康复、健康教育和计划生育技术服务等为一体的可及、持续、综合、协调的基层医疗保健服务。全科医疗是在通科医疗的基础上发展起来的,是整合多学科领域内容于一体的临床专科,除了运用宽广的医学专业知识与技术外,还特别强调运用家庭动力学、人际关系、心理咨询和治疗等方面的知识提供服务。全科医疗在北美等一些国家和地区被称为家庭医疗(family practice)。在中国内地,全科医疗的内涵与北美地区的家庭医疗概念的内涵是一致的。

二、全科医疗的基本特征

全科医疗属于综合性的医疗卫生服务活动,是针对每一个居民的生命活动所进行的整体性的全程服务,是真正的生物-心理-社会医学模式的体现。全科医疗强调持续性、综合性、个体化的照顾;强调早期发现并处理疾患;强调预防疾病和维持健康;强调在家庭和社区场所对患者提供方便性服务,必要时协调、利用家庭和社区内外资源提供服务。

(一)基层医疗保健(primary care)

全科医疗是一种以门诊为主体的一线医疗照顾,是居民在为其健康问题寻求卫生服务时最先接触、最常利用的医疗保健服务,也称为首诊服务(first contact service)。它能够以安全、简便、经济而有效的手段解决社区居民 90% 左右的健康问题,并根据需要安排患者及时进入其他级别或类别的医疗保健服务。它使人们在追求健康的同时,提高医疗保健资源利用的成本效益。因此,全科医疗成为世界上大多数国家医疗保健和医疗保险这两种体系的基础与“守门人(gate keeper)”。

(二)人性化照顾(personalized care)

全科医疗属于照顾医学(care medicine)的实践活动范畴,其照顾性特点又突出体现在它的人性化照顾方面。人性化照顾又称为“以人为中心”或“以患者为中心”的照顾。这种人性化照顾重视人胜于重视疾病,它将患者看作有个性、有情感、有尊严的人,而不仅是疾病的载体。其照顾目标不仅是要寻找有病的器官,更重要的是维护服务对象的生理、心理、社会三方面的整体健康。为实现这一目标,全科医生把服务对象看作重要合作伙伴,从“整体人”的生活质量的角度全面考虑其生理、心理、社会需求并加以解决;以个性化的服务调动患者的主动性,使之积极参与健康维护和疾病控制的全过程,从而达到良好的服务效果。

(三)可及性照顾(accessible care)

全科医疗是医疗服务系统的基础,是一个国家疾病防控服务体系的网底。因此,全科医疗服务具备地理上接近、时间上及时、使用上方便、关系上固定、经济上实惠、结果上有效等方面的优势。全科医疗除能够处理社区居民 90% 左右的常见健康问题,还为行动不方便的老年人、伤残人或有特殊需要者提供上门访视、开设家庭病床、安排转诊或住院等服务。

(四)持续性照顾(continuity of care)

持续性照顾是指全科医生与个人及其家庭建立起一种稳定、长期、亲密的关系,为居民提供从出生到死亡的全过程服务。其持续性可以理解为以下几个方面:

1.沿着人的生命周期提供全过程、全方位的照顾 人的生命周期从孕育阶段开始,经过孕期、产期、新生儿期、婴幼儿期、少儿期、青春期、中年期、老年期、濒死期直至死亡等不同时期。在生命周期的整个过程中,根据生命周期各阶段在生理、心理与社会方面的特点及健康危险因素与疾患的特征,全科医疗对个体服务对象提供针对性医疗保健服务,如产前保健、婴幼儿生长发育保健、青少年保健、老年保健与慢性病管理、临终关怀乃至死亡后对家属的支持等。当患者去世后,全科医生还要顾及患者家属居丧期间的保健及某些遗传危险因素的连续性关照问题等。

2.沿着疾病周期(健康-疾病-康复健康谱)的各个阶段提供照顾 全科医疗对其服务对象负有一、二、三级预防的连续性照顾的责任,全科医生按疾病发展的不同阶段或时期提供相应的服务,如危险因素的监测,早期症状与体征的观察和判别,疾病诊断的确立,及时正确地治疗,防治与减少并发症、残疾与残障以及实施必要的康复措施等。此外,还包括患者转诊至专科医生、接受住院诊治或疾病痊愈之后等不同时期的服务等。

3.无论何时何地,全科医生始终保持与患者的医患关系,并对其负有提供连续性咨询和服务的责任 如患者出差在外地生病,全科医生仍有为患者提供电话咨询和医疗信息的责任。

在全科医疗服务中,其连续性一般体现在:医患关系的连续性、服务时间的连续性、服务地点的连续性、临床信息的连续性、患者管理的连续性以及对患者照顾责任的连续性等几个方面。

(五)综合性照顾(comprehensive care)

综合性照顾是指跨学科、跨领域,体现“全方位、多角度和立体化”特点的照顾性服务。综合性照顾的主要特点表现为：服务对象不分年龄、性别和疾病种类；服务内容包括预防、医疗、保健、康复、健康教育、计划生育技术服务及指导；服务层次包括生理、心理和社会文化等各个方面；服务范围涉及个人、家庭和社区等。

(六) 协调性照顾(coordinated care)

全科医疗并非"全能医疗"，全科医生也并非"万能医生"，全科医生欲承担持续性和综合性保健服务的责任就必须要提供协调性的照顾。由于全科医生是居民进入医疗保健系统的"守门人"，就必须要根据服务对象的不同需要提供适当的卫生保健服务，这种服务如果没有协调性，则持续性和综合性照顾就很难实现。全科医生是这种协调性照顾的主导者和协调者，是动员和利用各级、各类医疗资源服务于居民及其家庭的枢纽，全科医生的这种特点主要表现为：

1. 全科医生掌握各级、各类专科医疗的信息和转、会诊专家的名单，需要时可为患者提供全过程"无缝式"的转、会诊服务。

2. 全科医生了解社区的健康资源，如社区管理人员、健康促进协会、健康俱乐部、患者小组、志愿者队伍、托幼托老机构、营养食堂、护工队伍等资源，必要时为居民联系提供有效的社区支持。

3. 全科医生熟悉患者及其家庭情况，能充分调动和利用家庭资源，帮助维护和促进居民及其家庭健康。

(七) 团队合作的工作方式(team work)

全科医生往往以团队合作的方式开展全科医疗工作。这种全科医疗团队以全科医生为骨干和纽带，以服务对象的健康问题或疾病为核心，整合社区内外的各级各类医疗保健工作者一起为服务对象提供立体网络式健康照顾。一个全科医生可能会根据服务对象的需要组建不同的照顾团队，而一个患者或健康人患病过程中和生命的不同阶段可能会接受多个医疗服务团队的照顾。

1. **服务团队** 在基层医疗与各级各类医疗保健网络之间，存在着双向转诊和持续执业教育的合作关系，从而形成专科医疗服务团队和全科医疗服务团队。

2. **工作团队** 在提供基层医疗服务时，形成了一种以全科医生为核心的社区卫生服务工作网络，这个网络由社区护士、公共卫生护士、康复医师、营养医师、心理医师、口腔医师、中医师、理疗师、接诊员、社会工作者等与全科医生一起协同工作，以便有效地开展全科医疗，改善个体与群体健康状况和提高生活质量。

三、全科医疗的服务内容与方式

全科医疗的服务对象是辖区内的所有人，包括常住居民、暂住居民及其相关人员等。服务重点是慢性病患者、妇女、儿童、老年人、残疾人、贫困居民等社会群体。全科医疗服务的场所主要是在门诊，以门诊形式提供服务。根据群体和个体照顾对象的不同以及全科医疗机构设立地点的不同，也可以在社区内各单位、医院内、患者家庭、护理院、养老院、临终关怀病房等场所提供服务。

(一) 全科医疗的服务内容

全科医疗具有明显的民族和地域特点，不同国家或地区所提供服务的范围和内容会有所差异，但其服务的目的都是为居民提供"安全、有效、便捷、经济"的基本医疗服务。全科医疗服务的内容与其他临床专科医疗内容相比更为广泛，一般包括以下七个方面：①一般常见病、多发病的诊断、治疗、护理和诊断明确的慢性病管理；②社区现场救治；③家庭出诊、家庭病床等上门服务；④转诊服务；⑤康复医疗服务；⑥中医药(民族医药)服务；⑦提供政府卫生行政部门批准的其他适宜医疗服务。

上述服务内容中提到的社区常见病、多发病，到目前为止还没有严格的定义和范围，通常各社区可以根据本辖区社区卫生诊断的结果来确定该社区常见病、多发病的具体内容和范围，不同社区其常见病和多发病可能有所不同。对社区常见病、多发病的诊断和治疗是全科医疗的首要任务和基础性工作。在实际工作中,一般把社区卫生诊断中的居民患病顺位的前10~20位健康问题作为本社区的常见健康问题,例如,我国国家卫生和计划生育委员会(今国家卫生健康委员会)基层卫生与妇幼保健司于2003年8—9月对11个省、自治区和直辖市的卫生行政部门、社区卫生服务中心/站、社区居民进行了抽样调查,其中调查955位就诊的居民,在社区卫生服务机构就诊的前10位疾病或症状见表1-1。

表1-1 中国社区卫生服务机构就诊的前10位疾病或症状

疾病或症状	频数	就诊率/%	疾病或症状	频数	就诊率/%
感冒	573	57.59	糖尿病	101	10.15
高血压	281	28.24	外伤	78	7.84
发热	196	19.70	咳嗽	71	7.14
腹泻	144	14.47	胃肠疾病	46	4.62
冠心病	128	12.86	呼吸系统疾病	45	4.52

在不同的国家与地区,因卫生保健系统、卫生体制和人员分工不同,其全科医疗所涉及的内容也有所区别,但是全科医疗的服务内容都离不开向个人、家庭、社区提供可及性、持续性、综合性、协调性,集"预防、医疗、保健、康复、健康教育、计划生育技术服务"于一体化的基层医疗保健服务范畴。在处理各自社区常见健康问题或疾病的过程中,由于各种健康问题所涉及的内容多而复杂,致使全科医疗服务中所用到的知识和服务技能也较为宽广,例如,在处理健康问题或患者长期照顾的过程中,常常会应用到临床医学、预防医学、社会医学、行为医学、医学伦理学、健康教育学、营养卫生学、医学心理学等多个学科的知识和技能,并需要将这些知识和技能进行整合,以"生物-心理-社会"医学模式为指导,对患者提供综合性的基本医疗保健服务。

(二)全科医疗的服务方式

1. **门诊** 门诊服务(ambulatory service)是全科医疗最主要的服务方式,这种服务方式以提供基本卫生服务为主,体现了全科医疗的可及性、方便性、经济性等服务特点。门诊服务一般包括门诊、日间观察,是以社区卫生服务机构的场地、设备、技术和人员为主而开展的诊疗工作,如常见疾病的诊治、慢性病患者的门诊随访等。门诊服务是社区卫生服务机构最主要、最基本、最常见的服务形式。

2. **家庭出诊(home visit)、家庭病床** 这是全科医疗中一类特定的服务方式。在服务中,全科医生根据患者所患健康问题/疾病的状况以及患者的服务需求,为患者提供在患者家庭中进行诊疗的服务。这种服务根据病情需要,可以是一次性家庭出诊,也可以多次出诊。家庭内的急诊与急救也是家庭出诊的内容之一。

在某些特定情况下,往往需要在患者家庭中建立家庭病床,提供家庭病床服务。全科医生须根据患者的病情需要制订具体的家庭病床治疗和护理计划及家庭访视计划,并严格按照一定格式对家庭病床服务内容进行记录。

3. **急诊** 可以在日常门诊、夜间值班和患者家庭中提供。

4. **转诊(referral)、会诊(consultation)** 转诊和会诊是全科医疗中比较常见的服务方式,体现了全科医疗的协调性服务特点。

转诊是指把患者某一健康问题照顾的责任转移给其他医生,可以转移给专科医生,也可以转移给在某个领域富有专长的全科医生。会诊是邀请其他医生与责任全科医生共同讨论疾病诊治或患者的其他健康问题。被邀请会诊或接收转诊患者的医生成为顾问医生,而请求转诊的医生成为转诊医生,后者一般多为负责长期患者照顾的全科医生。

双向转诊（two-way referral）是我国开展社区卫生服务和全科医疗服务过程中特别强调的一种服务形式，但在国外并不是一个专门的专业词汇。双向转诊是指在两个卫生服务机构之间，将患者转出去和转回来的连续性服务过程。双向转诊的含义一般是指超过全科医疗的执业范围或是社区卫生服务机构无条件诊断和处理的疾病或健康问题如疑难重症患者、需要 CT 检查或放射疗法等，需要及时转诊到上级医疗机构（如专科医院、综合医院等）进一步诊治并与转诊患者保持联系，保证患者的医疗安全和诊疗效果，同时，上级医疗中心将需要并适合在社区卫生服务机构治疗或康复的患者转移至社区卫生服务机构进一步治疗和康复，这样一种在社区卫生服务机构和上级医疗机构（如专科医院、综合医院等）之间将患者双向转移的服务过程，称为双向转诊。双向转诊可以是横向的，如全科医生根据病情和患者需要将患者转给同一机构或同级别的全科医生，或专科医院与综合医院之间的转诊；也可是纵向的，如社区卫生服务机构与上级医疗机构之间，而我国全科医疗的双向转诊以后者为主。在转诊过程中全科医生只是暂时地把照顾患者的责任转给其他医生，而在患者转诊期间，全科医生仍然应该与顾问医生及患者保持联系。

双向转诊既可保证居民医疗安全和医疗效果，又能合理使用医疗资源，提高医疗效率，降低医疗成本，是我国实现分级医疗的具体措施之一。

如果因各种原因无法转诊，则可请求上级医疗机构的专家来社区会诊。

5. 电话/网络医学（或电话/网络咨询） 近年来，在基层医疗中，全科医生经常通过开通热线咨询电话或使用网络通信的方式来为患者提供健康教育、医疗保健咨询以及就医指导（如联系住院、出诊及会诊、预约、出院后或治疗后随访）等服务。这种电话/网络服务对患者及时正确就医和获得相应的医学信息有一定帮助，但这种电话/网络咨询服务并不是真正的现场诊疗，有时也会给患者带来不利的影响。

6. 长期照顾（long-term care） 这种照顾主要针对患有多种疾病需要长期医疗照顾的老年人。近几年发展起来的医养结合、康养结合等养老模式便是老年人长期照顾方式之一，但是，多数老年人更多地需要长期居家照顾（home care）。此外，稳定期精神病患者和康复期的残疾人也需要长期照顾。家庭病床服务便是长期照顾的一种形式。

7. 临终关怀（hospice care，又称安宁照顾）和姑息医学（palliative medicine，又称缓和医学）照顾。

8. 健康教育 详见第七章。

9. 巡诊 巡诊服务有时也称为流动服务。在一些欠发达、居住人口较少且居住分散的地区，不设立固定的医疗机构而是依靠若干医疗流动站点提供服务。这种医疗流动站点在固定时间派人（有时也同时派出医疗服务车辆）去提供巡回服务，如周一和周三在一个站点提供服务，而周二和周四又到该地区的另外一个站点提供服务。

四、全科医疗与专科医疗的区别和联系

（一）全科医疗与专科医疗的区别

1. 服务宗旨与责任 全科医疗和专科医疗分别负责健康与疾病发展的不同阶段的服务。专科医疗负责疾病形成以后一段时期的诊断与治疗，其宗旨是根据生物医学对人体生命与疾病本质的深入研究来认识与治疗疾病，其诊断和治疗工作遵循"科学"的模式，其责任局限于生物医学科学认识与实践的范围，其最高价值是科学性，即充分体现了医学的科学性方面。由于专科医疗强调根除或治愈疾病，可将其称为治愈医学（cure medicine）。

全科医疗负责服务对象在健康时期、疾病早期、常见病多发病乃至经专科诊疗后无法治愈的各种病患的长期照顾，其关注的中心是人而不仅仅是疾病，无论其服务对象有无疾病（disease，生物医学上的病理改变）或病患（illness，有症状或不适），全科医疗都要提供令人满意的照顾。因此，全科医生类似于"医学服务者"与"健康管理者"，其工作遵循"照顾"的模式；其责任既涉及医学服

务,又包括与这种服务相关的其他各个专业领域(包括医学以外的行为科学、社会学、人类学、伦理学、文学、艺术学等领域);全科医疗的价值既有科学性,又顾及服务对象的满意度,充分体现了医学的艺术性方面。此外,随着社会进步和居民健康需求的增加,基层医疗的公平性、经济性与可及性日益显现,于是关于经济学的考虑也成为全科医疗中重要的价值之一,这更体现了医学的公益性特点(表1-2)。由于全科医疗服务注重于对健康的整体性照顾,故全科医学又被称为照顾医学(care medicine)。

表 1-2　专科医疗与全科医疗在哲学上的区别

项目	专科医疗	全科医疗	项目	专科医疗	全科医疗
模式	"科学"模式	"照顾"模式	证据	科研结果	科研结果+顾客体验
价值	科学性	科学性+艺术性+公益性	方法	还原论	整体综合(还原论基础上)

2. 服务内容与方式　专科医疗处于卫生服务金字塔的上部与顶端,所处理的健康问题多数为生物医学上的急危重症疾病,后者的诊治方式为各个不同专科的高新技术,往往需要消耗大量的、昂贵的医疗资源(即医疗技术、设备、耗材等),而解决的只是少数人所罹患的疑难重症问题。在专科医疗中,专科医生成为运用越来越复杂的精密仪器装置救治患者的技术权威,而患者则是"听凭医生处置"的高技术手段的被动受体。

全科医疗处于卫生服务的金字塔底层,处理的健康问题多为社区中最常见、最基本的健康问题,其利用最多的资源是社区和家庭中的卫生资源,因此,全科医疗以低廉的成本维护着大多数民众的健康,并干预各种无法被其他专科医疗治愈的慢性疾患及其导致的功能性问题。由于全科医疗所处理的健康问题往往涉及服务对象的生活方式、社会角色和健康信念等,全科医生手中没有包医百病的"万灵药",故其服务方式是通过团队合作进行"一体化"的全方位管理与照顾。这种团队合作式管理与照顾的依据既包括现代医学各学科的新成果,又有多年积累的实践经验,还包括各种行之有效的心理学、行为科学及传统医学手段。在全科医疗服务团队中,患者(个体或群体)应是医护人员得力的合作伙伴,是社区/家庭健康管理目标制定与实施的积极主体之一(表1-3)。

表 1-3　全科医疗与专科医疗在具体特性上的区别

特性	全科医疗	专科医疗
服务人口	较少而稳定(1:2 500)	大而流动[1:(5万~50万)]
医患关系	固定	流动
照顾范围	宽(生物、心理、社会功能)	窄(某系统/器官/细胞)
疾患类型	常见问题	疑难重症
技术	基本技术、不昂贵	高新技术、昂贵
方法	综合、主动	分科、被动
责任	持续性,生前→死后	间断性服务
内容	"防治保康教计"六位一体	医疗为主
态度/宗旨	以健康为中心,全面管理; 以人为中心,患者主动参与	以疾病为中心,救死扶伤; 以医生为中心,患者被动服从
预防	一、二、三级预防	三级预防

(二) 全科医疗与专科医疗的联系

在布局合理的金字塔形卫生服务体系中,全科医疗与专科医疗是一种互补、互助的关系,表现为:

1. 合理分工　大医院(如我国的二、三级医院)不再需要处理一般常见病、多发病,可将工作重心集中到急危重症、疑难问题的诊治和高科技研究上来,从而成为专科医院,提供专科医疗;基层卫生机构(社区卫生服务中心/站、诊所等)则应全力提供社区人群的全科医疗式基本医疗保健服务。专科医疗与全科医疗共同存在,合理分工,相互补充,通过双向转诊为居民提供"接力棒"式的服务。

2. 密切合作　全科医疗和专科医疗之间应建立双向转诊以及信息共享关系,并形成一种由全科和专科共同构成的相应的整体性医疗卫生服务网络。这种全科和专科密切合作的关系与网络可保证服务对象获得有效、方便、及时与适宜的服务。同时,通过全科医生和专科医生在信息收集、病情监测、疾病系统管理和行为指导、新技术适宜利用、医学研究等各方面的积极合作,可全面改善整个医疗卫生系统的医疗服务质量,并提高医疗服务效率。

第三节　全科医生及其学术组织

全科医生主要面向社区与家庭,为广大居民提供全科医疗保健服务。全科医生具有独特的态度、技能和知识,并具有特定的素质与能力,以便为居民提供连续性、整体性、协调性服务。

一、全科医生的定义

全科医生(general practitioner,GP)又称家庭医生(family physician 或 family doctor),是指全科医疗服务的提供者。

世界上许多国家对全科医生的定义均作出了详细的界定和解释。英国皇家全科医学院对全科医生的定义是:"在患者家里、诊所或医院里向个人和家庭提供人性化、连续性、基层医疗服务的医生。全科医生承担对自己的患者所陈述的任何问题作出初步决定的责任,在适当的时候请专科医生会诊。为了共同的目的,他通常与其他全科医生以团队形式共同工作,并得到医疗辅助人员、适宜的行政人员和必要设备的支持。其诊断由生物、心理、社会几个方面组成,并为促进患者健康而对患者进行教育性、预防性和治疗性的干预。"

美国家庭医师协会(AAFP)对家庭医生的定义为:"家庭医生是经过家庭医疗这种范围宽广的医学专业教育训练的医生。家庭医生具有独特的态度、技能和知识,使其具有资格向家庭的每个成员提供持续性与综合性的医疗照顾、健康维持和预防服务,而无论其性别、年龄或健康问题类型是生物医学的、行为的或社会的。家庭医生所接受的训练和经验,使他们最具资格服务于每一个患者,并成为所有健康相关事务的组织者,包括适当地利用顾问医生、卫生服务以及社区资源。"

不同的国家对于全科医生的培养有着不同的模式。一般而言,许多国家根据全科医学的理念、内容与方式,往往采取如下培养模式,即对医学本科毕业生进行医院各专科轮转与社区全科医疗服务实践的规范化培训,培训时间一般为3~4年不等,最后通过全科医学/家庭医学专业学会的考试,从而产生合格的全科/家庭医生(以下称为全科医生)。因此,从执业资格角度考虑,有的国家又将全科医生的定义概括为:经过全科医学规范化(全科医学住院医生)培训合格,通过了国家全科医学专业医师执业资格认定机构的资格认定考试的医生称为全科医生。

我国目前主要通过全科医生规范化培训和全科医生岗位培训两个途径培养全科医生。

二、全科医生的角色与素质要求

(一)全科医生的角色

1. 居民的首诊医生　在功能完善、分工合理的良好医疗保健体系中,全科医生是患者初次寻求医疗照顾时所接触的第一位医生,亦即首诊医生。在健全的医疗保健体系中,这种首诊是通过建立首诊和转诊制度而实现的,在大多数国家,全科医生作为法定的首诊医生,扮演首诊医生角色,成为患者进入医疗保健体系寻求服务的"必经门户"。作为首诊医生,全科医生必须为居民的健康和医疗保健系统"守门",遇到急危重症患者时,能够迅速有效地为患者提供转诊服务。

2. 健康的维护者 全科医生在服务中不仅要处理服务对象的已患健康问题,还负责患者和家庭的健康维护,负责促进居民健康生活方式的形成;做好健康管理工作,定期进行健康检查,并对健康危险因素进行干预,成为全科医生的重要职责。全科医生还是患者和家庭的医疗服务和健康的"代言人",运用专业知识与技能维护服务对象的健康利益。

3. 卫生服务的协调者 其他专科医生只是对患者的部分健康问题或健康问题的某一部分负责,而不顾及患者作为一个完整的人的多元化卫生服务需要。只有全科医生才是服务对象所有医疗保健服务需要的协调者。全科医生了解患者的健康需求,了解患者需要什么样的服务,并熟知其他的专科医生能够为患者提供什么样的服务等,因此,全科医生能够提供协调式的"全科式"整体性服务。当患者需要时,全科医生还可以帮助协调利用家庭内外、社区内外的医疗资源及其他健康照顾的相关资源。

4. 健康教育者与咨询者 全科医生在工作中能够利用各种机会和形式,对所服务社区中的患者、健康人、高危险人群等进行深入细致的健康教育和教育效果评估,并保证健康教育的全面性、科学性和针对性。同时,全科医生有责任为服务对象提供健康与疾病的咨询服务,聆听患者的患病感受,对各种有关问题提供详细的解释和资料,指导服务对象有成效地开展自我保健活动。

5. "守门人" 卫生保健体系中的全科医生作为首诊医生,首先要用最少的资源尽可能地解决最多的健康问题,即要解决日常诊疗中 80%~90% 的社区常见健康问题,只把少量的疑难问题转诊给其他的专科医生。只有这样,才能合理地利用卫生资源,降低医疗费用。因此,全科医生承担着卫生保健系统"守门人"的角色。要做好"守门人"角色,就必须为健康者及患者做好适时的预防保健服务,防患于未然,尽量减少疾病的发生,控制疾病的发展,改善疾病的进程和预后,从而提高卫生资源的使用效率。此外,还要充分发挥个人和家庭的主观能动性,提高他们的自我保健能力,从而达到节约卫生资源的目的。

6. 有效的管理者 全科医生作为全科医疗和社区卫生服务团队中的核心与骨干,是服务对象的健康管理者。全科医生不仅要将健康问题管理好,还要将自己负责的社区卫生服务团队管理好、建设好,协调利用各种资源,建设高质量的服务团队。

(二) 全科医生的素质要求

1. 强烈的人文情感 全科医疗是"以人为中心"的整体性医疗服务照顾,因此,要求全科医生必须具有强烈的人文情感,对人类和社会生活怀有诚挚的热爱与持久的兴趣,具有服务于社区人群和与人相互交流的强烈愿望与能力,要具备善于理解和谅解他人的优秀品质。全科医生对患者的高度责任感和同情心是自愿的、无条件的、不求回报的。这与从事纯科学或纯技术行业的要求不同,强烈的人文情感是当好一名全科医生的基本前提。

2. 扎实的业务功底 全科医生应具有把服务对象作为一个完整人看待和服务的观念、知识与技能。在日常工作中,既要具有熟练处理患者的常见暂时性健康问题的能力,也要具备管理患者长期慢性健康问题的能力。不仅能够为患者提供服务,也能为健康人和高危人群服务;不仅服务于患者个体,也要具有对社区人群管理和干预的基本技能。因此,全科医疗服务所涉及的各临床专科医学、预防医学、医学心理学、社会医学、行为医学、医学伦理学、医学遗传学以及中医学等学科的知识与技能,对于全科医生及全科医疗工作都是必不可少的。

3. 出色的管理能力 全科医疗工作中处处涉及患者管理及家庭与社区的健康管理,乃至社区卫生服务团队管理等。全科医生必须具有一定的管理学知识与能力,并具备一定的自信心、自控力和决断力,敢于并善于独立承担责任、控制局面。在社区卫生服务团队中,全科医生要具有协调意识、合作精神和足够的灵活性、包容性,善于与内外各方面保持良好的人际关系,从而成为团队的核心与领导者,同时能随时协调和平衡个人生活与工作的关系,以保障自己的身心健康与服务质量。

4.执着的科学态度和个人长远发展的潜能 科学态度和自我发展能力是全科医生的关键素质之一。为保持和改善全科医疗服务质量,全科医生必须能够利用一切可以利用的资源和机会,孜孜不倦地对待日常工作和自我学习,从而提高自己的业务水平。要善于自学,学会批判性思维,不断培养个人自我学习和批判性思维的能力,只有这样,才能在长期的工作中保持知识和技术的先进而不落后。

三、全科医生的工作任务

世界范围内不同国家和地区赋予全科医生在医疗保健体系中的功能基本一致,但具体任务略有不同。通常一个合格的全科医生应能胜任并完成以下工作:

1. 社区常见病、多发病的诊断治疗和适宜的会诊和转诊;
2. 急危重症患者的院前急救、转诊与出院后管理;
3. 社区健康人群与高危人群的健康管理,包括疾病预防筛查与咨询;
4. 社区慢性病患者的系统管理,根据需要提供家庭病床及其他家庭服务;
5. 社区重点人群保健(包括老年人、妇女、儿童、残疾人等);
6. 人群与个体健康教育;
7. 基本的精神卫生服务(包括初步的心理咨询与治疗);
8. 医疗与伤残的社区康复;
9. 计划生育技术指导与服务;
10. 社区卫生服务信息系统的建立与管理等。

在我国,由于全科医学引入较晚,全科医生的数量远远少于需求,培养的质量尚需进一步提高,因此,到目前为止,我国不同地区赋予全科医生的任务也存在一定差异。但随着我国新的医疗卫生改革的推进和基本医疗制度的进一步完善和实施,全科医生的任务会更加明确与规范。

四、全科医生与其他专科医生的区别

全科医生与其他专科医生在所接受的训练、服务模式、服务对象、服务内容等方面均存在一定的区别(表 1-4)。

表1-4　全科医生与其他专科医生的区别

项目	全科医生	其他专科医生
1. 所接受的训练	接受全科医学的专门训练,立足于服务的社区	立足于医院病房 接受相应专科医学培训
2. 服务模式	以生物-心理-社会医学模式为基础	以生物医学模式为基础
3. 服务对象	社区中的患者、健康人、高危人群	只服务于就诊的患者
4. 服务内容	提供预防、治疗、保健、康复、健康教育、计划生育等综合性服务	注重疾病的治疗
5. 照顾重点	疾病和人的生活质量	病理变化、疾病的效果
6. 服务的主动性	主动为社区全体居民服务	在医院里被动地坐等患者
7. 服务的连续性	连续性服务	片段性服务,不连续
8. 医患关系	长久且连续	暂时且间断
9. 服务的单位	患者及其家庭、社区兼顾患者	个体服务
10. 所处理问题的特点	以处理早期未分化的疾病为主	以处理高度分化的疾病为主

注:表中所列的其他专科医生是指经过住院医师训练的各科临床医生,如内科医生、儿科医生等。

五、全科医生的学术组织

（一）世界家庭医生组织

世界家庭医生组织（World Organization of National Colleges, Academies, and Academic Associations of General Practitioners/Family Physicians, WONCA；又名 World Organization of Family Doctors）是对"全科/家庭医生国家级学院和学会的世界组织"的公认简称。

该组织于 1972 年成立于澳大利亚的墨尔本，它是全科医生的最高学术组织。WONCA 按地区又分为亚太、欧洲、北美、非洲等区域组织。WONCA 的目标和使命是通过提倡和保持家庭医学高水平的服务而改善世界各国居民的生活质量。它通过每 3 年一次的 WONCA 世界大会和每年一次的 WONCA 区域会议，为全科医生提供学术交流和知识更新的讲坛和平台，以促进世界各地的全科医生在教育、科研和服务方面的交流与合作。此外，WONCA 还通过其网站免费为世界各地的全科医生提供相关信息服务。

（二）中国全科医学相关组织机构

1. 中华医学会全科医学分会　于 1993 年 11 月在北京正式成立，它是中国内地第一个全科医学学术组织，也是最大的学术组织。1995 年 8 月 10 日该学会正式成为世界家庭医生组织（WONCA）会员。多年来，全科医学分会一直致力于发展国内全科医学事业，开展全科医学人才培训以及开展国际国内全科医学（家庭医学）的学术交流工作。

2. 中国医师协会全科医师分会　该分会于 2003 年 11 月正式成立，其宗旨是："发挥专科协会的行业指导、服务、自律、协调、监督作用；维护医师的合法权益；努力提高医疗水平和服务质量；全面利用社区内外有限的卫生资源，为患者个体和家庭提供连续性、综合性、协调性、个体化和人性化的医疗保健服务，最大限度地满足广大居民追求健康生活的需求，为提高我国人民的健康水准和社会主义物质文明和精神文明建设服务。"该分会自成立至今，一直致力于全科医生制度建设和全科医生培养工作；该学会组织全国的专家完成了中国全科医生（全科医师规范化）培养方案和基地标准的制定工作，并协助国家卫生健康委员会在全国进行全科医生培训基地的评审与认定工作。

第四节　全科医学与其他相关学科的关系

全科医学与临床医学、预防医学、社会医学、社区医学、中医学等医学学科，在学科性质、特点及内容等方面，既有区别，又有着一定的联系。

一、全科医学与临床医学

按照我国学科分类，医学门类划分有 11 个医学一级学科，包括基础医学、临床医学、口腔医学、公共卫生与预防医学、中医学、中西医结合、药学、中药学、特种医学、医学技术、护理学。其中，临床医学下设有 20 个二级学科，2012 年全科医学在我国被正式列入临床医学二级学科目录。

全科医学与内科、外科、妇产科、儿科等学科一样均为临床医学下的二级专业学科，这些二级学科均形成了自己独特的知识和技能体系。以上各专科医生，无论在医院内还是在医院外，都为患者提供着独特的专科服务。而全科医学与其他各二级临床专科在知识和内容上都有一定的交叉和重叠，交叉重叠的多少与社区居民的卫生服务需求有明显的联系。一般情况下，全科医学的知识在宽度上涵盖了临床所有二级专业学科的内容，包括了其他临床专业二级学科的所有常见健康问题和疾病。从国际上全科住院医生培训项目的科室轮转时间来看，内科、儿科、妇科、外科的轮转学习时间较长，而眼科、放射科、耳鼻喉科等学习时间较短，但各国在具体时间安排上略有差异。

另一方面，全科医学在整合了临床各专科相应的临床知识和技能的基础上，在其长期的发展实践中形成了自己独特的知识体系和思维模式。与其他临床二级专业学科相比,全科医学的学科范围宽而较浅,在一定深度上朝横向发展,向患者提供的服务范围广泛;而其他临床二级专业学科均是在一定的领域范围内不断地向纵深方向发展,向患者提供的服务范围较窄。

二、全科医学与预防医学

预防医学是医学的重要分支,是当代医学科学的重要组成部分。预防医学是一门研究如何通过采取适当的干预措施而达到防止疾病发生、发展,尽可能地维护和恢复机体功能,最终维护和促进个体和人群健康之目的的医学学科。预防医学以人群为主要研究对象,以预防为主为指导思想,针对人群中疾病的消长规律,运用基础医学、环境卫生科学、医学统计学和流行病学等方法探讨自然和社会环境因素对健康和疾病的作用规律,分析环境中主要致病因素对人群健康的影响,提出改善和利用环境因素的卫生要求和措施。近年来,随着疾病谱的改变,预防医学的主要任务逐渐从群体预防为主转向个体和群体预防相结合,从被动的预防转向主动的预防,从生物学预防扩大到心理、行为和社会预防,从仅以公共卫生人员为主体延伸到以公共卫生、临床医护人员及居民个人为主体,预防疾病的责任在以政府、社会为主的同时更加强调居民个人的责任和主动参与。

以预防为先导是全科医学健康照顾的基本原则之一。全科医学倡导对个人、家庭、社区健康的整体照顾和全过程服务,就必然要将预防工作放在首位,强调预防为主、防治结合。全科医生立足于社区,服务于居民及家庭,对社区居民提供长期负责式照顾,与社区居民接触时间长,关系密切,能够充分了解居民患病危险因素和患病的情况,且与社区居民有着良好的医患关系,因此,全科医生更有利于在与居民的接触过程中实施机会性预防服务。此外,全科医生应将预防医学的知识与技能结合临床服务中患者的特定背景,有针对性地提供个体化的预防性服务。为了提高预防服务的工作效率,全科医生也要适当地做一些群体的预防、公共卫生服务,如社区高危人群的健康教育等。为了适应我国社区卫生服务的发展要求,全科医生必须具备群体预防和公共卫生的有关知识和技能,以更好地承担社区公共卫生服务任务和履行职责。

三、全科医学与社会医学

社会医学是一门医学与社会科学相结合的交叉学科,它从社会的角度研究医学和卫生问题,探寻社会因素与个体及群体健康和疾病之间的相互作用及其规律,制订相应的社会卫生策略、措施以及卫生事业的方针政策和发展规划,更新医疗卫生工作的观念,从而保护和增进人群的身心健康和社会活动能力,提高人群的健康水平和生活质量。

社会医学的兴起,与现代医学模式的转变密切相关。医学模式从传统的生物医学模式转变为生物-心理-社会医学模式,与此相适应的医疗卫生服务也从单纯治疗扩大到预防保健,从生理扩大到心理,从医院扩大到家庭和社区,从单纯的医疗技术措施扩大到综合的社会服务。为适应医学模式转变和医疗卫生服务的拓展,必然出现医学社会化。生物-心理-社会医学模式、新的健康观念和社会医学观则是全科医学产生的理论基础。

此外,全科医学在研究社区卫生状况、如何满足社区居民卫生服务需求等方面也运用了社会医学的理论和方法,并且将这些理论和方法与全科医生的日常服务相结合,丰富了社会医学的内涵。

四、全科医学与社区医学

社区医学是一门研究如何充分发掘和利用社区资源,突出社区特点,维护和促进人群健康的医学学科,它是公共卫生和社会医学在 20 世纪中期深入发展的产物。社区医学以社区为立足点,应用临床医学、社会医学、预防医学、统计学、人类学等多学科的观念、理论和方法,通过开展社会调查、社区调查和人群筛查等活动收集信息和资料,并对此进行统计、分析和评价,然后作出社区诊断,以了解社区主要健康问题及其特点、社区卫生保健以及社区资源状况等情况,并根据健康问题的特点和社区资源的状况确定解决这些问题的优先顺序,从而制订社区卫生计划,动员社区内外的医疗和非医疗资源,通过社区卫生服务,在社区水平上防治疾病,促进社区健康,并对社区卫生项目的过程、效果、效益、效用和效率进行评估,以便使有限的资源产生出最佳效益。

全科医学与社区医学有着极为密切的联系,两者在群体健康的着眼点和目标上是一致的,即立足于社区,为社区居民的健康服务。除此之外,全科医生在服务过程中也参与解决社区中不同人群的健康问题,并将其与针对个人的医疗实践相结合。全科医学强调以个体的健康为重点,在服务于个体患者时还考虑其家庭、社区因素对健康和疾病的相互作用;而社区医学则以社区人群的健康为重点,较少涉及家庭和个人。

五、全科医学与中医学

中医学是我国人民在长期同疾病作斗争过程中产生和发展起来的一门学科,是中华民族文化之瑰宝。中医学在维护健康以及预防、诊断、改善或治疗身心疾病方面,深受古代朴素唯物论和辩证法思想的影响,运用了种种以不同文化所特有的理论、信仰和经验为基础的知识、技能和实践。

全科医学与中医学有许多相似之处,尤其是全科医学的整体观念与中医学思想惊人地相似。例如中医学强调"天""地""人"合一,强调人与环境的统一,强调人体健康的整体性,认为诊治疾病应从整体的角度出发,促使机体达到"阴阳平衡"的健康状态;而全科医学在生物-心理-社会医学模式的指导下,也形成了特有的整体论、系统论思维,它认为人体是一个有机的整体,构成人体的各个组成部分在结构上不可分割,功能上相互协调,病理上相互影响,而且人的健康与自然界和人类社会环境中气候、地域、心理等诸多因素也密切相关。全科医学的整体论突破了传统的专科医学对待疾病的狭窄的还原论方法,强调把患者看作社会与自然系统中的一部分,从身体、心理、社会等多种因素来观察、认识和处理健康问题。

此外,在以下几方面全科医学与中医学存有相似之处,例如,中医学有"圣人不治已病治未病""上医医未病之病,中医医欲病之病,下医医已病之病"之说,全科医学则注重以预防为先导的健康照顾,强调"预防为主,防治结合";中医学强调辨证施治,"同病异治""异病同治""因人、因地、因时制宜",全科医学则注重以人为中心、个体化照顾、人性化照顾;全科医学强调简便、经济、有效的治疗方法,注重良好的医患沟通和医患关系,注重医生在治疗中的角色及服务对象的积极参与等,中医学在这些方面与全科医学也有相同之处。全科医生在全科医疗服务中应注重吸收中医学的知识与技能。

六、全科医学与其他"替代医学"或"补充医学"

"替代医学(alternative medicine)"或"补充医学"是指并非该国自身传统的一部分,并且尚未被纳入主流卫生保健系统的一套广泛的卫生保健做法。例如冥想疗法、催眠疗法、按摩疗法、顺势疗法、脊柱疗法、整骨疗法、香味疗法、维生素疗法等均属"替代医学"或"补充医学"范畴。"替代医学""补充医学"的一些经验与技能简便经济、容易操作,其长期实践的效果也已得到一定程度的验证,因此,往往会受到群众欢迎。全科医生应该了解"替代医学"或"补充医学"主要的类型、特点和疗效,同时也应该充分认识某些"替代医学"或"补充医学"的局限性和糟粕,利用其优势,避除其缺点,丰富全科医学理论和治疗手段,以便能够适应社区文化和群众的健康需求变化。

第五节　全科医学教育概况

1969年,美国家庭医学委员会(American Board of Family Practice,ABFP)创立,成为美国第20

个医学专科委员会,标志着家庭(全科)医学专业的诞生,全科医学从此迈入专业化的行列。1989年11月,第一届国际全科医学学术会议在北京召开,我国引进了全科医学这一新学科。1993年11月,中华医学会全科医学分会成立,标志着我国全科医学学科的诞生。1998年全国全科医学教育工作会议在北京召开,我国全科医学教育工作开始全面启动和开展。

一、国外全科医学教育概况

全科医学教育在国外起步较早,欧美等国家全科/家庭医学教育培训体系的存在已有60多年的历史。目前,世界上大多数国家都开展了国家级的全科医生规范化培训项目,并建立了严格的导师带教制度与考核制度,形成了由全科医学本科生教育、毕业后教育和继续教育三部分组成的较为完整的教育与培训体系。

(一)医学本科生的全科医学教育

在美国、英国、加拿大、澳大利亚、日本、新加坡、以色列等许多国家,几乎所有的医学院校都设有各种形式的全科/家庭医学教学部门,并在医学生中开设全科/家庭医学的课程。全科/家庭医学的教学在医学院校中的开展,带动了全科/家庭医学住院医师训练项目的进一步发展和实施,从而也使得进入社区执业的全科/家庭医生数量不断增加,促进了全科医疗和社区卫生服务的发展。

1. 教育的目标　医学本科生全科/家庭医学教育的目标,是让医学生掌握和了解全科/家庭医学的基本知识、基本理论和基本技能,培养他们对全科/家庭医学的兴趣,希望他们毕业后能选择全科/家庭医学作为自己的终身职业。即使医学生毕业后选择其他专科的住院医师训练项目,本科阶段对全科/家庭医学的学习也仍可使其受益。

2. 开展全科医学教育的时限　世界各国的医学院校在开展全科医学教育时其时限不尽相同,一般在4~10周。课程开设的形式各异,有的国家如澳大利亚将全科医学教育作为连续性的课程对本科生开设,学生在不同的学期内可以去城市全科医学诊所见习,可以去农村医院了解常见健康问题诊疗情况或在大学课堂听取理论课程讲授等。

3. 教育的内容与方式　不同国家在医学生中开展的全科医学教育其内容各异,但一般教育内容多集中在全科医学的基本概念与基本理论、全科医疗的诊疗模式、全科医疗所服务的人群及特点、全科医生临床思维方式、医患关系与人际沟通技巧,以及全科医学与相关学科的关系等方面。对医学生设置的全科医学教育课程分为必修课程和选修课程,不同国家或地区开设的学期阶段不同,但多数国家是在临床实习阶段开设;理论或实践教学的方式多选择在全科医疗诊所见习或实习,以使学生实际体会到全科医学学科的真正内涵。

(二)全科医学住院医师培训

全科医学住院医师培训又称全科医学的毕业后教育,或全科医学的专业培训,主要是指医学生完成高等医学院校的本科教育后,再接受全科医学专业培训。全科医学住院医师训练项目的目的,是培养具备全科医生专业素质的、在国家卫生服务系统中起着守门作用的合格全科医生。该项目多由大学的全科医学教学部门负责组织实施,也有一些国家的住院医师培训项目由某些教学医院独立承担。实践教学场所包括能够训练临床诊疗技能的大型综合性医院和能够训练全科医学诊疗思维的社区全科医疗诊所或医疗中心。这种形式的教育是全科医学教育的重点,也是国外全科医生培养的主要方式。

全科医学教育体系较为成熟的国家一般均开展了全科医学住院医师培训。不同国家和地区培训的方式和内容也并非完全一致,但其大体框架基本相同,其教育培训的总目标兼顾了医德、医术和医业三个方面。

1. 培训目标　全科住院医师培训的主要目的是解决居民大部分的健康问题,满足其医疗保健需求,故培训目标主要集中在以下五个领域:①与疾病诊疗相关的知识、技能与态度;②与服务的具体环境相关的知识与技能(包括个人及社区环境、医疗资源、服务体系的利用、医疗服务的成本效益原则等方面的知识与技能);③与服务的组织管理相关的知识与技能;④与职业价值观和性质相关的知识与技能(包括医生的人生观、价值观、责任感等);⑤与自身和团队业务发展相关的培训目标,包括形成终身学习的观念、自我评价和质量保证、适当的教学和研究能力、医学信息的批判性评价、将研究结果用于服务的能力等。

2. 培训时间 一般持续 3~6 年不等。各国培训时间分配见表 1-5。

表 1-5　各国全科/家庭医学住院医师培训的时限及时间分配情况

国家	时限/年	时间分配/个月	培训方式
美国	3	24	医院各科室轮转
		12	全科医学门诊
英国	3	24	医院各科室轮转
		12	全科医学门诊
澳大利业	3 (如在农村地区工作,多为 4 年)	12	医院各科室轮转
		24	全科医学门诊
加拿大	约 2	15	医院各科室轮转
		8	全科医学门诊
		2	自选科目
以色列	4	21	全科医学门诊
		27	医院各科室轮转

3. 培训方式 一般为医院各科室轮转、社区全科医疗诊所实习和长期穿插式小组讨论或学习等三种方式。"医院各科室轮转"培训一般占总学时的 2/3;"社区全科/家庭医疗诊所实习"占总学时的 1/3,多安排在医院各科室轮转之后,也可与医院各科室轮转交叉进行,如以色列的培训安排,将家庭医疗诊所实习的 21 个月分为两部分,一部分是项目开始的前 9 个月,一部分是医院各科室轮转完成后的 12 个月;"长期穿插式小组讨论或学习"常贯穿在整个住院医师训练项目的全过程中,通常每周安排 1~2 个半天,地点多在社区诊所,主持学习的教师多以全科/家庭医生为主,并辅以其他学科的教师共同带教。

4. 考核 在培训的各个阶段对学员都应有一定的目标和要求,并进行相应的考试,并且在培训结束时各国均安排学员参加由专科学会举办的专业资格考试,通过该考试者可获得全科医师资格证书。获得全科医师资格证书的全科医生才可以受雇于医疗保险公司或医疗机构,注册后开始执业。

(三) 全科医生的继续教育

全科医生为了自我成长与发展及能够担负起照顾居民健康的责任,都应将继续教育作为其终身学习的主要方式。继续教育的内容可依照需要及全科医生的兴趣来选择和安排。根据美国家庭医疗专科委员会(ABFP)的规定,要获得家庭医疗专科医师资格证书,则必须通过严格的考试,而且全科医生的专业资格每 6 年认定一次。欲获得新的资格认定,全科医生需要在 6 年期间修满至少300 个学时被认可的继续教育学分,并通过严格的笔试和病历审查。之所以对全科医生的专业资格进行定期重新认定,主要是为了保持全科医生的学术水平和先进性。

全科医生的继续医学教育一般是由全科/家庭医生学会等负责组织实施,其形式和内容包括参加国内外学术会议、专题讲座、短期特定技能培训、科研项目、阅读文献报告、发表论文、自学由专业学会出版的刊物上的继续医学教育课程等。

在全科医生的住院医师培训和继续教育中,行为科学、人文社会科学内容所占的比例一般大于其他专科医生培训,流行病学的理论与方法也得到特别强调。某些特定专业知识,如老年医学、精神医学、急诊医学、临床营养学、运动医学、皮肤科学、康复医学、"替代医学"等,由于在全科医疗和社区卫生服务中发挥重要作用,往往成为许多全科医生的热门选修科目。

(四)专科会员资格教育

美国家庭医生学会(AAFP)将专科会员资格教育定位于住院医师训练和继续教育之间的一种特殊专业化教育,其目的是培养学员特殊的专业能力,以利于从事特殊医疗照顾或成为称职的家庭医学教师。训练内容各国不一,但以老年医学、运动医学、科学研究项目设计及实施、师资的教育教学基本技能培训等最为多见。

此训练项目的时限一般为1~2年,经费多来自大学、政府、基金会或医生个人。参加培训的学员多为有志于成为全科医学教师的全科医生。某些国家在学员完成训练项目并考核合格后,颁发家庭医学、社区医学或流行病学的硕士学位证书。

(五)硕士/博士学位教育

早在20世纪70年代,英国和加拿大就开始尝试针对工作在基层的全科医生开设研究生课程。目前,美国、加拿大、新加坡、马来西亚等国家,已经开展了全科医学专业研究生教育。在开设全科医学研究生项目的大学中,多数将其教育目标定位于培训师资、学科骨干/领导者和提高科研能力三个方面。

二、我国全科医学教育概况

我国内地于20世纪80年代后期正式引入全科医学的相关概念。1989年首都医科大学成立了中国内地第一个全科医学培训中心,并于1992年举办了第一期全国全科医生培训班。此后,在北京、天津、浙江、上海等省市陆续开展了全科/家庭医学教育和全科医生培养的试点工作。2000年7月,卫生部(现国家卫生健康委员会)科教司牵头组织成立了卫生部全科医学培训中心,该培训中心承担着全科医学教育培训、师资培训、政策研究、科学研究、国内外交流等任务。随后,各地纷纷成立省级、市级等不同级别的全科医学培训中心,积极开展全科医学师资培训、全科医学岗位培训等工作。

随着政府部门对全科医学和社区卫生服务工作重视程度的逐步加大,自1997年起,我国政府陆续出台了一系列促进全科医学教育发展的政策和文件。1997年《中共中央、国务院关于卫生改革与发展的决定》中明确指出要"改革城市卫生服务体系,积极发展社区卫生服务""加快发展全科医学、培养全科医生"。1999年12月卫生部召开了"全国全科医学教育工作会议",标志着我国全科医学教育工作正式启动。2000年,卫生部颁布了《关于发展全科医学教育的意见》《全科医师规范化培训大纲(试行)》《全科医师岗位培训大纲》《社区护士岗位培训大纲》《全科医学社区培训基地基本要求》等文件。2007年卫生部颁布了《全科专科医师培训细则》《全科专科医师培训基地评估指标体系》《全科医师骨干培训大纲》。2011年7月国务院颁布了《关于建立全科医生制度的指导意见》。2012年国家三部一局颁布了《全科医学师资培训实施意见(试行)》。历经30多年的探索与实践,在政府的大力支持下,目前我国的全科医学教育体系已经基本形成。

从全国范围来看,国内全科医学教育的主要形式包括:医学院校在校生的全科医学教育、助理全科医生培训、全科医生规范化培训、全科医生继续医学教育、全科医生岗位培训、研究生教育及各种全科医疗技能短期培训等。

(一)医学院校在校生的全科医学教育

进入21世纪以来,我国绝大多数高等医药院校已开设全科医学课程,在未开设全科医学课程的少数高校中也已有开设全科医学课程的计划。许多院校已将全科医学列为必修课程。在校生全科医学教育的教学目标多定位于传授全科医学的基本知识、基本理论和基本技能;培养学生对全科医疗的职业兴趣,为毕业后接受全科医学规范化培训奠定基础;强调使学生了解和认识全科医学这一新学科的特点,以便毕业后能够很好地与全科医生沟通以及进行业务上的合作。教学内容主要以全科医学的基本概念和基本理论为主,教学方式包括理论教学、临床及社区见习或实践等。

(二) 助理全科医生培训

2016 年的《助理全科医生培训实施意见(试行)》,提出了加强以全科医生为重点的农村基层医疗卫生人才队伍建设,规范助理全科医生培训工作的基本要求和实施指导性意见。意见中指出,助理全科医生是我国现阶段农村基层全科医生队伍的重要补充,今后的 10 年内,要初步形成以"5+3"全科医生为主体,以"3+2"助理全科医生为补充的全科医生队伍,全面提升农村基层全科医疗卫生服务水平。"3+2"是助理全科医生培训的主要模式,即完成 3 年医学类专业高职(专科)教育的毕业生,在培训基地接受 2 年助理全科医生培训。符合条件的助理全科医生可再参加全科专业住院医师规范化培训,并可根据其临床实践能力,适当缩短培训时间。

(三) 全科医生规范化培训

全科医生规范化培训的主要形式是全科专业住院医师规范化培训,属于毕业后全科医学教育,是我国全科医学教育体系的核心,也是培养合格全科医生的主要模式。

1. 培训目标　通过毕业后全科医生规范化培训,培养具有高尚的职业道德,能以人为中心、以维护和促进健康为目标,向个人、家庭与社区提供医疗、预防、保健、康复、健康教育和计划生育技术指导"六位一体"的基层卫生服务,达到全科医生任职资格与标准,成为全科医疗及社区卫生服务团队的学科骨干的合格的全科医生。

2. 培训对象　高等院校医学专业本科毕业后准备从事全科医疗或社区卫生服务工作的医生。

3. 培训时间和方法　培训时间分为 3 个阶段,共计 48 个月。第一阶段为 3 个月,培训方法主要是理论学习;第二阶段为 33 个月,主要是在医院各科室进行轮转,其中内科(综合性内科,含老年医学与心电图、X 线等)14 个月,儿科 2 个月,精神科 1 个月,急诊科 3 个月,传染科 1 个月,外科 3 个月,妇产科 1.5 个月,皮肤科 1 个月,眼科 2 周,口腔科 2 周,耳鼻喉科 2 周,康复医学 1 个月,针灸按摩 1 个月,其他选修科室 3 个月;第三阶段为 12 个月,培训方法是社区实践。在医院轮转期间,每周安排半天集中学习,学习内容为全科医学相关问题与各学科新进展。培训的其他方式、方法还包括讲座、教学研讨会、案例讨论与参加科研活动等。此外,每周安排半天或一天到社区基地参与社区卫生服务工作。

4. 考核与结业　培训结束后,由各省、自治区、直辖市卫生健康委员会组织有关部门对接受培训的医生进行全面考核和统一考试。考试考核合格者获得国家卫生行政部门颁发的全科医生规范化培训合格证书。

(四) 全科医生岗位培训项目

该项目是我国目前在全国范围内普遍开展的全科医生培训项目。

1. 培训目标　通过培训使学员掌握全科医学的基本知识、基本理论和基本技能,熟悉全科医疗的诊疗思维模式,提高学员对社区常见健康问题和疾病的防治能力;提高学员为居民健康服务的职业道德素养,使学员能够运用生物-心理-社会医学模式,以维护和促进健康为目标,向个人、家庭、社区提供公共卫生和基本医疗服务,达到全科医生岗位基本要求。

2. 培训对象　从事全科医疗和社区卫生服务的临床类别执业医师。

3. 培训时间和方法　该项目的培训时间一般为 500~600 学时,其中理论教学 240 学时,实践教学 260 学时(社区实践不少于 60 学时);培训内容为全科医学基本理论、全科医疗技能、社区预防、社区保健与康复四个部分;可根据各地区实际情况采取脱产或半脱产的集中培训方式。

4. 考核与结业　培训结束后参加由省级卫生行政部门举办的统一考核,考核内容分为理论考试和实践技能考核两部分。通过考核后可以获得《全科医生岗位培训合格证书》。

（五）全科医生骨干培训

该培训是岗位培训的一种特殊类型。

1. 培训目标 遵循以全科医学的基本理论为指导，以社区卫生需求为导向，以实践、思考、学习为方法的培训原则，以培养和提高学生的综合服务能力为目标，通过较为系统的全科医学及相关理论、临床和社区实践技能培训，培养热爱全科医疗及社区卫生服务事业，能够掌握全科医疗的工作方式，掌握社区常见病多发病的诊断、鉴别诊断、转诊、预防保健和健康教育技能，具有一定的社区卫生服务组织管理能力，达到全科医生骨干的基本要求，成为社区卫生服务队伍中业务骨干的合格全科医学人才。

2. 培训对象 社区卫生服务机构中现从事医疗工作的注册执业医师，并同时具备大专以上学历、主治医师以上职称或从业五年以上的高年资医生三项条件者。

3. 培训时间与方法 培训时间为全脱产培训10个月，分三个阶段进行。其中理论培训1个月，主要内容是全科医学基本理论、医患关系与交流技巧、康复医学、心理卫生、文献收集及利用、常见症状鉴别诊断、临床（轮转）岗前培训等七个方面的学习和培训；临床科室轮转培训8个月，包括内科4个月、外科0.5个月、妇产科0.5个月、儿科0.5个月、传染科0.5个月、急诊1个月、院前急救0.5个月、机动0.5个月；社区实践1个月，包括1周的理论培训（内容为全科医学理论与实践、实用卫生统计与流行病学方法、预防医学、社区卫生服务管理等）和3周的社区实践（内容为全科医疗服务技能、社区重点人群保健、全科医疗服务管理、疾病预防控制中心或预防保健机构见习等）。

4. 考核与结业 培训结束后参加由省级卫生行政部门统一组织的考核，考核分为理论考试和实践技能考核两部分。考核合格者，由各省卫生行政部门颁发《全科医生骨干培训合格证书》。

（六）全科医生继续医学教育

全科医生的继续医学教育是一种终身教育，其目的是通过全科医生在执业期间不断地学习新理论、新知识、新技术和新方法，以保持其专业水平的先进性和服务的高水平。全科医生的继续医学教育形式可以采取学术讲座、专题研讨会、学术会议、短期培训班、自学、进修、撰写论文和专著等。全科医生的继续医学教育应以现代医学技术发展中的新知识和新技能为主要内容，在教育方式和内容上应具有较强的针对性和实用性。要加强对全科医生继续医学教育的考核，将参加继续医学教育情况作为全科医生岗位聘用、技术职务晋升和执业资格再注册的重要因素。

（七）全科医学专业研究生教育

我国的全科医学专业研究生教育起始于2004年。2004年复旦大学医学院正式设立全科医学硕士学位授予点。2005年首都医科大学在国家批准的临床医学一级博士学位授权学科内自主设置了全科医学硕士和博士学位授权学科，并于当年开始招收全科医学博士、硕士研究生。目前，国内许多大学已经开始招收全科医学专业研究生。

我国全科医学专业研究生培养项目分为专业学位和科学学位两种类型。专业学位的研究生教育学制一般为3年，半年的时间用于公共课程和专业基础知识学习，其他两年半的时间用于完成相应的临床科室轮转和毕业论文及答辩。科学学位的研究生教育学制也是3年，一般为1年的公共课程和专业基础知识学习，2年的科学研究实践，在学习结束时完成论文答辩。

国务院颁布的《关于建立全科医生制度的指导意见》中明确指出要"改革临床医学（全科方向）专业学位研究生教育""新招收的临床医学专业学位研究生（全科方向）要按照全科医生规范化培养的要求进行培养。要适应全科医生岗位需求，进一步加强临床医学研究生培养能力建设，逐步扩大全科方向的临床医学专业学位研究生招生规模"。该指导意见的颁布极大地规范并促进了我国全科医学专业研究生教育的发展。

（赵拥军）

1. 简述全科医学、全科医疗、全科医生的概念。
2. 简述全科医学产生的历史背景。
3. 简述全科医疗与专科医疗的区别。
4. 简述全科医疗的基本特征。
5. 简述全科医生的素质和角色。

ER 1-3

练习题

第二章 | 全科医学的基本原则与特点

教学课件

思维导图

学习目标

1. 掌握:全科医学的基本原则;全科医学的基本特点。

2. 熟悉:全科医学的科学、技术与人文相统一,个体-群体一体化和预防-治疗-保健-康复-健康教育等整体化的真正含义和具体内容。

3. 了解:全科医学以生物-心理-社会医学模式为指导、以预防为先导的照顾和团队合作的工作方式。

4. 具备正确认识和理解全科医学以生物-心理-社会医学模式为指导的知识与能力;能为社区居民提供科学、技术与人文相统一的医疗服务。

5. 能结合实际说出全科医学"全"的特点和人性化健康照顾的真正含义;在临床诊疗中能灵活运用全科医学的基本原则和特点为社区居民服务。

全科医学是临床医学领域内的一门二级学科,与其他二级学科相比,全科医学有着自己独特的理论体系和知识体系。全科医学的突出特点是"全",这种"全"是由其基本原则决定的。全科医学的基本原则主要表现为科学、技术与人文相统一,以生物-心理-社会医学模式为理论指导,个体-群体一体化,预防-治疗-保健-康复-健康教育整体化等四个方面。正是由于这四项原则,又使全科医学体现出它的诸多特点以及本质特征。全科医学的特点主要有基层医疗、综合性照顾、持续性照顾、人性化照顾、协调性照顾、整体性照顾、可及性照顾、以预防为先导的照顾、团队合作的工作方式等。

学习和掌握全科医学的基本原则和特点,是 21 世纪的全科医生所必需的。只有准确理解和真正领会了全科医学的基本原则和特点,才能把握住全科医学这门学科的精髓和实质,才能实施高质量的全科医疗,从而成为名副其实的全科医生。其实,一名医学生,无论将来是否从事全科医学专业,都需要很好地理解和把握全科医学的基本原则和特点,这将有助于更好地开展各种医学服务,并能帮助建立融洽的医患关系,同时有助于加强全科医生与专科医生之间的联系和沟通。

第一节　全科医学的基本原则

全科医学的基本原则是全科医生实施全科医疗时所应遵循的基本理念、基本准则和基本理论,是全科医学这一学科的总纲。全科医学的基本原则具有基础性和指导意义,它决定了全科医学这门学科的性质、研究对象、研究范围以及全科医生的工作方式等。具体说来,全科医学的基本原则有以下几个方面:

一、科学、技术与人文相统一

全科医学作为当代医学的组成部分,具有很强的科学性。这种科学性主要体现在全科医学的实践活动是采用了以科学研究为依据的方法来实践的。全科医学的实践活动表现为全科医疗,后者是一种专业性较强的技术活动,体现出了明显的技术性。同时,全科医疗又是一种医患之间、人与人互动的医疗活动,表现出极其强烈的人文精神,即其人文性。全科医学把科学性、技术性、人文性三者有机地统一了起来,从而达到了优质高效的卫生服务目的。

全科医学以门诊为主体提供健康照顾,是居民寻求卫生服务时最先接触、最常利用的首诊(first contact care)医疗保健服务。全科医学是世界上大多数国家医疗保健和医疗保险这两种体系的基础与"守门人(gate keeper)"。全科医生在充当合格的"守门人"时,需要在家庭、社区或医院等各种场所为服务对象提供治疗、预防、保健、康复、健康教育和计划生育技术服务等"六位一体"的全科式医疗服务,其服务内容应充分体现科学性、技术性和人文性的统一。

从科学性层面而言,全科医生提供的医疗服务要符合自然科学规律,要遵循科学理论的指导,其医学行为应建立在物理学、化学、生命科学等基本原理和研究活动的科学基础上。

从技术层面而言,全科医生必须通过规范有效的技术操作活动才能实现维护居民健康的目标。除诊断和治疗的技术外,全科医学的技术性还体现在健康教育与健康促进的技术、人群健康管理与资源管理的技术、团队协作管理的技术等诸多方面。

全科医学的人文性主要体现在全科医生在服务过程中要充分顾及服务对象的体验性,考虑服务对象的满意程度。医学服务的对象往往是生理和心理有暂时性或长久性问题的人,处于此种特殊情景中的人需要特别的生理与心理上的关怀,这种关怀可以充分体现出全科医学"以人的健康促进为目标""以人为本"的价值理念。例如,全科医生接诊糖尿病患者时,疾病诊断、药物治疗和健康教育等都是基于现代医学科学知识而开展的,这是全科医学科学性的体现;诊断、治疗、健康教育等都需要全科医生进行技术操作,这是全科医学技术性的体现;同时全科医生还需要了解患者的心理状态、生活背景等,如患者对患有糖尿病是否感到焦虑,对治疗费用是否担忧等,这则是全科医学人文性的体现。在为患者服务的过程中,全科医生应做到科学性、技术性、人文性的有机地统一。

"以人为本"的价值理念是全科医学人文精神的核心和精髓。全科医学服务的目标不再仅限于"治病救人""救死扶伤",而是"促进健康"。其服务内容不仅包括诊断和治疗,还包括预防、保健、康复、健康教育、计划生育技术服务等,不仅照顾患者,还照顾亚健康人和健康人。不仅为个人服务,还惠及家庭,造福社区,体现了对人性和生命的关注、珍惜和尊重,促进了家庭与社会的和谐发展。

科学、技术和人文的统一是全科医学的鲜明特色。全科医学处理的多数是早期的、未分化的、自限的和更多心理、社会层面的问题,其中包括康复期的疾病和需要终身医学照顾的疾病。因此,全科医生在治疗某一患者时除应充分考虑本病最佳临床证据外,还应结合现有医疗资源,并在全面考虑患者的具体情况及其意愿的基础上,根据自己的知识和经验,制订合理的诊疗方案,充分满足患者的治疗需要与心理需求。

二、以生物-心理-社会医学模式为指导

19世纪以来,随着预防医学、流行病学、社会医学、心理学等学科的发展,医学模式开始从"生物医学模式"向"生物-心理-社会医学模式"转变。1977年美国医生恩格尔(Engle)首先提出健康至少应包括躯体方面、精神方面和社会方面的健康。医学界已经越来越清楚地认识到,单纯以解剖学、病理学、生理学等生命科学知识来解释疾病、防治疾病是远远不够的,应当把人的生命看成是一个开放的系统。机体与周围环境的相互作用,以及系统内部的调控决定着健康状况。医生应从生物的、心理的和社会的方面来综合考察人类的健康和疾病,并采用综合的措施开展疾病防治、健康促进工作。

全科医学倡导整体思维,关注人的整体健康,而不仅仅是疾病本身,必然要求以生物-心理-社

会医学模式作为诊疗指导模式。全科医学以整体论、系统论作为自己的思维方式与方法,强调把患者看作社会与自然系统中的一部分,强调从生理、心理、社会等方面来全面观察、认识和处理健康问题,强调为服务对象提供一种"以人为中心"的整体性健康照顾。这种认识论和思维方法突破了生物医学模式指导下医学采用狭窄的还原论解释健康和疾病的局限。例如,全科医生管理一位高血压患者,不但需要处理该患者血压升高的"疾病"病理问题,还需要把患者看作一个有家庭、职业、社会责任及各种烦恼和特定健康信念的人,从而进一步分析该患者罹患高血压的心理背景和社会原因;对该患者的处理,不仅需要给予适当的药物进行降压治疗,对患者存在的不良行为生活方式进行调整,还需要考虑患者对疾病是否存在恐惧和焦虑心理,是否能承受治疗费用,其健康信念是否有利于疾病的恢复,家人能否给予充分的支持等。

此外,由于基层医疗中所面临的精神问题和身心疾患日益增多,全科医生经常需要使用各种生活压力量表检测和评价患者的心理与社会问题,并全面了解其家庭和社会方面的支持力量,以便从整体上给予协调性照顾。因此,生物-心理-社会医学模式已经成为全科医生诊治患者的指导性思维模式和必须遵循的一套自然的程序。相对于生物医学模式,生物-心理-社会医学模式具有以下优点:

1. 生物-心理-社会医学模式充分肯定生物因素对人体健康的影响,同时强调心理、社会因素对健康的影响。生物-心理-社会医学模式建立于生物医学模式成果与经验基础之上,是生物医学模式的延伸和扩充,而不仅仅是替代。

2. 生物-心理-社会医学模式认为疾病与健康之间不再是界限清晰、非此即彼的绝对性关系,而是健康、亚健康状态向疾病过渡、渐进性发展的相对性关系,疾病不再纯粹是由于生物医学功能的紊乱所导致。

3. 生物-心理-社会医学模式把人的健康置于社会系统中去理解,将人看作是物质和精神相统一而组成的"活生生"的人,而不仅仅是疾病的载体,医学应全方位地探索与认识健康和疾病与其影响因素之间的因果关系。

> **案例 2-1**
>
> 患者李女士,42 岁,因咽喉部不适,吞咽有异物感就诊。患者描述近一年来反复感觉咽喉部有痒感、异物感、吞咽不适感,一想到进食,不适就加重,非常痛苦。曾去大医院就诊,检查除发现咽喉壁膜充血、暗红,微血管扩张外,其他无明显异常。医生诊断为慢性咽炎,但经治疗后患者症状没有明显减轻。近一年来患者因咽喉部不适反复就诊,但问题始终未解决,为此患者痛苦不已,经常失眠、焦虑。经人介绍求助于全科医生,全科医生经问诊了解到,患者的一位好朋友一年前因喉癌去世,患者认为自己的症状与好朋友的症状非常相似,因此常常陷入"自己患上了喉癌"的恐惧当中,难以自拔。
>
> **问题:**
> 1. 你认为该患者的健康问题主要是什么?
> 2. 全科医生应该怎样处理该患者的问题?

三、个体-群体一体化

个体-群体一体化是全科医学的基本原则之一。全科医学面向个人、家庭与社区,其提供的服务虽然以个体照顾为主,但同时也要兼顾家庭成员和社区人群的照顾。而更为重要的是,要把个体、家庭、社区三方面的照顾有机地融为一体,这是全科医学非常重要的原则之一。

每个人的健康状况都与其家庭环境、生活背景及社会背景等息息相关,因此世界卫生组织指出:健康是从个人、家庭和社会开始的。全科医生不仅要处理前来就诊的个体患者,也必须考虑患者背后的群体对象,处理家庭和社区人群的健康问题。只有既处理好个体健康问题,又处理好群体健康问题,坚持个体-群体一体化,才能维护个体和社区人群的整体健康。

(一) 实施以人为中心的健康照顾

全科医生必须具有尊重生命、珍爱生命、敬畏生命的人道主义精神,必须把患者看成是一个有宝贵生命、有感情、有需要的人,而不是把患者看成是"一架生病的机器"或"一组异常的化验结果";患者是具有和医生同样尊严和权利的人,是有感情、有思想、有需求的人,是一个处于病患状态,需要沟通、理解、尊重和帮助的人。其次,全科医生应遵循生物-心理-社会医学模式的指导,以整体观去认识、分析、观察服务对象,把服务对象看作"整体人",而不是仅仅把服务对象个体分割成系统、器官、组织、细胞和分子,不是仅限于用生物医学技术去解释、诊断和治疗疾病。古希腊医学家希波克拉底说过:"了解什么样的人得了病,比了解一个人得了什么样的病更为重要。"每个人都有其独特的成长经历、家庭环境、社区背景、疾患背景和健康信念等,这些因素都与个人的健康与疾病密切相关。再次,人既有共性又有个性,患者是带有个体化倾向的,同一种疾病发生在不同患者身上,就会有不同的症状和意义。当医生面对一个具体的患者时,不仅要了解患者的共性,更要了解患者的个性。如果一位医生为100位感冒患者开出100张相同的处方,那就有可能完全忽视了患者的个体化特征。医生应该根据不同的患者说不同的话,开出有区别的处方,这样才能保证治疗的有效性,也才能让患者满意。另外,全科医生必须善于调动和充分发挥患者的主观能动性。随着我国人口老龄化的加剧,慢性病患者数量还会不断增加,慢性病的预防和保健需求会持续增长。慢性病患者需要长期性家庭和社区照顾,也需要开展自我保健,全科医生可以通过健康教育和健康促进等活动,督促患者主动改变不良的行为生活方式,从而预防和控制慢性病,使患者对自己的健康负责,成为自己的医生。这种"授之以渔"的健康照顾策略明显优于"授之以鱼"的方法。

知识拓展

慢性病自我管理

慢性病自我管理(chronic disease self-management, CDSM)是指在卫生保健人员的协助下,个人承担一些预防性或治疗性的卫生保健活动。慢性病无法自愈,也很难治愈,一旦患病基本终身带病,患者往往需要长期性照顾。患者熟悉自身的健康状况和慢性病发病的全过程,因此慢性病患者是预防和控制自身慢性病的最佳人选。但是,一般来说,慢性病患者缺乏进行自我管理所需要的知识和能力,因此需要专业医生为慢性病患者提供系统的健康教育,提高患者处理自身健康问题的技能和信心。

(二) 实施以家庭为单位的健康照顾(family-oriented care)

家庭是全科医生的服务对象之一,是全科医生工作的重要场所,也是全科医生可利用的有效资源。全科医学对家庭与健康之间的关系及其相互影响给予了格外的关注和重视,以家庭为单位的健康照顾已成为全科医学的基本原则之一。全科医学吸收了社会学关于家庭的理论与方法,发展了一整套以家庭为单位的健康照顾的理论知识和实践技能。

家庭是一个完整的系统,个人与家庭成员之间是相互联系、相互影响、相互作用的。家庭的结构与功能会直接或间接影响家庭成员的健康,同时家庭成员的健康或疾病状况也会影响家庭的结构与功能。例如,婚姻状态会对个体的健康产生长期的影响;再比如,一个家庭中如果有长期卧床的患者,全家人都要给患者以一定的支持和配合,家庭中的其他人需要付出一定的时间、精力或金钱去照顾患者,这就会给家庭带来一定的压力,因此慢性病患者虽然是一个人患病,但是也会影响到整个家庭。

全科医学利用家庭动力学理论,针对家庭生活周期(family life cycle)中不同阶段所存在的危险因素、压力事件,及时发现可能对家庭成员健康存在的潜在威胁,帮助家庭预测可能出现的健康问题或家庭危机,并通过适当的咨询干预、家庭资源的有效合理利用使这些问题或危机及时得到化解,改善和维护其家庭功能。新婚夫妇往往在沟通方式、价值观或生活方式等方面存在较大差别,比较容易发生家庭矛盾甚至导致家庭的破裂。例如,有一对新婚夫妇,男方原来所在的家庭为传统家庭,父亲是家庭的核心和权威者,母亲对父亲总是百依百顺、"俯首称臣";而女方的原来所在的家庭,其家庭的主宰者是女方的母亲,母亲在家庭中具有完全的决定权;男女双方如果都把各自家庭的"权威模式"带入新的家庭,无论男方还是女方都希望在家庭中处于核心支配地位,他们的权威性必然会受到来自对方的挑战,则可能会出现纷争或冲突。因此,对于新婚期的家庭,全科医生往往需要给新婚夫妇双方提供心理咨询和相关的指导,使夫妇双方顺利渡过这一阶段。

开展以家庭为单位的健康照顾,既有助于发现患者有意义的病史和真正的病因,又可以改善患者的遵医行为,有时还能发现就诊者以外真正的患者。某些情况下,前来就诊的人并不一定就是真正的患者,后者有可能是家庭中的其他成员甚至整个家庭。例如,某中年妇女患神经性腹泻久治不愈,其根源在于对儿子辍学与不务正业的担忧与焦虑,其儿子则为"真正的患者"。再比如,某一学龄期儿童患遗尿症,病因是在父母离异后其对母爱的企盼,则"真正的患者"为其"父母"。这种寻找"真正的患者"的方法和相应的适当干预(如家庭咨询与治疗),其效果显著,可以大大提高全科医疗的有效性,增加居民对全科医生的信任度。

开展以家庭为单位的健康照顾,进一步扩大了全科医生的服务范围。《"健康中国 2030"规划纲要》提出要推动医疗卫生服务延伸至社区、家庭。全科医学的服务范围已扩大到医养结合、康养结合与养老领域。全科医学可为老年人提供治疗期住院、康复期护理、稳定期生活照料、"安宁疗护"一体化的健康和养老服务,促进慢性病全程防治管理服务同居家、社区、机构养老紧密结合。全科医学还开展家庭病床、家庭访视等以家庭为单位的健康照顾,促进社区卫生服务与养老服务的结合,满足老年人口的需求,适应我国人口老龄化的趋势。

知识拓展

医养结合

医养结合是一种新型的养老方式,是我国应对人口老龄化的重要措施之一。2013 年 9 月,国务院下发了《关于加快发展养老服务业的若干意见》,提出"积极推进医疗卫生与养老服务相结合",要探索医疗机构与养老机构合作新模式。医疗机构、社区卫生服务机构应当为老年人建立健康档案,建立社区医院与老年人家庭医疗契约服务关系,开展上门诊视、健康查体、保健咨询等服务,加快推进面向养老机构的远程医疗服务试点。医养结合不是为某些特殊的老年人服务,而应面向所有的老年群体。医养结合并非仅针对失能的老年人,也并非只有入住养老机构或医疗机构的老年人才能享受到服务,而是将医养结合的资源投入老年人的整个养老过程,使医养结合资源有效进入家庭、社区及养老机构。基层医疗卫生服务机构除了与养老机构合作建立养老病房,以服务于患病且不能自理的老年人外,更重要的应该是借力于国家基本公共卫生服务项目,通过落实国家基本公共卫生服务中老年人的健康管理项目,来开展和推动医养结合工作。

2022 年 7 月的《关于进一步推进医养结合发展的指导意见》,指出推进医养结合是优化老年健康和养老服务供给的重要举措。该意见从积极发展居家社区医养结合服务,推动医疗机构和养老机构深入开展医养结合服务等 6 方面提出 15 条具体措施,为进一步推动医养结合的高质量发展提供了重要指引。

（三）实施以社区为范围的健康照顾（community-based care）

全科医学是立足于社区的卫生服务,它以社区为基础和服务范围,为辖区居民提供基层医疗服务。

首先,全科医生以一定的社区地域为基础,以辖区人群的卫生需求为导向,充分利用社区资源,为社区居民提供与之相适应的卫生保健服务。一方面,通过对影响人群健康的社区因素进行分析、诊断、管理,有助于提升社区的整体保健和健康水平;另一方面,全科医生对社区的形成、发展变化、经济、政治、文化、社会生态、社区居民的生活方式、行为习惯、需要/需求,以及对社区疾病的流行状况及可利用资源都比较了解,对调整各类关系,整合各种资源十分有利,便于为社区居民提供满意的服务。

其次,全科医生在社区中将个体和群体健康照顾紧密结合,使个体与群体健康照顾相互促进。全科医生在诊疗服务中,既要利用其对社区背景比较熟悉这一优势去把握个别患者的相关问题,又要对从个体患者身上反映出来的群体问题有足够的敏感性。例如,某全科医生在社区诊所门诊中,不到一个上午的时间,非经预约而接诊了18名高血压患者,就不应视之为正常现象。因为从概率上讲,在其社区诊所负责照顾的数千人的群体中,高血压患者在半天内的就诊频率不该如此之高。这一现象提示全科医生应在事后追踪调查出现如此之多高血压患者的原因,了解这些患者所属的单位、团体和居住地址,调查患者居住社区可能发生的重大生活事件并评估其对高血压患者的负面影响;并运用流行病学等相关学科理论提出合理的社区干预计划。这样既可以提高基层医疗的质量与针对性,又能够强化流行病学在全科医疗中的作用,从而提高全科医疗的整体防治水平。

四、预防-治疗-保健-康复-健康教育等整体化

英国全科医生 Iona Heath 提到全科医疗服务与其他临床医疗服务的不同时曾指出:全科医学服务是患者不变,疾病往来;医院服务是疾病不变,患者往来。从这一角度看,全科医生应该是卫生服务的多面手,为社区居民提供预防、治疗、保健、康复、健康教育等各种服务,并把这些服务整合为一个有机的整体,即预防-治疗-保健-康复-健康教育等整体化的卫生服务。没有这种整体化,就称不上全科医学,治疗、预防、保健、康复、健康教育和计划生育技术服务等各项工作的简单相加和"堆砌"也不能叫全科医疗。从服务内容上讲,全科医学是以临床治疗为核心,担负集治疗、预防、保健、康复、健康教育、计划生育技术指导等为一体的全方位的医疗卫生服务;从服务机制上讲,全科医学强调以人为中心、以家庭为单位、以社区为范围,建立以整体健康的维护与促进为方向的长期负责式照顾机制,并在工作中将预防、治疗、康复与健康促进有机结合,将个体保健和群体保健融为一体;从协调性上讲,全科医学实现了治疗、预防、康复、健康教育的一体化。全科医生可以充分整合社区内外的相关资源,满足患者的各方面需求,包括治疗、预防、保健、康复、健康教育等。但必须指出,全科医生不是全能的医生,也不是万能的医生,单靠全科医生个人的力量很难为社区居民提供整体性的服务,全科医生要善于发掘、组织和利用社区内外一切可以利用的医疗和非医疗资源,以管理学中的"团队"工作方式为社区居民提供全面的整体性服务。

第二节　全科医学的特点

一、基层医疗

全科医学提供的医疗为全科医疗,后者属于基层医疗。基层医疗是一种居民在为其健康问题寻求卫生服务时最先接触、最常利用的第一线医疗保健服务,也称为首诊服务。全科医疗即属于一种优质高效的基层医疗模式。

全科医疗面向家庭和社区,以门诊服务为主要服务方式。全科医疗能够以安全、简便、经济而有效的手段解决社区居民绝大多数的健康问题,并根据需要安排患者及时进入其他级别或类别的医疗保健服务。它使人们在追求健康的同时,提高医疗保健资源利用的成本效益。因此,全科医疗成为世界上大多数国家医疗保健和医疗保险这两种体系的基础和门户,全科医生则承担着这两个门户的"守门人(gate keeper)"职责。

全科医学提供的基层医疗保健,包含以下六方面的功能:①疾病的首次医学诊断与治疗;②心理诊断与治疗;③为具有各种不同背景、处于不同疾病阶段的患者提供个体化的支持;④交流有关诊断、治疗、预防和预后的信息;⑤为慢性病患者提供连续性照顾;⑥通过筛查、教育、咨询和预防性治疗来预防疾病及功能丧失。

除全科医生外,其他如内科、儿科、外科、妇产科、眼科、泌尿科、精神科等医生也可提供基层医疗,但这些医生在基层医疗中的服务范围和服务内容常常受到一定的限制。全科医疗提供的服务更具有综合、连续、协调等特性,因此,更适合基层医疗,全科医生便成为基层医疗保健中最受居民欢迎、利用最多的医生。

世界卫生组织在1978年《阿拉木图宣言》中提出,初级卫生保健是实现"人人享有卫生保健"这一全球卫生战略目标的关键。全科医生除了为患者提供基本的医疗卫生服务外,还可以协调利用其他各种医疗或非医疗资源,实施基本的公共卫生服务。因此,全科医生可以凭借自身学科的优势,将维护居民健康和控制医疗卫生费用紧密结合起来,肩负起医疗保健和医疗保险双重"守门人"的责任。

二、综合性照顾

综合性照顾(comprehensive care)是指跨学科、跨领域,体现"全方位、多角度和立体化"特点的照顾性服务。全科医学提供的照顾即是这样一种综合性照顾。综合性照顾的主要特点是:就服务对象而言,不分年龄、性别、健康状况和疾患类型;就服务内容而言,包括治疗、预防、保健、康复、健康教育及计划生育技术服务等方面;就服务层面而言,涉及生理、心理和社会文化各个方面;就服务范围而言,涵盖个人、家庭与社区,照顾社区中所有的个人、家庭与单位,无论其种族、社会文化背景、经济情况和居住环境等方面有何不同;就服务手段而言,可利用一切对服务对象有利的方式与工具,包括现代医学、传统医学或替代医学等。

患者作为一个整体,其健康问题不能仅被简单孤立地分割为躯体的问题、心理的问题或社会的问题。现代社会中,疾病谱中的大部分疾病很少是纯生理、心理或社会性的,而往往是生理、心理和社会三方面交织在一起的复杂的疾病(图2-1)。患者既需要专科医生解决他们的躯体、心理等方面的专门问题,更需要全科医生提供综合性服务,解决由躯体、心理、社会三方面交织而产生的整体性问题。例如,一位抑郁症患者可能有食欲减退、食后上腹不适、消化不良、无饥饿感等消化系统的症状,该患者既需要去消化科就诊,由专科医生按照消化系统的疾病治疗,也需要全科医生为其提供综合性服务,以解决患者消化系统和抑郁症相互联系、相互作用而产生的一系列问题。

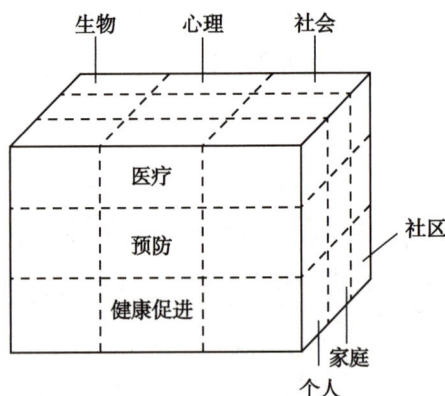

图 2-1 综合性照顾模型

三、持续性照顾

持续性照顾(continuity of care)是指连续的、不间断的照顾。为了实现持续性照顾,全科医生往往与个人及其家庭建立一种长期、固定、亲密的医患关系,为居民提供从出生到死亡的全过程服务,这种服务往往不受时间、空间、服务对象的健康状况或生命周期等变化的限制。

持续性照顾是全科医学的特色和优势。这种持续性主要体现在医患关系的持续性、服务时间的持续性、服务地点的持续性、临床信息的持续性、患者管理的持续性(各学科之间协调服务)以及对患者照顾责任的持续性等方面。其中医患关系的持续性是持续性照顾的前提,责任的持续性是持续性照顾的关键,信息的持续性是持续性照顾的保证。而以下三方面则又是持续性照顾的最主要的含义:

1. 沿着人的生命周期提供全过程、全方位的照顾。人的生命周期从孕育阶段开始,经历孕期、产期、新生儿期、婴幼儿期、少儿期、青春期、中年期、老年期、濒死期直至死亡等不同的时期。在生命周期的整个过程中,根据生命周期各阶段在生理、心理与社会方面的特点及健康危险因素与疾患的特征,全科医生都会对服务对象提供针对性的医疗保健服务,如产前保健、婴幼儿生长发育保健、青少年保健、老年保健与慢性病管理、临终关怀乃至死亡后对家属的支持等。当患者去世后,全科医生还要顾及患者家属居丧期间的保健及某些遗传危险因素的连续性关照等问题。

2. 沿着健康谱(健康-亚健康-疾病)及疾病周期(潜伏期-临床期-转归期)的各个阶段提供照顾。全科医学提供的照顾覆盖整个健康谱不同健康状态的服务对象,包括健康人、亚健康人和患者。全科医学对服务对象负有一级、二级、三级预防的连续性照顾的责任,在疾病的不同发展阶段,全科医生提供相应的服务,如健康危险因素的识别和监测,早期症状与体征的观察和判别,疾病诊断的确立,及时正确的治疗,防治与减少并发症、残疾与残障的康复等。此外,患者转诊至专科医生、接受住院诊治或疾病痊愈之后也会得到全科医学的服务。

3. 无论何时何地,全科医生始终与患者保持固定和谐的医患关系,并对其负有提供连续性咨询和服务的责任。例如,患者出差去外地,生病时全科医生仍有为患者提供电话咨询和医疗信息的责任;患者转诊到上级医院,全科医生仍有责任了解患者的病情或参与住院期间的治疗,有责任协调住院期间的医疗费用和住院时间,有责任与专科医生进行沟通,为患者提供最佳的医疗卫生服务。

澳大利亚皇家全科医学会于1981年出版的指导文件《全科/家庭医疗的范围》(the Scope of General/Family Practice),指出了全科医生/家庭医生应当具备有关社区健康问题的发病率、自然史、病因及预防、早期保护和全面管理的知识,特别强调全科医生/家庭医生应当掌握社区常见的、多发的、严重的、危险的、容易治疗的及可能导致慢性残疾的生命周期各阶段的健康问题(表2-1)。

表 2-1　全科医生处理的沿生命周期的健康问题

生命周期	生理问题	心理家庭社会问题
结婚、妊娠前期	婚前咨询、婚前检查、性咨询、遗传病家族史、遗传咨询	婚姻指导、计划生育
妊娠期	意外妊娠、流产、高危妊娠、产前疾病及其照顾、妊娠高血压疾病、贫血、Rh血型不合、糖尿病、产前出血、胎位不正、引产术、产后出血、产后护理、乳房疾病	分娩和未来双亲的准备、母乳喂养、人工喂养
新生儿期（0~28天）	新生儿复苏、新生儿评估、产伤、新生儿疾病、新生儿黄疸、溶血性疾病、幽门狭窄、泪管闭塞、结膜炎、包皮环切术、早产儿、唐氏综合征	母婴关系、药物对新生儿的影响、胎儿酒精综合征、新生儿护理、母亲疾病对新生儿的影响
婴儿期（29天~1岁）	呼吸道感染、先天性心脏病、婴儿猝死综合征及其后遗症、生长低下、肠套叠、婴儿湿疹、婴儿腹泻、耳聋	身体、心理和社会方面的正常发育、计划免疫、普查、为家长咨询营养、喂养问题、高危儿童、虐待问题

生命周期	生理问题	心理家庭社会问题
学龄前期 （1~6岁）	不明原因发热、病毒感染、疹病、过敏；胃肠炎；鼻腔异物、扁桃体肥大、腺样体肥大、扁桃体炎、呼吸道感染、哮喘；贫血、白血病；睾丸未降、疝气、阴囊水肿、睾丸扭转、肾肿瘤；皮肤疾病；耳部感染、听力障碍、耳道异物；斜视、弱视、视力障碍、失明；语言障碍、惊厥、脑膜炎、脑性瘫痪；行走障碍、膝内翻及外翻事故、创伤、烧烫伤、中毒	发育评估、定期健康检查、健康教育和促进、预防保健；发声低下、行为障碍、暴怒脾气、感觉统合失调、多动症、残疾儿童家长咨询、残疾儿童康复、帮助残疾儿童的社区服务；临终儿童、孤儿、独生子女、患孤独症儿童；家庭事故预防
学龄期 （7~13岁）	传染病、口腔疾病、肠道寄生虫病、阑尾炎、咽炎、扁桃体炎、呼吸道疾病、呼吸道异物；风湿热、心肌炎；白血病、出血性疾病；遗尿、泌尿系感染、输尿管倒流、肾炎、肾病；皮肤病、癫痫、偏头痛、抽搐和痉挛；肋软骨炎、扭伤、拉伤、骨折、软组织损伤	生理、心理、社会方面正常发育、健康教育和促进、预防保健、定期检查；营养和营养咨询；行为障碍、校内问题；恐学症、各种学习困难；少年犯罪、家庭内行为障碍、校内行为障碍、社区内帮助行为障碍/学习困难儿童的设施
青春期 （14~18岁）	肥胖症、青春期早熟、生理发育迟滞、体重不足、青少年糖尿病；甲肝、乙肝、猪囊尾蚴病；鼻出血；闭经；痤疮和皮肤病、脊柱侧凸、姿势问题	正常发育、健康教育、预防保健、定期检查；青春期卫生问题、行为障碍、人格障碍、吸毒、抑郁症、自杀企图、神经性厌食症；教育问题、考试压力；性问题、性教育；个人危机及干预；家庭和青少年；患绝症的青少年；交通、体育事故预防；社区青少年问题如酗酒、吸烟、吸毒等不良行为的教育
青年期 （19~34岁）	过敏、药物反应；流感和病毒感染；寄生虫病；急性出血热；吸烟损伤；自身免疫性疾病；严重创伤、休克、复苏术；口腔疾病、溃疡病、胃炎、肠胃炎；食物中毒；功能性胃病、溃疡性结肠炎；结肠炎及大肠功能性疾病；疝；感冒、鼻炎、鼻窦炎、鼻中隔偏曲；耳咽管堵塞、咽炎、扁桃体炎、传染性单核细胞增多症、喉炎、支气管炎、肺炎、胸膜炎、哮喘、气道堵塞；高血压、风湿性心脏病、心肌缺血、雷诺病；贫血、霍奇金病、网状细胞增多症；尿路感染、肾盂肾炎、结石；肾绞痛、肾炎、肾病、肾损伤、男性生殖疾病、性传播疾病、妇科疾病、皮肤病、严重烧伤、整容与美容术、嵌甲、颅损伤、脑震荡、脑膜炎、运动损伤、拉伤、交通事故后多发性损伤、理疗、推拿	健康教育、定期检查、体育锻炼、愤怒、侵犯性、诱惑性、恐惧的患者；焦虑、紧张、压力及处理技巧；医院、疑病症、癔症、恐怖症、强迫症、心神疾病；急性酒精中毒、药物依赖及过量；人格障碍、心理治疗、精神病药物、不遵医患者、药物依赖与酗酒对家庭社区影响、家庭危机及其干预、失业影响；交通事故、劳动卫生、职业健康、事故预防、残疾康复、作业疗法、职业适应不良、家居健康问题、环境问题、法律问题、性问题和性失调、婚姻、家庭、亲子问题、单亲家庭、高危家庭、家庭疗法
中年期 （35~64岁）	中老期的衰老过程、营养疾病、维生素缺乏症、肥胖、糖尿病、甲状腺及甲状旁腺疾病、肾上腺疾病、其他内分泌病、电解质紊乱、脂代谢疾病、各种消化系统疾病、呼吸系统疾病、心肌缺血/心肌梗死、高血压、心衰、心律不齐、心肌病、静脉疾患、血液系统病、泌尿生殖系统疾病、更年期综合征、男性不育、女性不孕、乳腺疾患、各系统肿瘤、慢性皮肤病、视力下降、视网膜脱离、其他眼疾、听力下降、耳聋、迷路及第Ⅷ对脑神经疾病、脑血管意外、颅内占位病变、癫痫、偏头痛、周围神经病、重症肌无力、肌营养不良、运动神经元病、骨关节病、颈椎病、椎间盘病变、慢性腰痛、坐骨神经痛、痛风、腱鞘炎及囊肿、滑膜炎、运动损伤、扭伤、骨折、畸形	健康教育和健康促进、预防保健、定期健康检查、营养、旅行建议；焦虑、抑郁、自杀情感、其他精神病、疑病症、药物依赖（包括镇痛与抗精神病药）、酗酒、缺乏应对能力、精神病、性问题、个人危机及危机的干预、家庭关系问题、"空巢"综合征、绝经期对家庭的影响、退休的准备、丧偶、社区内医源性疾病问题、对治疗不合作的问题

生命周期	生理问题	心理家庭社会问题
老年期 （>65岁）	衰老问题、老年化、营养咨询、内分泌疾病、临终和死亡、终末期照顾、顽固性疼痛、胃癌、萎缩性胃炎、溃疡、吸收不良、胰腺癌、肠梗阻、慢性便秘、脱肛、肠癌、慢性呼吸功能不全、支气管扩张、肺栓塞、肺结核、老年人手术、麻醉及术后问题、动脉硬化症、高血压、肾衰、慢性心功能不全、肺心病、心律失常、心瓣膜病、直立性低血压、周围血管病、冻疮、贫血、前列腺肥大、尿潴留、尿失禁、睾丸癌、阴茎癌、乳腺癌、皮肤病、皮肤癌、睑内外翻、青光眼、白内障、泪管堵塞、目盲、耳聋、梅尼埃病、颅内占位病变、脑血管病、短暂性脑缺血发作、记忆力减退、帕金森病、三叉神经痛、面瘫、带状疱疹、骨关节病、骨质疏松、运动疾病、骨折	健康教育和健康促进、预防保健、定期健康检查、营养问题、急性脑综合征、精神错乱、老年性痴呆、老年性精神病、老年人的护理、由独生子女照顾的老年人、老年人与儿媳或女婿的关系问题、家庭及养老院护理的问题、独立感的保留、无聊感和无用感的预防；帮助老人的社区服务、老年人谨慎用药的问题

持续性照顾可以通过以下特定途径来实现：①签订家庭保健合同，固定医患双方相对长期性的合作关系；②建立预约就诊制度，保证患者就诊时能见到自己的全科医生；③建立慢性病随访制度，使任何一个慢性病患者均可获得规范化的管理；④建立急诊或 24 小时电话值班制度，使患者的"首诊"得到保证；⑤建立完整的健康档案（包括个人和家庭的医疗保健记录、转诊和会诊记录等），即使医患双方的固定关系发生转换，仍可以保证服务的持续性。

四、人性化照顾

人性化照顾是全科医学的核心理念，也是全科医生的一种思维方式。所谓人性化照顾是指让全科医学的技术和服务对象的关系协调，即让服务的技术围绕服务对象的需求来展开。人性化照顾的实质在于关注服务对象的人性化需求。这种人性化需求不仅是生理上的，更重要的是心理上和社会方面的。人性化照顾不但关注服务对象的生理需求，更关注服务对象的心理和社会需求。人性化照顾重视人胜于重视疾病，重视"人性"胜于重视理论上的特殊身体，将服务对象看作有个性、有情感、有尊严的人，而不仅仅是疾病的载体。人性化照顾的目标不仅是要寻找有病的器官，更重要的是满足服务对象的生理、心理和社会需求，维护服务对象生理、心理、社会三方面的整体健康。为实现这一目标，全科医生要充分注意服务对象的人性因素，以满足服务对象的人性需求为导向，把服务对象看作重要的合作伙伴，从"整体人""社会人"生活质量的角度全面考虑其生理、心理和社会需求并加以解决；以个性化的服务调动患者的主动性，使之积极参与健康维护和疾病防控的全过程，从而达到良好的服务效果。

全科医生提供人性化的照顾，要有"移情"（empathy）的能力，要能够站在服务对象的立场，从服务对象的角度来认识和处理他们的问题。要能够充分理解和尊重服务对象对问题的观点和看法，并能熟练地与服务对象进行有效的沟通。医生要从各方面充分了解、熟悉自己的服务对象，努力探寻服务对象的生活、工作、社会背景和个性类型，以便提供适当的照顾，比如提供不同的、有针对性的预防和治疗建议等，切忌千篇一律地去处理问题。同样是糖尿病患者，患者的年龄、受教育程度、生活背景等不同，其患病行为、心理及对医疗卫生服务的需求就有可能不同——比如，对于尚未结婚成家的年轻糖尿病患者，可能更多的是需要对其进行心理指导，缓解由糖尿病所带来的心理压力；对某些中年糖尿病患者，则可能需要多次提醒他们，以引起重视；对待老年糖尿病患者，更多的是需要耐心解释和详细指导等。全科医生对服务对象负有长期照顾的责任，除了提供常规的生物医学诊断和治疗措施之外，还要做到人性化、个体化，这样才能满足服务对象的需求，达到患者满意，并取得良好的效果。

案例 2-2

患者张女士,42岁,因视力下降、容易疲劳而就诊。血液检查发现血糖较高,医生告诉她患了"糖尿病",并且"胰腺功能有问题"。该医生为其开了降血糖药,嘱其按时吃药,定期复查,并注意是否发生"低血糖",并告诉患者,如果血糖控制不理想,可能会出现眼底病变而致失明。该患者对医生的上述这些话不太明白,想进一步和医生交流,以详细了解自身的病情。可是医生很忙,有许多患者围在就诊桌旁需要处理,医生已经接诊下一个患者了,该患者只好默默地离开了诊室。

问题:你如何评价该患者的这段就医经历?

五、协调性照顾

协调性照顾是指健康照顾的内容、形式及各个环节都相互协调配合,紧密衔接。美国国家科学院医学研究所在关于基层保健的报告中曾经指出:"当患者的保健得到很好的协调时,体现出的是一种适宜的服务范围、合适的照顾程度和有效的照顾花费。协调性照顾可以降低不必要的检查和治疗的危险度。因为协调性照顾总能减少一些检查和治疗过程的数量,所以总的来看,就能降低照顾费用。"

要做到照顾的协调性,全科医生就需要根据服务对象个体或群体的不同需求,适当地对保健服务进行调整和组合。首先是服务内容的调整和组合,全科医生需要关注服务对象卫生服务需求的方方面面,协调提供诊断治疗服务、预防性服务、保健服务、康复服务、健康教育等内容。协调性照顾也包括医患关系的协调,即全科医生要同社区中的服务对象保持联系,建立一种和谐稳定的、协调的医患关系。另外,协调性照顾还包括服务地点和服务时间上的协调,全科医生要在适宜的场所、合适的时间对服务对象进行照顾,并根据服务对象的需求变化,不断对服务地点和时间进行调整。

协调性照顾是全科医学的重要特征和当代医学的必然要求。全科医疗并非"全能医疗",全科医生也并非"万能医生",全科医生欲承担持续性和综合性保健服务的责任就必须提供协调性的照顾。全科医生是居民进入医疗保健系统的"守门人",有必要根据服务对象的不同需求提供适当的卫生保健服务,这种服务如果没有协调性,则很难实现持续性和综合性照顾。全科医生是这种协调性照顾的主导者和协调者,是动员和利用各级、各类医疗资源服务于居民及其家庭的枢纽,全科医生要提供协调性照顾,应具备以下能力:①掌握各级、各类专科医疗的信息和转、会诊专家的名单,需要时可为患者提供全过程"无缝式"的转、会诊服务;②了解社区健康资源,如社区管理人员、健康促进协会、健康俱乐部、患者小组、志愿者队伍、托幼托老机构、营养食堂、护工队伍等资源,必要时为居民联系、提供有效的社区支持;③熟悉服务对象及其家庭情况,能充分调动和利用家庭资源,帮助维护和促进居民及其家庭健康。

全科医生是服务对象的"健康代理人"。一旦服务对象需要,全科医生将调动医疗保健体系和家庭、社区力量,为服务对象提供医疗、护理、精神、社会等多方面的援助。全科医生具有娴熟的诊疗能力,能对社区居民的健康问题或疾病作出准确的、及时的判断,避免漏诊、误诊,掌握社区内外的各种资源,具有一定的沟通和协调能力,能够与有关专科医生和医疗机构建立良好的关系,这些都是全科医生做好协调性照顾的优势所在。

例如,某全科医生有3名消化性溃疡患者,其中一人可能适合服药,另一人需要进行精神治疗,第三个人则可能有手术适应指征,那么医生就要根据患者的具体情况作出准确的判断,及时地向患者提出各自恰当的处理建议并作出妥善安排,使每位患者得到有效的照顾。这种情况下,全科医生的协调作用体现得十分突出。全科医生应通过会谈、会诊和转诊等协调措施,与消化科、精神科、外科等专科医生以及患者家庭等积极沟通、密切合作，共同协商解决患者的问题，从而获得恰当、有效和高质量的医疗服务。

六、整体性照顾

随着科学技术的发展，医学分科越来越细。医学的分科，使诊断、治疗及医学科学研究都达到了一定的深度和精度，促进了医学科学及医学教育的发展，但是分科过细也存在一定的弊端，比如一位身患多种疾病的患者到专科医院看病，往往要就诊于多个不同的科室，每一科室的专科医生都站在本专科的专业角度作出诊断，开出解决本专业领域局部问题的处方，往往会出现"头痛医头，脚痛医脚"的情况，患者的整体健康问题却无人负责。

患者的健康维护，不仅需要专科医生提供暂时的、局部的专科化服务，更需要整体性全科医疗服务。后者以促进服务对象整体健康为目标，为服务对象的整体健康负责。全科医学服务不仅是综合性照顾，还是整体性照顾，它满足了服务对象的整体健康维护的需求。

整体性照顾的认识论基础是整体论和系统论。整体论和系统论认为，人是一个由躯体的、心理的、社会的等各种要素组成的有机整体，要从整体和部分的相互依赖、相互制约的关系中去认识、维护和促进健康。疾病是人与环境相互作用的结果，是多种因素共同作用的产物；疾病不能脱离患病的人而独立存在，患病的人也不能与其环境相脱离，否则，就无法理解疾病和患者。因此，全科医生应在完整的背景上来观察和解决服务对象及其家庭的健康问题，注重服务对象及其健康问题的背景和关系，把治疗、预防、保健、康复、健康教育等视为一个整体，在"生物-心理-社会"医学模式指导下为患者、家庭和社区提供整体性照顾。

医生应把患者看成一个不可分割的整体，了解患者躯体的、心理的和社会的各种情况及相互之间的关系。在了解患者的基础上，全面评价患者的健康状况，理清健康问题的来龙去脉，协调利用各种专科医疗资源、家庭资源、社区资源和社会资源，帮助患者全面、有效地解决与健康相关的问题，维护患者的整体健康，满足患者的健康需求。

案例 2-3

患者，女性，40岁，家庭主妇。丈夫46岁，经商，最近生意不景气，公司濒临破产，经常借酒消愁。女儿18岁，即将高考，近几次考试成绩不理想。患者最近因头晕、头痛，容易疲劳，到社区医院就诊，诊断为高血压。医生嘱其调整饮食结构，改变饮食习惯，定期监测血压，并按时服药。然而3个月后患者的血压控制并不理想，再次就诊时情绪低落，寡言少语。

问题：

1. 为什么患者的血压控制不理想？
2. 应如何帮助这名患者？

七、可及性照顾

全科医疗是医疗服务系统的基础，是一个国家疾病预防和控制服务体系的网底。因此，全科医疗可以为社区居民提供可及的、方便的基层医疗照顾。全科医疗照顾具备地理上接近、时间上及时、使用上方便、关系上固定、经济上实惠、结果上有效等方面的优势。全科医疗除能够处理居民90%左右的常见健康问题，还为行动不方便的老年人、伤残人或有特殊需要者提供上门访视，开设家庭病床，安排转诊或住院等服务。

全科医生的主要工作场所是基层医疗卫生机构，例如全科诊所、社区卫生服务中心（站）、卫生院等。这些机构设在社区，与居民住所相距较近，居民就诊比较方便。全科医生熟悉所服务社区的基本情况和主要卫生状况,社区居民同样对自己的全科医生感到熟悉和亲切,并乐意为其提供相关信息,这种亲切关系方便了全科医生为其提供合适的医疗卫生服务。

全科医生对患者比较了解,熟悉社区疾病流行情况,能够充分利用健康档案,这些都可以大大减少不必要的化验与辅助检查,全科医生用简单、方便的方法便可作出合理的诊断和治疗,既减少患者的痛苦,又节约时间和费用,从而获得比一般专科医疗更好的成本效益。

全科医生是医疗保健和医疗保险系统的"守门人",这一角色赋予他们为医疗保险系统和居民节省经费的特殊任务。预防疾病和杜绝浪费是节省经费的两种有效做法。

预防是我国的卫生工作指导方针,是全科医生的主要任务之一。"1元钱的预防胜过100元的治疗",预防疾病是人类与疾病作斗争最明智的策略,也是最经济的策略。全科医生通过在社区开展以健康促进和健康教育为主的健康危险因素的识别和干预,可以有效降低慢性病的患病率及其并发症的发生率,从而节约住院经费和药费。全科医生还可以将临床的医疗服务与预防保健相结合,在疾病的防治中节约卫生资源,这对于卫生服务机构或整个卫生系统的可持续性发展都具有巨大的意义。

减少不必要的检查、治疗或用药是杜绝浪费的重要手段。全科医生面对的主要是早期未分化的疾病,症状不明显,通常需要在一定的范围内建立诊断假设。在选择和运用诊断方法、治疗措施时,全科医生不仅要考虑诊断治疗的准确性和有效性,也需要从卫生经济学角度进行考虑,用最小的成本取得最大的诊断治疗效益。这就要求全科医生必须具备必要的流行病学及相关知识,熟悉患者的个人、家庭和社区背景,了解临床常用诊断方法的灵敏度和特异度,熟练运用物理检查如体格检查等手段,强化临床思维能力训练,切实提高诊断治疗服务水平,以适应医疗保险系统和居民在基层医疗成本-效果/效益方面日益增高的需求。

八、以预防为先导的照顾

全科医学提供的照顾是以预防为先导的照顾。随着社会经济的发展、人们的生活和行为方式发生了较大的变化,威胁人类健康的疾病由传染性疾病转变为以心脑血管疾病、恶性肿瘤、糖尿病等慢性非传染性疾病为主,这类疾病难以治愈,单纯采用生物医学的技术,治疗效果不理想,并且带来了医疗费用的高涨,但大多数慢性非传染性疾病是可以预防的。出于卫生经济学等方面的原因,各国政府对慢性病的预防和控制越来越重视,人们的预防医学观念也发生了根本的转变。自20世纪末以来,人们已经开始主动要求预防疾病、维护健康、延长寿命,预防保健服务已成为广大居民新的卫生服务需求和增长点。全科医生立足于社区,以"预防为主"工作方针为指导,具有丰富的预防医学知识和技能,在为社区居民提供预防保健服务方面具有独特的优势。

以预防为先导的健康照顾,包括以下几个方面:

1. 全科医生把与服务对象个人及其家庭的每一次接触都看成是提供预防保健服务的良机。例如,一位50岁的男性因患感冒到全科医生的诊所就诊,全科医生就要为这位患者检查测量血压,对其进行预防高血压病方面的教育,并为患者建立定期测量血压的制度和周期性健康检查计划,而不仅仅处理患者的感冒问题,因为这位患者人到中年,已经属于高血压等慢性病的高危人群。一般来说,患者就诊时,除了处理现患疾病外,全科医生还应考虑其未来的健康状况,应该为患者做一次全面的健康状况与危险因素评价,据此制订一个规划性的预防保健计划,设计一张周期性健康检查表。全科医生在其他场合接触个人及其家庭时,也要注意患者或家庭成员因机会性就医而提供的一些症状,以便及时发现问题并进行预防。

2. 把预防保健服务看成是日常医疗实践活动的重要组成部分。对于任何年龄、性别和疾病类型的患者,全科医生的服务计划中都应包含详细的顺延性和规划性预防保健服务计划,为处于不同生命周期和健康状态的服务对象提供针对性的三级预防服务。

3. 建立以预防为导向的健康档案和病史记录。健康档案或病史记录是全科医生有计划地为个人、家庭和社区提供预防服务的工具,其内容一般包括以下 4 个部分:①疾病预防计划:针对就诊的患者及其现患的疾病,制订相应的疾病预防计划,每一次门诊病史记录中均应包括这个计划;②周期性健康检查表:运用格式化的健康筛检表格,根据个人的年龄、性别、职业、健康危险因素等特征来选择预防保健项目;③根据家庭的基本情况、生活周期、资源状况、功能状况等资料,为家庭制订周期性健康维护计划,一般在家访时执行;④建立针对人群的预防保健档案,一般根据具体的预防服务项目来设计,例如:社区人群的免疫接种档案,全科医生先列出社区中应该接受某种免疫接种的人员名单,计划好时间、地点、参与人员、组织方法和操作程序,实施后再检查接种率,列出漏种的人员名单,并进行补种。

4. 个人预防和群体预防相结合。当某健康问题在社区中广泛存在或某种疾病在社区中有流行倾向时,全科医生便要利用社区内外的各种资源,大力开展社区预防,这种社区预防被称为顺延性的社区预防。例如,某全科医生在一个社区一个上午就接诊了十几例腹泻的患者,这对有着几千固定人口的社区而言是不正常的,此时全科医生需要深入社区,在进行社区诊断的基础上,制订和实施社区规划性的预防保健计划,主动维护和促进社区的健康。

5. 提供连续性、综合性、个体化的预防保健服务。全科医生要以社区居民的健康需要为导向,长期向居民提供有针对性的健康咨询和健康教育等预防保健服务。

6. 把提高社区居民的健康水平作为全科医疗服务的目标。全科医生以社区为范围开展健康照顾,其与居民的接触最为频繁,不仅接触患者,也能接触到健康人和未就诊者,提供预防服务的范围和机会远远大于专科医生;全科医生以人的健康为中心,熟悉居民的健康信念模式,有利于帮助社区居民改变不良的行为生活方式;全科医生以家庭为单位开展健康照顾,有利于对个体及家庭进行全面的健康危险因素评价,朋友式的医患关系也有利于制订适当的预防计划。全科医生的社会工作能力强,能充分利用社区内外的资源,提供包括公共卫生和临床预防在内的协调性预防服务,从整体上提高社区居民的健康水平。

全科医学对个人、家庭和社区健康的整体负责与全程控制,促进了"预防为主"思想的真正落实。全科医疗的服务对象包括患者、亚健康人群和健康人群,同时全科医疗强调"生命周期保健",即根据服务对象生命周期的不同阶段中可能存在的危险因素和健康问题,提供一级、二级、三级预防,例如健康教育、健康促进、疾病筛检、早期诊断、早期治疗、防治并发症或进行康复训练等。全科医疗提供的预防多属于"临床预防",即在日常临床诊疗活动中对健康者或无症状患者的健康危险因素进行评价,并实施个体化的预防照顾;同时,全科医生及其团队还可向居民提供规范性的周期性健康检查。(图 2-2)

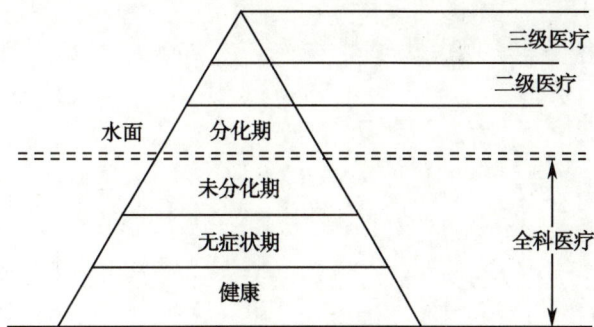

图 2-2 全科医疗与预防医学

九、团队合作的工作方式

全科医生往往以团队合作的方式开展全科医疗工作。这种全科医疗团队以全科医生为骨干和纽带,以服务对象的健康问题或疾病为核心,整合社区内外的各级各类医疗保健工作者一起为服务对象提供立体网络式健康照顾。一个全科医生可能会根据服务对象的需要组建不同的照顾团队,而一个患者或健康人患病过程中和生命的不同阶段可能会接受多个医疗服务团队的照顾。

1. **服务团队** 在基层医疗与各级各类医疗保健网络之间,存在着双向转诊和继续医学教育的合作关系,从而形成专科医疗服务团队和全科医疗服务团队。

2. 工作团队　在提供全科医疗服务时,形成了一种以全科医生为核心的社区卫生服务工作网络,这个网络由社区护士、公共卫生护士、康复医师、营养医师、心理医师、口腔医师、中医师、理疗师、接诊员、社会工作者等与全科医生一起协同工作,以便有效地开展全科医疗,改善个体与群体健康状况和提高生活质量。全科医生在团队中处于核心地位,社区护士是全科医生的主要助手。社区护士与全科医生的比例一般为1∶1或1∶2甚至更多。社区护士的服务对象主要是社区慢性病患者(如糖尿病)、老年患者、出院患者及残疾人等,主要任务是在诊所、家庭或社区场所从事全科式全方位的患者护理工作,以及相关的健康教育和行为生活方式指导等工作,她(他)们接触服务对象个人和家庭的时间往往超过全科医生。

(丛建妮　赵拥军)

思考题

1. 全科医学的基本原则和特点有哪些?
2. 全科医生在日常诊疗活动中如何体现"人性化照顾"?
3. 全科医疗的"持续性照顾"体现在哪些方面?
4. 全科医生为什么在实践中要贯彻"个体-群体一体化"的健康照顾原则?
5. 全科医生实现"协调性照顾"要具备哪些能力?

ER 2-3

练习题

第三章 | 以问题为导向的健康照顾

教学课件

思维导图

学习目标

1. 掌握:以问题为导向的健康照顾的定义与临床诊疗流程;全科医生临床思维特点。
2. 熟悉:社区常见健康问题的诊断策略和处理原则;以问题为导向的健康照顾在全科医学临床实践中的意义。
3. 了解:社区常见健康问题及其特点。

以问题为导向的健康照顾(problem-oriented care)是指以发现和解决个人、家庭、社区的健康问题为导向,综合运用临床医学、预防医学、心理学和社会学等学科方法,对服务对象的健康问题进行诊断,了解其产生的原因及影响因素,确定健康需要,制订和实施相应的处理措施,以实现对各种健康问题的有效治疗、处理和照顾。以问题为导向的健康照顾强调以发现、确认健康问题为出发点,以解决具体健康问题为目标。在基本医疗卫生与健康领域,更强调以人为中心、以家庭为单位、以社区为范围、以整体健康的维护与促进为方向的长期负责式照顾,并将个体与群体健康照顾、预防和治疗有机地融为一体。随着社会经济发展以及科学技术进步,我国医疗卫生与健康服务模式正在从以疾病为中心向以健康为中心转变,全科医生在临床实践中解决患者具体问题的过程中,应注意坚持全科医学基本原则,充分考虑生物、心理、社会等多因素对健康的影响,考虑患者的价值观和患病体验等,并将个体的临床诊疗与群体的健康维护与健康促进相结合。

本章将重点介绍全科医生作为一名临床医生,在基层医疗卫生服务环境背景下,解决个体健康问题的临床思维、诊断策略和处理原则等,即以问题为导向的个体健康照顾。以问题为导向的群体健康照顾内容和方法请参见本书相关章节。

第一节 以问题为导向临床思维模式及其意义

解决具体临床问题是全科医生作为一名临床医生应具备的核心能力。在全科医学临床实践中,全科医生采用以人为中心、家庭为单位、社区为范围、预防为导向、连续性、综合性照顾等原则和方法主要为社区居民提供基本医疗卫生与健康服务,因而需要将以问题为导向的临床思维融入以人为中心的系统整体性临床思维模式中。与其他专科医生主要以分析、还原论为主导的思维模式来诊疗疾病的方法不同,全科医生则需要更多地以综合、系统、辩证的思维模式来对各种疾病和健康问题作出认识、把握和处理,以便更好地践行现代医学模式的要求。

一、以问题为导向的临床诊疗流程

患者通常是为了解决某种健康问题来到医生诊室的。全科医生与其他专科医生一样,最基本的任务之一就是综合运用适宜的临床思维方法分析和解决患者的健康问题。思维是指在表象和概念基础上进行分析、综合、判断、推理等认识活动的全过程。临床思维(clinical thinking),也可直译为"临床推理",是指医生为改善患者的健康状况,采用有意识或潜意识的推理思考方式,在患者个体背景与环境因素影响下,收集并解读健康问题信息,关注患者个人偏好,权衡获益与风险,来制定诊断与治疗方案的一种认知生理过程。这个过程包含5个核心步骤,即搜集临床资料、分析确定需要解决的临床问题、提出初步诊断和进行鉴别诊断、与患者协商共同制订诊疗与管理计划、实施诊疗计划并监测随访,形成以问题为导向的临床诊疗流程(图3-1)。搜集临床资料包括病史采集、体格检查、选择与解读实验室及辅助检查。临床思维的两大要素是临床实践和科学思维。临床医生在临床实践中采用科学的临床推理方法,对具体的临床问题进行比较、推理和判断,建立疾病诊断,并提出治疗和管理方案。这种临床思维过程的本质是人类认知的心理过程,培养全科医生等临床医生具备高水平的临床思维能力,需要理解临床思维的理论模型并掌握常用的临床推理方法。

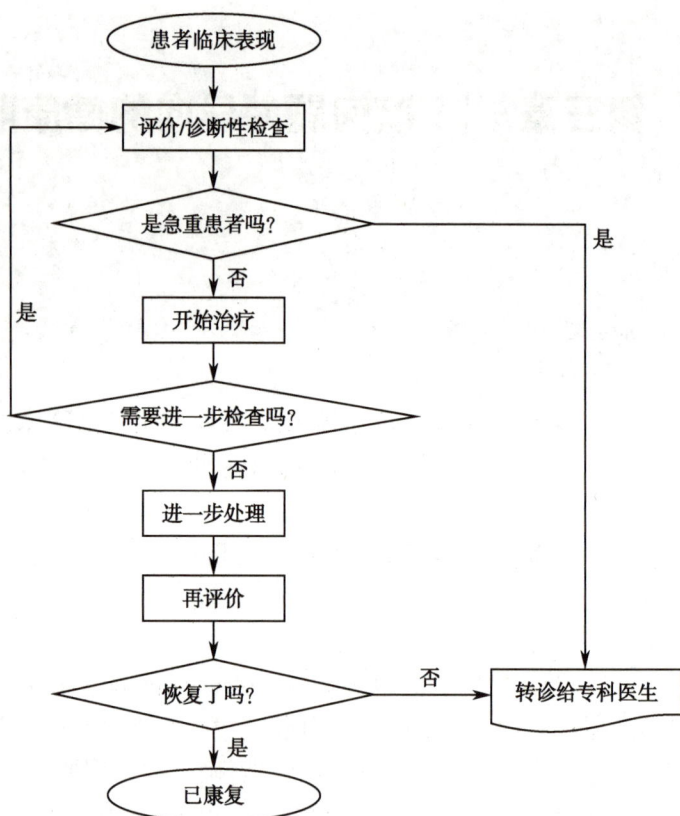

图 3-1 以问题为导向的临床诊疗流程

二、临床思维的双向推理过程原理及常用推理方法

(一)双向推理过程原理

双向推理过程原理(dual process theory)是在2009年由Croskerry P等学者提出的,目前被认为是解读医生临床思维中推理与决策过程的主流理论。根据认知心理学理论,临床思维过程存在分析性推理和非分析性推理两种系统,这两个系统具有互补性和交互性。双向推理过程理论认为医生的临床思维是上述两个系统各有侧重、相互协作的结果。

非分析性推理是指直觉思维(intuitive thinking),又称为快思维系统,思维过程是一种基于经验判断的无意识的思考方式,通常采用模式识别(pattern recognition)的方法进行判断,能快速地得到结论。一位有经验的临床医生在诊疗过程中会有意或无意识地识别、对比已经储存在记忆中的疾病脚本,进行快速识别和判断。如果医生具备丰富临床经验,又遇到典型病例,非分析性推理具有快速而准确的特点,诊断准确率就会比较高。所谓的疾病脚本是指临床特征组合,是医生长期临床实践中不断积累存在大脑中与临床案例相关的专业知识模块,主要包括临床特征、影响因素和病理生理机制三个方面。不同"疾病脚本"的丰富和完善被认为是医学专家拥有高水平临床思维能力的标志之一。快思维系统的缺点是存在思维定式,会因此产生认知偏差或错误(案例3-1)。

系统性推理是指分析思维(analytic thinking),或者逻辑思维,又称慢思维系统,通常采用假设性演绎(hypothetical deductive)推理方式分析、计算和解决问题。系统性推理的特点是当直觉思维遇到决策困难时被激活,如需要逻辑分析复杂问题或数学计算时,按部就班地构建想法,提供支持,会对快思维系统的建议发挥监督、调整或毫无保留地接受的作用。

上述两种思维系统共同存在于人脑中,各有侧重。根据双向推理过程理论,医生的临床思维是快思维和慢思维系统相互影响、相互协作的结果。各自得出的结论发生相互协调与校准,从而产生最终的诊断。绝大多数情况下,直觉思维在决策中处于支配地位,会"不由自主"快速地产生对事物的初始印象和感觉(模式识别),该结论为慢思维系统深思熟虑的分析提供依据。当遇到医生经验不足,或者遇到不典型病例,或者临床资料缺乏时,慢思维系统就被激活,进行有意识的、分析性的推理,通常采用假设演绎等推理方法。这是一种能自控的思考过程,可以发现诊断过程中的错误与偏差,并加以纠正。如果反复激活慢思维系统处理类似临床问题,可导致快思维系统模式识别的形成。因而,对于刚刚接触临床的医学生,需要反复训练其运用假设-演绎推理方法进行诊断和鉴别诊断的能力。随着时间推移,接触临床病例增加,大脑中的疾病脚本不断积累增多,逐渐就会培养出高水平的直觉判断与模式识别能力,并能随时根据需要转换成逻辑分析思维。那么,一名刚刚执业的合格全科医生也会逐步成为一名全科医学专家。

案例 3-1

男性患者,52 岁,教师,因中上腹隐痛就诊 2 小时。

患者:"医生,我感觉上腹中间部位隐隐作痛。"

医生:"那您得过胃病吗?"

患者:"得过。"

医生:"常犯吗?"

患者:"不常犯。"

(医生按压患者上腹部,未发现明确的压痛部位。)

医生:"大便正常吗?"

患者:"还正常。"

医生:"粪便的颜色发黑吗?"

患者:"好像有些发黑。"

医生:"最近做过胃镜检查吗?"

患者:"没有。"

医生:"那么,您应该做一次胃镜检查,不过您先得验一次血,检查是否有乙肝病毒携带的情况,然后我们再为您安排做胃镜检查。"

患者:"医生,我上腹痛。"

医生:"等检查清楚,才能对症下药啊,回去吧。"

次日凌晨患者因上腹痛向右下转移诊断为急性阑尾炎穿孔,急诊入院手术治疗。

案例 3-1 中患者所患疾病是常见的急性阑尾炎,其上腹痛原因是阑尾炎早期有反射性上腹痛之故。该病例被误诊的原因固然有体格检查不细致,未检查右下腹麦氏压痛点部位,主要的误诊原因是医生定式思维的结果。医生只做了上腹部有无压痛的检查,未发现有明显的压痛点时,医生便怀疑患者患了溃疡病。在医生的提示下,患者含糊其辞地回答了粪便的颜色"好像有一点发黑",更促成了医生对溃疡病的考虑。此时医生考虑的仅是患者的溃疡病可能有了癌变,至少也是溃疡病活动期,所以便劝告患者做胃镜检查。患者再次向医生提到腹痛的事(这是患者就诊的关键健康问题,也是患者此次就诊的原因),然而医生却不重视,只是强调需要检查清楚后再说,表明医生只重视检查,却漠视了从采集病史到体格检查过程中反复梳理临床问题的临床思维规范化流程。快思维系统虽然在特定的前提下提高了诊断决策的效率,但因其是建立在思维定式基础上就很难发现潜意识思考过程中已存在的不足与差错。而慢思维系统,可以在一定程度上对思考过程进行自我评估与回溯,从而避免漏诊和误诊,需要反复训练。

（二）全科医生常用的临床推理方法

1. 模式识别（pattern recognition） 有些疾病的临床表现和检查结果会形成一些特定的组合，经临床实践获得了反复证实，常称为疾病的"典型特征"。当医生遇到某个患者的临床表现和检查结果与之相同或相似时，会迅速地作出初步诊断，这种类比推理方法被称为模式识别，或称模型识别，是典型病例的识别。例如，患者发热、咳嗽、咳铁锈色痰，伴白细胞升高，多提示"大叶肺炎"可能性大。采用模式识别方法需要临床医生掌握疾病的典型表现或者以前的典型案例（疾病脚本），只有在患者的病例特点典型、与已知疾病的图像或模型相符合时，使用此种方法才能获得较为正确的诊断。需要注意的是，是临床上大部分患者的症状并不典型，因此模式识别法的应用非常有限。

2. 假设演绎推理（hypothetic-deductive reasoning）
大多数情况下，医生获得患者的临床资料不足或者不典型，不足以得出快速判断，需要运用分析性思维方法来进行推理和诊断。假设演绎推理法是临床上最常用的一种临床思维方法，是指医生在观察和分析的基础上提出临床问题及解释临床问题的假说，然后根据假说进行演绎推理，再通过实验验证演绎推理的结论。演绎推理是从一般性原理出发，推论出对个别事物认识的思维方法。假设演绎推理法诊断程序见图 3-2。如图所示，医生首先归纳、分析患者临床资料：基本信息（性别、年龄、既往史、个人史、家族史等）、临床表现以及已有的检查结果，与自己大脑中的疾病脚本进行比较，列出主要临床问题，通过推理和想象提出可能的诊断假设（鉴别诊断提纲）。然后，评估每个诊断假设可能性的大小，并在此基础上选择相应的诊断试验进行验证或排除诊断，也或形成新的诊断。进而，比较诊断标准，如果支持诊断，则开始病因治疗。反复上述过程，直到确定诊断。如果诊断试验结果或治疗效果与预期结论相符，证明假说是正确的；反之，则考虑假说可能是错误的，需要进行进一步鉴别诊断（案例 3-2）。

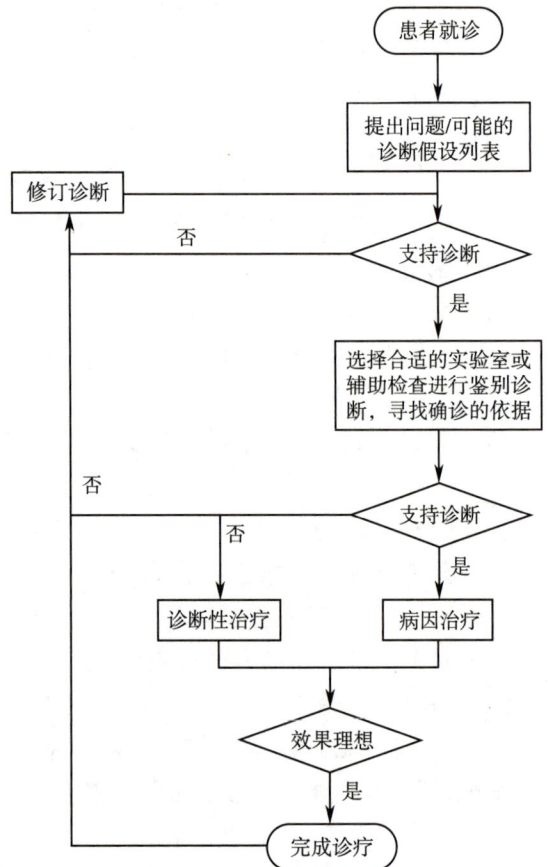

图 3-2 假设演绎诊断程序图

案例 3-2

患者，男性，55 岁，因反复胸痛 3 个月，加重 2 小时来诊。

该患者近 3 个月劳累时出现胸痛，位于胸骨后、呈压榨或憋闷感、无放射，持续 3~5 分钟，休息后可自行缓解，未重视也未诊疗。2 个小时前搬重物时出现上述症状加重，持续约 15 分钟，口服速效救心丸后缓解，为进一步诊治来诊。

既往吸烟史 30 年，每天约 20 支。余病史不详。

体格检查：血压 160/100mmHg，心率 86 次/min，律齐，血氧饱和度 96%。

实验室与辅助检查：心电图提示 V_2~V_4 导联 T 波低平，cTn 和 D-二聚体均阴性。

该患者初步诊断稳定型心绞痛，需要与心肌梗死、不稳定型心绞痛、肺栓塞、主动脉夹层和急性气胸进行鉴别。

全科医生接诊胸痛患者时,首先要评估患者的生命体征,判断是否是高危胸痛需要紧急处理或转诊。经评估后,该患者属于没有高危临床特征、生命体征稳定的胸痛患者,则进一步详细询问病史并做相应检查,根据患者临床表现和辅助检查结果进行诊断和鉴别诊断。该患者的主要临床问题是胸痛,诊断假设包括:稳定型心绞痛、心肌梗死、不稳定型心绞痛、肺栓塞、主动脉夹层和急性气胸,其中稳定型心绞痛可能性大。

第一,从稳定型心绞痛的疾病特点出发,这就是从一般性原理出发,这是大前提。典型的心绞痛位于胸骨后,呈憋闷感、紧缩感、烧灼感或压榨感等,可放射至颈部、颌面部、肩背部、双上肢或上腹部,一般持续数分钟,休息或含服硝酸甘油后 3~5 分钟内可缓解。与劳累或情绪激动相关是稳定型心绞痛的重要特征。当负荷增加如劳累、饱餐后或天气变冷等负荷增加时,心绞痛常被诱发,且疼痛多发生于劳累或情绪激动的当时。第二,分析患者的病例特点,是否符合稳定型心绞痛的诊断依据,这是小前提。该患者为 55 岁男性患者,有吸烟史,血压高,有劳累后胸痛,推理出他患有稳定型心绞痛可能的诊断假设,心电图检查发现 V_2~V_4 导联波倒置,有心肌缺血的可能,那么稳定型心绞痛的假设获得了新的证据支持,诊断可能性增加了。接下来可以进一步通过冠状动脉 CTA 或造影检查证实。第三,如果冠状动脉 CTA 或造影检查结果符合,就可以演绎出患者诊断为稳定型心绞痛的结论,并开始病因治疗。同时,临床上还要排除其他需鉴别的疾病,这就是假设演绎推理的过程。

3. 运用贝叶斯定理进行临床推理 贝叶斯定理又称条件概率论,是由英国数学家托马斯·贝叶斯(Thomas Bayes,1701—1761 年)提出,其数学表达是求"在事件 B 已经发生的条件下,事件 A 发生的概率"的问题,目的是理解实际生活中,多个事件发生率之间相互影响的关系。在临床上,应用贝叶斯定理进行诊断的情况是将事件(某种检查,如冠状动脉 CTA)的先验概率(prior probability)通过似然比(likelihood ratio,LR)转化为后验概率(posterior probability)的定量计算过程。下面来举例说明:例如,全科医生接诊一名胸痛患者,是否需要转诊做冠状动脉 CTA 检查,我们可以运用贝叶斯定理进行临床推理。先验概率是指患者患有稳定型心绞痛的临床可能性。上述病例为男性、55 岁,有典型心绞痛病史,其先验概率为 77%(表 3-1),属于中高概率,建议行冠状动脉 CTA 检查以确诊是否有冠心病。

表 3-1 有稳定性胸痛症状患者的临床先验概率(PTP/%)

年龄/岁	典型心绞痛		非典型心绞痛		非心绞痛性质的胸痛	
	男	女	男	女	男	女
30~39	59	28	29	10	18	5
40~49	69	37	38	14	25	8
50~59	77	47	49	20	34	12
60~69	84	58	59	28	44	17
70~79	89	68	69	37	54	24
≥80	93	76	78	47	65	32

在表 3-1 中,运用贝叶斯定理进行临床推理的方法是:①如果 PTP<15%,为低概率,临床上考虑心绞痛的可能性较小。②如果 15%≤PTP≤65%,为中低概率,临床上建议行进一步检查。如无禁忌,可做运动负荷心电图检查,也可行无创性影像学检查。③如果 65%<PTP≤85%,为中高概率,临床上建议行无创性影像学检查以确诊稳定型心绞痛。④如果 PTP>85%,为高概率,临床上可初步诊断稳定型心绞痛,在完善检查确定诊断的同时可以启动治疗。

三、全科医生临床诊疗思维特点

全科医生主要在基层提供首诊服务,其在临床接诊过程中可利用的医疗资源有限,没有高精尖医疗设备;而且,患者的常见问题主要是预防保健、常见病、多发病的诊疗与转诊、患者康复、慢性病管理与健康管理等,很少是急危重症患者。因而,全科医生的临床诊疗思维主要的特点是采用以人为中心的临床思维方法,与其他专科医疗中以疾病为中心的临床思维相对应,具有以下特点:

1.建立两个平行的临床思维框架 绝大多数情况下,全科医疗中的医患互动通常始于全科医生在诊室接诊患者。与其他专科医生一样,采集病史是全科医生接诊的第一步。在问诊过程中,全科医生要从生物医学视角了解患者就诊的原因,是因为身体上的哪种不适,还是检查结果异常,或者是哪种疾病。识别急危重症,及时处理和转诊。如果不是需要紧急处理的临床问题,要充分利用可利用的医疗资源,帮助患者进行诊断和鉴别诊断。同时,了解患者的患病体验,即针对健康问题,了解患者对健康问题/疾病的认知情况(ideas),担忧什么(concerns),或者是恐惧、烦恼什么以及期望什么(expectations),进而,了解患者个体、家庭、社会背景等,理解患者的患病体验,了解患者的就医背景。在充分了解患者的基础上,整合两个平行的临床思维框架,鼓励患者参与,共同决策,制订个体化的诊疗计划,监测随访,提供连续性的健康照顾。

2.体现全人照顾的特点 全科医学的基本原则要求全科医生从照顾一个完整的人的视角为社区居民或患者提供全方位的健康服务,即在生物-心理-社会现代医学模式指导下,采用系统整体性思维方法,从身体、心理、社会、文化等与健康相关影响因素多个角度解释和处理患者健康问题。全科医生需要同时识别以上多个方面原因对健康的影响,并予以不同的权重加以应对。有些健康问题可能比较常见,病情较轻,例如普通感冒,经过对症治疗后可以痊愈。有些社区居民,特别是老年人,可能并存多种慢性病,且不仅仅是躯体疾病,还有失眠和抑郁等睡眠心理问题并存,还可能是经济状况欠佳的空巢老人,家庭资源和社会支持不足,这就需要全科医生掌握上述多个维度与健康相关的知识和技能,采用整体的方法(holistic approach)为患者提供整个人的管理和照顾,这不是全科医学所独有,也是现代医学中重要的患者照顾方法,见案例3-3。

案例 3-3

患者男,56 岁,杂志社主编,因觉头痛就诊。据患者称其经常头痛,痛时需服止痛药方能缓解,并伴有失眠及疲劳等症状。检查可见患者略显焦虑,血压 140/84mmHg,心肺检查正常,腹部未见异常体征,神经系统体征阴性。眼底检查发现轻度动脉硬化,眼压正常,鼻腔、鼻窦及鼻咽部检查未见异常,脑电图检查、经颅多普勒超声检查及颅脑 CT 检查除轻度脑血供不足外未有其他异常发现。由于检查发现有轻度动脉硬化及脑血供不足,遂以脑动脉硬化、脑血供应不足作为诊断,给予口服丹参片等药物,然而不能解决问题。

该案例中患者的问题是头痛,在检查中发现了轻度的动脉硬化及脑血供不足,并针对动脉硬化脑供血不足进行治疗。然而,患者的头痛与之并无因果关系,而是由于工作过于紧张、劳累所致,并且患者头痛症状的轻重也与其工作紧张的节奏相关,这是属于心理、社会层面的健康问题,是扩血管药物无法有效解决的问题。而该患者长期服用止痛药,并对止痛药产生了依赖性。最近该患者读到一篇医学报告中提到一些止痛药可能对肾脏造成损害,他感到十分不安,这是促成他就医的动机。这位患者后来调整了工作生活节奏,遵医嘱服用缓解头痛药物,进行了肾功能检查证实肾脏并未受损害,从而消除了顾虑,头痛便逐步减轻并最终消失。

全科医生以生物-心理-社会医学模式为指导分析和处理患者的问题也可以避免误诊、漏诊的发生。例如,在某企业工作的一位中年女性患者,因胸闷、头晕 3 年余就诊,其胸闷、头晕等症状反复发作，多于情绪不稳或倒夜班时发病，就诊于心血管科和神经内科，经系统的检查后主要结果均提示阴性，曾诊断为"心脏神经症可能性大"，治疗效果不佳。之后经朋友介绍来到全科医生诊室，全科医生与患者仔细交谈，发现患者有初恋失败史，长期以来难以摆脱感情上的阴影，加之近几年工作、生活节奏加快，工作压力大，倒夜班休息不好，除胸闷、头晕躯体症状外，还存在情绪高兴不起来、言语减少、易哭、自卑自责等情况，对生活和工作造成负面影响。结合近期的系统检查结果，全科医生考虑该患者存在抑郁状态，在进行心理调节同时，将患者转诊到精神心理科，明确了诊断和治疗方案，3个月后患者自觉症状基本消失。上述案例说明，患者虽然是因躯体症状就诊，但病因不一定仅仅是躯体疾病导致，也可能是精神心理问题，或者是躯体疾病和精神心理问题共病的情况，全科医学全人照顾的临床思维方法有助于帮助患者作出正确、全面的诊断，避免漏诊和误诊。

3. 体现连续性照顾的特点　与患者建立长期、良好的医患关系，并不仅仅局限于和谐医患关系的构建，这种长期的医患关系本身也是一种诊断或治疗方法，是全科医疗区别于其他专科医疗的显著特征之一。连续性照顾可以帮助全科医生更好地处理患者的健康问题。第一，对于慢性病患者，如高血压、糖尿病等，可以通过连续性的随访监测，来更好地帮助患者控制病情，延缓或阻止心血管病等重大疾病的发生发展，提高生活质量、延长寿命。第二，有些患者因为乏力等不典型症状就诊，虽然经过系统、详细的检查也未能明确诊断，被归类于医学无法解释的症状。这种情况可能是疾病处于临床未分化阶段，也可能就是一种不适的症状，目前还没有归类为某种疾病。这两种情况都可以采用随访的方式处理，即采用将时间作为一种诊断策略的方法，来帮助患者缓解担忧，避免盲目就诊等带来的不良后果以及医疗费用增加。第三，在连续性管理患者过程中，有利于全科医生更好地了解患者的就医背景和患病体验，有利于与患者共同决策，制定出适合患者偏好、更实际的个体化诊疗方案，改善患者的就医遵医行为。例如，一名慢性阻塞性肺疾病的患者出现了轻度呼吸困难，血氧饱和度88%，如果是在全科医生那里连续性随访管理的患者，全科医生知道该患者平时血氧饱和度就波动在90%左右，可以耐受，可能不会建议患者入院治疗，在门诊给予优化治疗，密切观察病情变化。与之相对应的是，如果该患者就诊于某医院急诊，急诊科医生事先对这位患者一无所知，发现血氧饱和度为88%，会首选建议患者入院治疗。可见，了解患者健康问题以及患者的特定背景是在全科医疗实践中作出以人为中心临床决策的基础。

全科医生在解决具体临床问题过程中，与其他专科医生一样，首先是遵循以问题为导向的临床诊疗流程，采用正确的临床诊疗思维认识、解决和处理患者健康问题。全科医学以人为中心诊疗方法，不仅仅是以个别疾病或就诊为基础为患者提供长期照顾，而是以健康为中心，基于长期积累对患者这个整体人的了解，针对需求，提供可及性、综合性、连续性、协调性的健康照顾，是以就诊为基础健康服务的有益补充。全科医疗定位于基本医疗卫生与健康领域，强调采用以人为中心的系统性、整体性思维解决患者具体的临床问题。

在全科医疗中有许多疾病是早期的、未分化的。这些疾病尚未"成形"，就诊时尚难达到明确的生物学诊断标准。然而全科医生却不能不予处理；在全科医疗中还有许多心理或社会层面的不适或疾患（illness），而非疾病（disease），这些"疾患"常常没有确切的生物学诊断依据。对于这些"疾患"问题，也需要全科医生给予相应的处理，而且也应尽可能寻找问题的成因。如上述案例3-3中，患者头痛是社会层面的工作压力过重与心理层面的担心止痛药损害肾脏双重压力导致的，此时，如果完全运用传统的生物医学标准，是无法对其进行确切的生物学诊断的，只有弄清头痛产生的社会、心理症结，才能从根本上解决患者的头痛问题。案例3-1是一个症状诊断与鉴别诊断问题。医生如果不只追求明确胃部疾病的诊断，而是重视其腹痛的健康问题，告知如腹痛向右下腹转移，应立即来复诊，持续观察病情变化，或许就可以避免阑尾炎穿孔的结果。所以，即使有明确的生物学的"疾病"，在临床诊疗过程中亦应重视"问题"是否已被解决，即以解决"问题"为目标。因此，全科医疗应以问题，即患者的健康问题为导向，确立解决患者问题的思维方式是十分重要的。即使在诊断明确之后针对疾病进行治疗时,仍需"以问题是否已获解决"来评价治疗的效果,以及修正所获得的诊断。

四、以问题为导向的健康照顾的意义

实施以问题为导向的健康照顾,有助于全科医生在提供医疗服务的过程中,自始至终围绕问题开展工作,使问题成为联系和贯穿诊断、治疗、康复、健康教育和促进、健康管理等多种服务活动的主线和聚焦点,以确保在发现问题、分析问题、诊断问题、处理问题的整个过程中,找出真正健康问题之所在,维护患者整体健康。面对众多纷繁而复杂的生命现象和环境因素,以问题为导向的健康照顾有助于全科医生通过多种渠道收集与患者健康需要密切相关的广泛的资料和信息,以更好地提高全科医疗服务的目标性、针对性和有效性,以健康问题为导向而非以疾病诊断结果为导向医疗服务的质量会更高。

以问题为导向的健康照顾在全科医疗服务中的重要性在于,在实践工作中,全科医生的工作范围大、内容多、服务方式多样,通过以问题为导向的健康照顾可以满足患者生理、心理、社会等多方面的健康需求。强调以问题为导向,可以为全科医生工作指明其必须遵循的整体性思维方法和流程,使其在满足多元化健康需要的服务过程中,不会"只注重疾病而不见其他",也不会因为任务繁杂而失去工作重心和方向。全科医生在实施以问题为导向的健康照顾过程中,应了解和区分不同的健康问题,分清表象问题和本质问题、普通问题和重点问题、一般问题和关键问题,学会筛选本质问题、关键问题、重点问题,确定并实施优先干预策略,避免由于"眉毛胡子一把抓"而陷入问题堆中,诊疗不当而又精疲力竭。

此外,全科医生在临床上遇到的大部分健康问题特点是常见病、多发病居多,健康问题多于疾病问题。很多患者是以"问题"来就诊而不是以疾病来就诊,这些"问题"大多会是一些症状。一部分是一过性的症状,往往无须也不可能作出病理和病因学诊断;还有些症状属于健康问题,但不属于疾病的范畴;一部分症状可能是一些慢性病或严重疾病的早期症状,尚处于早期未分化阶段。全科医生作为首诊医生首先要识别是否存在需要紧急处理和及时转诊的临床情况,然后要尽可能判断出导致患者症状的最可能的原因。对于未分化症状或者难以诊断的症状,还需要长期的随访观察,利用时间作为诊断工具。全科医生提供以问题为导向的健康照顾,需要掌握常见病的诱因、自然史、流行病学特点和临床表现方面的知识,以确保问题的及时发现、诊断和处理。

实施以问题为导向的健康照顾,并非要全科医生只注重问题本身,还要关注导致问题产生的内在、外在环境因素及患者本身。否则,会使医生陷入对具体问题处理的泥潭中不能自拔,忽视对人的整体性和目标性的关注,出现"只见疾病不见人""只见树木不见森林"的现象。特别是当身患多种疾病的慢性病患者就诊时,如果医生为了让每一种问题都得到准确的诊断和治疗,很可能会开出一大堆诊断性检查单以及分别治疗每一种疾病的药物,使患者成为名副其实的"药罐子"。当医生的目光中只有患者的一系列具体而详尽的问题时,患者很容易被淹没在这一系列问题的诊断和治疗活动之中。因此,实施以问题为导向的健康照顾,必须强调的是:任何疾病问题都是人的问题,必须将人作为整体,将健康作为目标,整合相应的诊疗方案,采取综合性策略来帮助患者改善整体健康。

第二节 常见健康问题及其诊断策略与处理原则

实施以问题为导向的个体健康照顾,对全科医生的知识和技能提出了更高的要求。全科医生不仅要掌握有关躯体疾病的诊疗技术,懂得有关心理、社会问题的解决技能,这就需要全科医生熟悉社区常见健康问题的特点、诊断策略与处理原则。

一、常见健康问题及其特点

医学的目的是促进健康,提高人群的整体健康水平。全科医生的日常工作正是通过具体的疾病诊疗和健康照顾等活动的开展,帮助人们解决健康问题,从而实现促进人群健康的目标。与专科医生相比,全科医生所面对的健康问题更加广泛和多样化。一个人发生就医行为一定有其最原始的动机。这个动机就是健康问题及其解决,包括患者自己觉察到的健康问题、担心可能出现的健康问题或是希望避免出现的健康问题等。

(一)社区常见健康问题的种类

社区中的健康问题种类繁多,但常见的问题却相对集中。美国国家卫生统计中心调查结果显示,基本医疗诊室中最常见的 20 种疾病或检查包括:高血压、常规新生儿或儿童健康检查、急性上呼吸道感染(不包括咽炎)、关节病及相关疾病、恶性肿瘤、糖尿病、脊柱疾病、风湿病(不包括背部疾病)、健康体检、随诊检查、特殊操作及出院后治疗、正常妊娠、妇科检查、中耳炎和咽鼓管疾病、哮喘、脂代谢异常、慢性鼻窦炎、心脏病、急性咽炎和过敏性鼻炎。如果只调查慢性病,结果显示常见慢性病包括:高血压、关节炎、血脂异常、糖尿病、抑郁症、肥胖症、癌症、哮喘、慢性阻塞性疾病、缺血性心脏病、骨质疏松、脑血管疾病、充血性心力衰竭和慢性肾脏疾病。

我国居民就诊时的主诉或常见的诊断与国外有所不同。我国学者按东、中、西部划分,各选择 2~3 个国家级全科医学住院医师规范化培训基地进行抽样调查,结果显示,按躯体部位统计常见接诊症状由高到低分别为:①全身:发热、乏力、水肿、食欲缺乏和肥胖;②五官:咽痛、鼻塞、口眼干、眼感觉异常、视力障碍;③头颈:头晕、头痛、颈肩痛、意识障碍和晕厥;④胸部:咳嗽、胸闷、胸痛、心悸、喘息;⑤腹部:腹痛、便秘、腹泻、腹胀、反酸;⑥脊柱四肢:关节痛、腰腿痛、步态异常、雷诺现象和足跟痛;⑦其他:睡眠障碍、白带异常、风团、丘疹、阴道异常出血。按系统统计,基层接诊成人常见疾病的频率由高到低分别为:①全身性:腰腿/颈肩痛、水电解质酸碱平衡失调、常见肿瘤、外科感染、骨关节病;②呼吸系统:呼吸道感染、慢性阻塞性肺疾病、急性气道梗阻、肺炎、急性肺梗死;③消化系统:急慢性胃炎、便秘、消化性溃疡、急慢性腹泻、上消化道出血;④循环系统:高血压、冠心病、心搏骤停、充血性心力衰竭、心律失常;⑤代谢与内分泌系统:糖尿病、血脂异常、痛风、甲状腺功能亢进和骨质疏松;⑥神经系统及精神心理:短暂性脑缺血发作、腔隙性脑梗死、偏头痛、脑梗死和脑出血;⑦泌尿系统:泌尿系统感染、泌尿系结石、急性肾衰竭、慢性肾衰竭、肾小球肾病;⑧生殖系统:前列腺增生、盆腔炎症、前列腺炎、子宫肌瘤、妊娠高血压;⑨皮肤:湿疹、荨麻疹、痤疮、癣、带状疱疹。

(二)社区常见健康问题的特点

尽管国内外基层常见健康问题的频率有所不同,但与医院接诊的健康问题/疾病相比较,多数就诊于基本医疗中的健康问题/疾病并不复杂,也较少需要高精尖的诊疗技术和设备,基层常见健康问题主要有以下特点:

1. 大部分健康问题处于疾病的早期和未分化阶段(undifferentiated) 社区中遇到的大部分是处于疾病的早期和未分化阶段的健康问题,很多人前来就诊只是感觉不适或有一些轻微症状,或表现为心理情绪不佳、记忆力减退、疲倦等症状。由于症状不典型和非特异,此时很难在临床表现与疾病之间建立明确的逻辑联系,而且很多问题也无法以疾病的概念来定义或作出明确的诊断。而相对于问题的处理而言,疾病的早期和未分化阶段却往往是全科医生实施治疗和干预的最佳时期,所花费的成本小,但收效大。因此,全科医生应特别关注对早期未分化阶段健康问题的及时发现和及时处理,并努力掌握相关的知识和基本技能。一是能够在疾患的早期将严重的、威胁生命的疾病从一过性、轻微的疾患中鉴别出来;二是具备从生理、心理、社会维度对疾病或健康问题进行诊断的知识和技能,能够从问题的生物源性、心理及社会源性着手,对问题进行分析、鉴别及有效的干预。

2. 疾病和健康问题具有很大的变异性和隐蔽性 社区健康问题因人而异,具有很大的变异性,而且还具有明显的隐蔽性。全科医生面对的是其所服务社区居民的所有疾病和健康问题,包括了不同年龄、性别、不同部位的疾病,以及各种生理、心理、社会原因导致的健康问题和疾病。因此,与专科医生相比,全科医生面对的疾病和健康问题具有很大的变异性。此外,全科医生的服务对象很多是处于亚临床、亚健康状态的人群,一方面,由于此阶段疾病或问题的未分化程度较高,且缺乏敏感特异的诊断方法,因而导致难以早期发现和及时诊断;另一方面,受到个人健康意识、对疾病的重视程度以及症状轻微等多种因素的影响,此阶段人们很少主动就诊,其健康和疾病问题很容易被忽视,使得健康问题表现出很大的隐蔽性。因此,为了早发现、早诊断,要求全科医生能够不断跟踪和动态了解其服务社区中的个人、家庭、社区居民的各方面健康档案和信息,了解各种疾病和健康危险因素的流行状态,掌握多方面的知识和技能,以有效应对潜隐、充满变异和不确定性的健康问题。

3. 健康问题具有多维、系统性和关联性 致病因素的复杂性,使得现代疾病谱中的很多疾病既不是纯生物性的,也不是纯心理或社会性的,而是生物、心理、社会诸因素不断交叉累积、相互作用的结果。任何健康问题都可以找到生物、心理、社会方面的原因,社会因素往往是引发疾病和健康问题的最重要原因。躯体疾病可以伴随大量的心理、社会问题,精神疾患可以伴随许多躯体症状。心理、社会问题既可以是躯体疾病的原因,又可以是躯体疾病的表现,反之亦然。由于社区中出现的心理、社会问题常常带有明显的隐蔽性,全科医生必须善于识别和处理这一类问题,在诊疗过程中充分关注就医者的认知、动机、需要、情感、意志、人格特征以及社会适应等方面问题,并掌握发现和处理上述健康问题的必要知识与技能。

与传统生物医学模式指导下的专科医疗服务往往关注微观层面的躯体疾病问题不同,生物-心理-社会医学模式指导下的全科医疗服务提倡对微观、中观、宏观层面健康问题的同等重视。不仅应关注微观层面躯体、系统、器官、组织、细胞、分子上产生的异常,而且应关注个人、家庭、单位、社区等更大范围内的健康问题,并将宏观和微观的健康视野有机结合起来,而不是彼此割裂。还原论强调把问题涉及的范围缩小到单一的因果关系链中,因而难以把握问题的整体特性。事实上,社区中健康问题的原因和影响因素往往是错综复杂的,可能涉及生物、躯体、心理、个人、人际关系、家庭、社区、社会、经济、政治、文化、种族、宗教等多种因素和多个方面,这些因素之间又存在错综复杂的相互作用。如果不了解这些因素之间的相互关系和相互作用,就难以把握疾病问题的整体特性,也难以全面、有效地解决这些问题。全科医生对健康问题的关注,不仅仅局限于对某一器官和系统疾病,而是重视各系统之间,身体与精神之间,生理、心理、社会问题之间的相互关联性以及个人的疾病与其家庭、工作单位、社区环境之间的密切联系。

例如,一位在外资公司工作的白领员工因反复发作性的头痛,且最近明显加重来社区卫生服务中心就诊。患者诉半年以来经常有不明原因的头痛,为钝痛,位于双侧颞部,头痛持续时间不等,时轻时重,总有昏昏沉沉的感觉,而且心情也不好,经常发脾气,同事关系比较紧张。由于工作效率不高,导致上司交给的任务完成得不好。医生对其血压、心、肺、神经系统等进行了必要的检查,未发现任何异常,在排除了各种可能的身体原因后,医生与患者认真交谈、细致沟通,发现患者所在公司的工作压力非常大,经常加班加点超负荷工作,家人不理解,妻子经常与其吵闹。近半年来,患者常常借酒消愁。医生告诉患者患的是紧张性头痛,原因在于工作压力大、夫妻关系紧张和过度饮酒。医生对其进行心理指导和健康咨询,帮助患者分析了头痛问题产生的原因,并有针对性地提出了治疗建议,收到了较为明显的疗效。从该案例中可以看出,如果医生仅仅从生理角度对疾病进行诊断和治疗,其效果是不会理想的,只有从导致其健康问题产生的家庭、社区等因素着手,并采取不良关系调整、不良行为矫正以及提供心理咨询和药物疗法等综合措施,才能有效解决其健康问题。

4. 健康问题具有广泛性 全科医疗服务所涉及的健康问题范围大、内容广、问题多。这就要求全科医疗不仅关注患者,还应该关注持有不良生活方式的高危人群;不仅应关注个体的生理、心理、社会维度的健康问题,还应关注家庭、工作单位、社区、社会环境中的健康问题;不仅应该关注疾病的治疗问题,还应该关注疾病的预防、保健、康复以及健康教育、健康促进等多方面问题。

全科医生面对的健康问题的广泛性,要求其不仅要掌握和熟悉疾病的诊疗技能,还需要掌握和熟悉非疾病状态健康问题的发现和处理等方面的知识和技能,后者包括:及时发现并干预人群健康危险因素的知识和技能,进行健康教育和健康促进的基本技能以及对高危人群进行生活方式管理、需求管理、疾病管理等方面的技能。

5. 不良行为和生活方式问题及常见病、多发病居多 现代社会中,吸烟、饮酒、高热量高脂肪膳食、肥胖、缺乏运动等各种不良行为和生活方式等危险因素广泛流行,大量积聚,健康危险因素以及健康相关问题的处理成为全科医生日常工作的重要内容。对于不良行为和生活方式引起的健康相关问题的处理,单凭简单的药物和医疗干预是难以奏效的,往往需要心理、行为、社会等多方面的干预。此外,由于大量慢性病在世界范围内流行,导致全科医生面临的疾病谱也发生了相应的改变。在社区中,全科医生面对的疾病和问题中,常见病多于少见病及罕见病,不良行为与生活方式所致健康问题多于疾病。因此,全科医生不仅应学会和掌握处理各种常见病、多发病的知识和技能,也要学会各种社会学、心理学、行为学、人际沟通等相关知识与技能,善于寻找和探索改善人们积习已久的各种不良行为和生活方式的有效策略,从而真正将各种疾病的危险因素及时消除,达到主动预防和干预的目的。

二、常见健康问题的诊断策略

临床诊断策略(diagnostic strategy)是在一定原则指导下综合运用临床推理和诊断思维程序作出临床诊断的一系列方案集合。目前我们已知的症状和异常体征有几百个,这些症状和体征的组合方式可以是无限的。因而临床诊断工作是复杂并充满不确定性的。面对大量的临床资料,又缺乏齐全的高精尖设备和上级医师指导的环境下,如何去粗存精、去伪存真地分析、综合和判断,是全科医师在基层需要面对的严峻挑战。全科医师常常不是等待完善了所有检查确诊疾病后再进行治疗。这在其他专科医师眼中可能被认为是不科学的,似乎是与专科医学的临床策略背道而驰的。然而,对于处理一过性的、自限性、无法用疾病解释的症状,全科医疗中的临床策略可能是更有效的。因此,掌握正确的诊断策略尤为重要。

(一) Murtagh 安全诊断策略

该策略由澳大利亚著名全科医学专家 Murtagh 根据其多年的临床经验和理论研究结果提出,是一种被普遍采用、简单、适合全科医师的安全诊断策略,主要目的在于预防临床诊断错误。Murtagh 安全诊断策略的基本原则包括以下 5 个自问自答的问题,结合案例 3-4 来介绍。

案例 3-4

患者男性,65 岁,以"反复上腹部不适 12 年,加重 1 个月"为主诉来诊。

该患者 12 年前出现胃部不适、饱胀感伴有胃灼热,餐前明显。5 年前曾在某医院行胃镜检查,诊断为食管炎、糜烂性胃炎,采用 ^{13}C 尿素呼气试验检测幽门螺杆菌为阳性,未经系统诊治。1 个月前自觉胃部不适加重,胃胀伴有呃逆,无规律,偶有右下腹疼痛,可耐受,可自行缓解,无明显体重下降。既往病史:原发性高血压 5 年,血压控制尚可。肥胖症。查体:血压 140/90mmHg,体重指数(BMI)30kg/m²,余无异常所见。

1. 具有某种症状和体征的常见疾病有哪些 首先,列出引起某种症状的常见疾病有哪些;然后,搜集分析临床资料,提出诊断假设。上述案例,临床上考虑可能发生的常见疾病有:胃食管反流病、慢性胃炎、消化性溃疡。

2. 有没有重要的不能被忽略的疾病　在考虑常见病的同时，全科医生还必须考虑需要除外的严重、危及生命的重要疾病。上述案例，临床上考虑不能被忽略的严重疾病有：胃肠道恶性肿瘤、冠心病、门静脉高压和尿毒症。

3. 有没有容易被遗漏和忽略的疾病　这些疾病特指不会危及生命的、轻症的疾病。这些不适症状和疾病一样困扰患者，同样不能漏诊或忽视。上述案例，临床上考虑容易被忽略的疾病可能有：慢性胆囊炎、慢性胰腺炎、功能性消化不良、消化道运动障碍、铅中毒等。

4. 患者是否患有能引起多种症状的潜在疾病　当患者存在多个症状或体征，可能是典型症状或症状群，也可能是不典型或不相关的症状，使医师感到困惑。当需要考虑一个诊断将所有症状联系起来时，Murtagh 教授介绍了 14 种全科医疗中容易被忽略的潜在疾病，其中前 7 种最为常见，可供借鉴。包括：①抑郁症；②糖尿病；③药物滥用；④贫血；⑤甲状腺和其他内分泌疾病；⑥脊柱疾病；⑦尿道感染；⑧慢性肾衰竭；⑨恶性疾病；⑩HIV 感染与 AIDS；⑪较少见的细菌感染，如结核、梅毒；⑫少见病毒感染，如肝炎/EB 病毒/巨细胞；⑬神经性疾病；⑭结缔组织病和血管炎。

5. 患者是不是有什么话还没有说　患者可能有意或无意隐瞒或忽视一些症状，这种情况常可能与精神心理问题、性问题、药物滥用问题、家庭与工作背景因素等相关。与患者建立良好的、长期的、稳固的医患关系，尊重、关心、同情患者，长期积累地了解患者，以及从整体观点出发的思维原则的合理运用等均有助于患者的表达，为临床诊断提供有益的线索。

（二）全科医疗中三阶段诊断策略

在基本医疗实践中，全科医生在实际工作中的诊断程序并不总是按照上述所描述的一般性临床诊断过程作出最终诊断的步骤进行。通常在问诊的早期就形成了诊断假设，并在假设演绎推理中指导后续的病史采集和体格检查。C Heneghan 和 P Glasziou 等英国全科医学学者提出了一个适合全科医生日常诊疗实践中使用的三阶段诊断策略（图 3-3），每个阶段运用一种或多种不同的临床推理方法。

第一阶段：建立初步诊断。在问诊初期，通常采用现场即刻诊断法、自我诊断、列出主诉和模型识别方法建立初步诊断假设。

第二阶段：验证、修正诊断假设。采用限制性除外诊断（Murtagh 安全诊断策略）、定位和定性归缩诊断逐步验证、概率推理、模型识别验证诊断、临床预测规则等策略和方法验证诊断假设，修正诊断。

阶段	策略
建立初步诊断	现场即刻诊断 • 患者自我诊断 • 列出主诉 • 模型识别，提出诊断假设
验证、修正诊断	• Murtagh诊断策略（限制性除外诊断） • 逐步验证（通过定位和定性归缩诊断） • 概率推理 • 模型识别，修正诊断 • 临床预测规则
确定最终诊断	• 明确诊断，不需进一步检查 • 需要进一步检查明确诊断 • 试验性治疗 • 利用时间作为诊断工具 • 无法确定诊断（重新搜集资料进一步验证，试验性研究，与患者分享不确定性、推迟诊断，转诊）

图 3-3　全科医疗中三阶段诊断策略

第三阶段：确认最终诊断。对于某些疾病，如痤疮，若在第一阶段能够基本确定诊断，可以跳过第二步，直接确诊。大约 50%~60% 的病例不能明确诊断，需要通过进一步检查、诊断性治疗以及"等等看"策略，利用时间帮助诊断以确诊。对于仍不能诊断的病例，一般可选择以下策略：重新搜集资料进一步验证，试验性研究，与患者分享不确定性、推迟诊断，转诊至上级医院。针对具体的临床病例，一般不能通过单一的推理方法获得可靠的结论，往往需要综合运用多种临床推理方法，形成一定的临床诊断策略或诊断思维程序，来明确诊断。

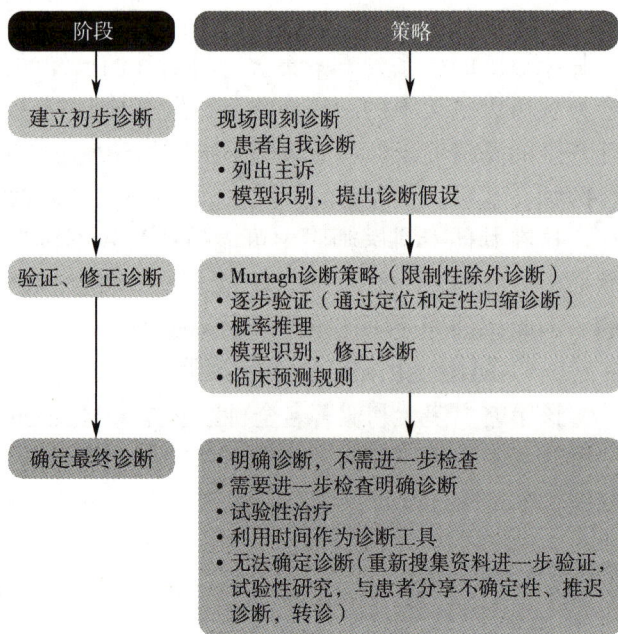

三、常见健康问题的处理原则

全科医生实施以问题为导向健康照顾应遵循以下几项基本原则：

1. 健康照顾与疾病治疗并重的原则 临床医生最基本的任务就是识别患者的疾患，给予相应的处理。全科医生处理的常见健康问题范围较广。一是服务对象广，全科医生的服务对象不分性别、年龄和疾病的种类，甚至包括一些需要获得一般性预防、保健等健康照顾的人；二是考虑问题的角度广，全科医生是从生物、心理、社会等多维角度，微观和宏观等多层次角度来综合分析患者的问题，以便能够准确把握各种问题的成因，并采取适宜的干预策略。

2. 全面、系统和联系性的原则 由于疾病本身的复杂性，使得疾病的表现形式多种多样，同一症状可以见于多种疾病，同一疾病也可呈现多种临床表现。有的疾病可以表现为典型症状，有的疾病有时却以非典型症状出现，甚至以假象出现，给医生的临床诊断带来极大障碍。因此，全科医生必须以全面、系统和联系的观点来分析、诊断和处理疾病问题。如有的心肌梗死患者发作时，并无胸痛、胸闷、发热、心悸等症状，而是以头痛、左上肢疼痛为主要症状。如果全科医生对各种疾病所表现出的真相、假象缺乏全面的了解，而只从疾病的局部表象来看待问题，缺乏全面、系统、联系的观点，则很容易被患者所表现出的症状所迷惑，从而丧失对患者进行抢救的宝贵时机。

3. 急则治标、缓则治本、标本兼治原则 全科医生应该辩证地看待症状治疗与病因治疗，并妥善地处理好治标和治本的关系，确保"问题"能从根本上得到解决。当某些疾病引发的症状危及患者的生命或带来很大的痛苦，或病因不清、对病因无有效治疗方法时，治标无疑具有十分重要的意义。但是，对疾病问题根本性的解决办法还是要依赖于对病因的诊断和根除。所以，在治疗过程中，全科医生需十分小心地审视"问题"是否已经从根本上得到解决。有些患者往往在症状缓解后，就放弃了治疗，结果导致疾病迁延不愈，甚至错过了最佳的治疗时机。一些患者在症状改善以后就擅自停药，治一治便停一停，从而使得"问题"无法从根本上得到解决，治疗目标难以达到。

4. 动态、渐进性的问题处理原则 很多疾病和健康问题在就诊初期往往很难定性，就诊者的健康问题是一个暂时性的问题，还是某一种疾病的初期症状？由于症状非特异、不典型，在缺乏足够的证据时很难下结论。很多疾病的发生和发展过程往往遵循其固有的规律性，在某一种疾病最特异性症状出现之前，草率下结论和处置，都可能导致误诊、误治。因此，有必要通过对"健康问题"演变过程的动态观察、跟踪和随访来实现对问题的进一步明确诊断，并利用时间进行试验性治疗和追踪观察，不断收集新证据来修改、完善最初的诊断和治疗，以最大限度地减少临床误诊的发生。

5. 以人为中心的原则 医生要准确地认定问题之所在，要确认问题已被真正解决，就必须以人为中心，而不是以他们的疾病为中心。不仅如此，强调以人为中心，还体现在整个问题的诊断和治疗的过程中，要关注对患者各种权利的尊重，尤其对其知情权和隐私权的尊重，允许患者在一定程度上参与诊断、治疗的决策等过程。具体来说包括：

（1）充分了解他们就医的目的和期望，了解他们对疾病或健康问题的感受和担忧，了解他们对自己存在的健康问题的解释模式即他们自己对问题的看法。

（2）详细说明医生对这些问题的看法，拟采取处理的方法、目标与可能的结果，通过详细的解释和知情同意，使患者更好地参与并配合医生的治疗工作。

（3）在针对疾病进行治疗的同时，还应对导致问题产生的各种健康危险因素进行干预，包括为患者提供健康教育，实施心理指导，帮助他们采取多种措施纠正不健康行为和生活方式，指导他们实施自我健康保健和自我照顾，教会他们各种健康改善策略和方法。

（王 爽）

1. 为什么在全科医疗中强调以问题为导向的临床方法?
2. 全科医生临床诊疗思维特点有哪些?
3. Murtagh 安全诊断策略的基本原则有哪些?

ER 3-3

练习题

第四章 | 以人为中心的健康照顾

教学课件　　思维导图

学习目标

1. 掌握以人为中心健康照顾模式的应诊任务及应诊过程。

2. 熟悉以人为中心健康照顾的基本原则,处理医患关系时遵循的伦理学原则。

3. 了解"以人为中心"和"以疾病为中心"两个临床关注中心的转变过程,"以人为中心"和"以疾病为中心"两种模式的联系与区别,影响医患关系的因素。

4. 具有沟通的技巧,能动用家庭与其他社区卫生服务资源,按照全科医生独特的方式进行全科医疗卫生服务。

5. 能够从全人的观点来看待服务对象,从生理、心理及社会等各方面充分了解服务对象,熟悉其生活、工作、社会背景和个性类型,以便提供针对性、适当的照顾。

以人为中心的健康照顾(person-centered care)也称以患者为中心的健康照顾(patient centered care)或人格化的照顾(personalized care),是全科医学的基本特征之一,与以疾病为中心的照顾(disease centered care)的专科医疗模式有着根本的区别。

本章将就两种不同的照顾模式、医生关注中心的转移、以人为中心的诊疗模式和应诊的任务、以人为中心照顾的原则、沟通的技巧及理想的医患关系模式等方面进行介绍。

第一节　医生的关注中心及健康照顾模式

以人为中心的健康照顾旨在满足患者的整体健康需要和需求,而不仅仅是对于所患疾病及其治疗的关注。全科医疗强调以人为中心,注重对人的整体健康状况的观察和评估,包括他们的出身、籍贯、经历、体质状况、人格特征、生活方式、家庭与社会环境、职业与经济情况等。疾病和患者是医生关注的两个不同的事物,医生对他们的关注重点是随着医学模式的转变而变化的,不同的医学模式对其有不同的理解和解释,反映了不同历史阶段医学发展的特征、水平、趋向和目标。

一、医生的关注中心

案例 4-1

患者女,39 岁,因"反复双额、枕颈部疼痛 2 年,加重 1 周"而就诊。患者自述近两年来经常感到头痛,位于双额部、枕颈部,呈持续性钝痛,常有紧箍感和重压感。同时,患者还经常感觉疲乏无力,月经提前或拖后。神经内科医生建议患者行 CT 或 MRI 等检查,并请妇科医生会诊。患者不认为这是很严重的疾病,但对她的工作有一定影响。患者来到全科医生处就诊,全科医生详细询问了患者的头痛情况,同时询问了患者工作、家庭等情况,鼓励患者倾诉她所担心的事情。原来患者从事行政工作，每天紧张忙乱，与主管领导意见分歧大且沟通较少。患者的丈夫性格内向，不善言辞，结婚14年来夫妻关系一直不太融洽，有一个女儿11岁，正在上小学。心、肺、腹部及神经系统查体未发现异常。全科医生为她作的诊断是：①紧张性头痛；②月经不调；③工作压力承受者；④上下级关系紧张；⑤夫妻关系紧张。全科医生不仅仅诊断紧张性头痛，还考虑到紧张性头痛、月经不调与工作不顺心及家庭不和睦是否有关？夫妻关系不好、家庭不和睦的原因是什么？工作中的情绪会否带到家庭中？全科医生给予患者心理疏导，主要让患者倾诉其内心感受，给予支持、鼓励，给予适当的缓解焦虑的药物。数周后，焦虑情绪缓解，头痛明显好转。

从案例4-1中我们发现，医生的关注中心有两个：一是疾病，二是患者。全科医生既要关注疾病，更要关注患者。其实案例中的这位患者，心理、社会问题是造成病情变化非常重要的因素。全科医生除了要了解患者的疾病，即症状、体征、病理变化外，还应该关注患者的心理、职业、家庭和社会环境等因素，鼓励患者倾诉。医生要耐心倾听患者的诉说，从中发现影响患者健康的问题，再进行针对性的治疗，从而收到疗效。全科医生可能无法解决患者的所有社会与家庭问题，但患者在全科医生这里可以得到情绪上的倾诉和心理上的宣泄，获得鼓励和支持，得到生理、心理、社会等全方位、全过程的整体性照顾。

疾病和患者是两个完全不同而又密切相关的概念，是医生职责范畴内的两个关注中心。患者是疾病的载体，但患者不仅是疾病的载体，而且还是"有血有肉有情感"的活生生的人。患者除了具有生物学特征外，还具有社会学特征。因此疾病和患者在医生心目中具有不同的分量。纵观医学发展史，随着医学科学技术的发展，医生的关注中心也经历了从"患者-疾病-患者"转移的三个阶段。

其实，古时候的医学是遵循整体观的。古代医学在神灵主义医学模式、自然哲学医学模式、机械唯物论医学模式指导下，医生关注的重点是"患者"而非"疾病"。那时人类科学技术水平不高，医生对患者的治疗手段有限，医生们的真正职责是对患者实施照顾，更多的是提供情感支持和心理安慰。医患之间的关系融洽、和谐，是一种朋友式的互相信任、互相理解的关系，医患之间的交往没有任何功利色彩，医生的关注重点是"患者"，他们热情周到地为患者服务，被描述为"医乃仁术""仁者爱人""悬壶济世"等。

古希腊的希波克拉底曾说过："了解你的患者是什么样的人比了解他们患了什么病要重要得多。"希波克拉底是以一种整体医学的思维方式，要求医生要特别重视研究每个患者个体健康的特殊性和独特性。他认为关注患者比关注疾病更重要，强调患者和医生之间的主动合作。我国的传统医学更是注重对人的整体观察，强调心与身、人体与自然的相互联系，强调辨证施治，即使病情相同，患者的体质不同、年龄不同，甚至生活居住地区不同，都给予不同的治疗方法。整体观是中医学的理论基础，是中医临床实践的指导思想。整体观认为人体是一个多层次的整体，构成人体的各个组成部分之间在结构上是不可分割的，在功能上是相互协同的，在病理上是相互影响的。医学的整体观是古代的唯物论和辩证法思想在医学中的体现，它要求人们在观察、分析、认识和处理有关生命、健康和疾病等问题时，注重人体自身、人与周围环境之间存在的统一性、完整性和关联性。人类生活在自然和社会环境中，人体的生理功能和病理变化必然受到自然环境、社会条件和精神因素的影响。古代医学也非常重视维护健康，认为健康主要取决于生活方式、心理、情绪状态、环境、饮食、锻炼以及意志力等因素。

文艺复兴时期的自然科学革命，给医学的发展奠定了雄厚的基础。这一时期，包括人体解剖学、生物学、化学等学科的发展以及显微镜的发明使用等，使人们对人体和疾病的本质认识从系统、组织水平深入细胞、分子水平，揭开了生命和健康微观世界的神秘面纱。医生们用大量的临床研究和科学实践去探索疾病的微观机制,使医学的分支越分越细。医生的关注中心也自然地从"患者"转移到了"疾病"。

20世纪中末期,随着社会经济条件和疾病谱、死因谱的变化,以及社会人口老龄化的加剧和居民卫生服务需求水平的提高与多样化,人们越来越意识到,仅以"疾病"为关注中心是远远不够的,那种"只见疾病,不见患者"的服务模式日益凸显出缺陷和不足。在生物-心理-社会医学模式影响下,医生的关注中心又开始由"疾病"转向了"患者"。

二、两种不同的照顾模式

(一)生物医学模式——以疾病为中心

医学模式是指医学整体思维方式,即解释和处理医学问题的方式。文艺复兴时代发展起来的生物医学模式(biomedical model)把人作为生物体进行解剖分析,力图寻求每一种疾病特定的病理变化,研究相应的生物学治疗方法。因此"疾病"成为这一模式的关注中心。该模式以数百年来的生物科学的发展与进步为基础,与现代科学技术相结合,发展了各种高科技的诊断、治疗和预防疾病的手段,在科学研究和治疗疑难病症方面取得了巨大的成就。然而任何事物都具有两面性,在疾病谱、死因谱和人们对卫生服务的需求发生改变的今天,生物医学模式显现出了诸多的不足和缺陷。

生物医学模式的不足和缺陷主要表现为:

(1)**诊疗费用昂贵**:生物医学模式下,作出"正确"的诊断往往需要进行过多的检查或试验,而这些检查或试验均消耗了大量的资源,费用昂贵。在科学技术快速发展的今天,每所医院都尽力获取最新的技术,他们认为最新的也必然是最好的。但循证医学证明并非所有高、精、尖技术都能够延长生命或者是减少痛苦。

(2)**限制和封闭了医生的思维**:生物医学模式只强调患者是偏离正常生理情况的生物体,忽略了患者所具有的心理和社会人文背景,如人格特征、个人意愿、社会背景、经济状况、家庭和社会支持等因素。这种只见"疾病"不见"患者"的专科医疗模式的缺陷,必然限制和封闭了医生的思维,导致医疗卫生服务质量的下降。

(3)**忽视了患者的心理和社会需求**:生物医学模式对于患者的心理和社会需求没有给予充分的重视,也没有更好的办法进行干预。例如,尽管生物医学模式认识到了不良性行为会增加性病的传播,但它却对同性恋、不良性行为等社会相关问题的干预缺乏良策。

(4)**医患关系淡漠**:只见"疾病"不见"患者"的诊疗方式使医生对患者的心理支持和情感安慰均较淡薄,医患交流明显减少,长期如此会造成医患关系淡漠、紧张甚至恶化,降低患者对治疗的依从性,影响治疗效果。

(5)**诊疗过程机械化、程序化**:生物医学模式过分强调精确的诊断和治疗,使健康照顾失去了个性化和灵活性,常常出现"千人同方""千篇一律"的机械化、程序化诊疗现象。

(6)**忽视了预防、保健的作用**:生物医学模式注重对患者个体的治疗,而忽视个体及人群的疾病预防和健康维护。大量资源投入了疾病的治疗上,疾病预防和保健的资源投入严重不足。

总之,生物医学模式已不再适应时代的发展和公众健康需求的变化。21世纪的今天,人们需要一种更加人性化、更能使人的健康得到全面照顾的医学模式,即现代医学模式。

(二)生物-心理-社会医学模式——以人为中心

1. 生物-心理-社会医学模式是人类医学发展的必然趋势 生物-心理-社会医学模式是医疗照顾由"以疾病为中心"转移到"以人为中心"的理论基础。20世纪中期以来,疾病谱、死因谱的变化以及社会人口的老龄化,使人们越来越认识到仅以生物医学模式来认识、解释和防治疾病已经远远不够了,人们需要从生物的、心理的、社会的角度来综合考察人类的健康和疾病,并采取综合的措施来防治疾病,增进人类健康。这种对医学的总的看法和态度被称作生物-心理-社会医学模式。

生物-心理-社会医学模式促进了医学的发展。生物-心理-社会医学模式不仅用于指导基层保健或以社区为基础的医疗工作,也用于指导临床专科医疗工作,如精神病学、儿科学、内科学、老年医学等领域。生物-心理-社会医学模式要求医生全面地关注患者生物的、心理的、社会的各个层面的问题,要求整合生物医学、行为科学和社会科学等方面的研究成果,用三维或多维的思维方式去观察和解决人类的健康问题。其优点是:①是生物医学模式的延伸和扩展,而不仅仅是替代。这种新的模式是建立在生物医学模式成功的基础之上的。②强调了健康、疾病同人的关系。它重视疾病对患者生活的影响,重视心理、社会问题对患者健康及健康信念的影响。③使人类对于健康和疾病的理解不再绝对化、简单化,不再认为疾病完全是由于生物因素引起的。

2. 以人为中心的健康照顾——理解"患者" "患者"是医生职责的中心,理解患者是以人为中心健康照顾的必然要求。随着医学专科化的迅速发展,"疾病"和"患者"被逐渐分离,但患者毕竟不是机器或药物反应的容器,除躯体外,患者还有思维、情感、意志、价值观以及家庭、职业等社会背景,而后者往往会影响到患者本身对健康的认识和对疾病愿意采取措施的选择。"患者"(patient)即"有病的人""求医的人""被施予医疗的人",是疾病的载体。但患者除了具有疾病的生物学特征外,还具有心理和社会学特征,即"社会承认"。"患者"通常指一个人失去健康的状态,患有某种病痛,影响正常工作、学习和生活,如糖尿病患者、冠心病患者等。但"患者"也包括一个人或真正处于疾病状态,或因为某种原因"诈病",需要免除社会责任(如工作或服兵役)或需要医务人员照顾等。一般则把"患者"一词用以指有求医行为或正处在医疗中的人。通常患者要去寻求医疗救助,但并非所有患病的人都会去寻求医疗救助而成为"患者",也不是所有寻求医疗的人都是患者。

疾病(disease)为一医学术语,是指人体存在的生物学的异常情况,是机体在一定的条件下,受病因损害作用后,因自我调节紊乱而发生的异常生命活动过程,如糖尿病、冠心病、肝硬化等。另外,疾患(illness)是指个体的自我感觉和判断,如疼痛、担忧等,本人有不适的感觉,也有症状,不一定有生物学意义的改变。但疾患也可能是某种疾病的早期表现,也可能仅仅是心理和社会方面的失调。

"患者"和"疾病"是两个完全不同而又密切相关的概念,"患者"才是全科医生职责的中心。以人为中心的健康照顾就是在"生物-心理-社会"医学模式指导下对人的健康的整体关注,重视人体生物、心理、社会各个层面的问题,满足患者的整体健康需要与需求,而不只是关注对"疾病"的治疗。只见"疾病"不见"患者"的专科医疗模式不能使人的健康得到全面照顾。处理一个具有心理和社会特征的主观的"患者",往往比处理客观的"疾病"更加困难,这就需要全科医生具备更加渊博而丰富的知识和技能。

3. 以人为中心的健康照顾——理解病人角色 病人角色(sick role)又称病人身份,是指从常态的社会人群中分离出来的,处于病患状态中,有求医行为和治疗行为的社会角色。

病人角色的概念由美国医学社会学家帕森斯(Parsons)于1951年在《社会制度》一书中率先提出。病人角色的含义及期望主要有:①可以从其常态时的社会角色中解脱出来,如因病不出勤、免于日常承担的角色行为或社会义务等。这通常需要医生开具证明,因为医生的判断具有权威性。医生的认定是一种保护性的社会功能,以防有人装病。②对自己陷入疾病状态没有责任。患病状态通常被认为是个体自身不能控制的,不能责怪患者:你为什么生病?③应具有力图使自己痊愈的愿望。患者应该认识到患病不是社会所期望发生的,社会期望其成员健康,能够承担相应的社会角色和责任。因此,患者有努力从病态中恢复健康的义务。④应寻求技术上可靠的帮助(找医生诊治)并充分合作。患者通常应选择有合法资质的医生和医疗机构诊治疾病,并在健康恢复过程中与医生紧密合作。

社会对病人角色的普遍期望也可能因人、因病、因时而有所不同。Denton归纳了使病人角色期望出现变化的八方面的原因：①因病、因人而异。对于不同治疗难度或不同发展阶段的疾病，人们对治疗的期望是不一样的。例如，同样是发热，发生在母亲身上，母亲自己可能会不当回事，若是发生在她的年幼的孩子身上，她就可能非常急切地带孩子去求医。②因某病的医疗条件和发病可能性而异。例如严重呼吸道传染病流行期间，人们患一般的常见病，会尽量留在家里接受治疗，避免去医院，以减少交叉感染的机会。③因为对某种社会人群健康状况的看法而变化。例如，有的人往往把所有老年人都当作患者，不论其是否真的患病。④因相互人际关系不同而不同。例如丈夫强调有病的妻子应在家休养，公司老板则认为他的妻子应该上班，而医生则强调患者要服从医嘱等。⑤因对某病的健康信念不同而变化。例如，不同的人对妊娠、肥胖、酗酒、腰痛等是否属于疾病，其看法是不相同的。⑥患者的社会期望价值会发生变化。如老年人、酗酒者、自杀未遂者等，其患病后"病人角色"的社会期望价值可能会下降。⑦病程长短所致利害关系。例如，患者长期卧床还是尽快恢复对相关人员有利或无利，相关人员的期望也就可能不同。⑧因有关人员距离患者住所远近不同而期望不同。例如患者需要家人轮流陪护时，离医院距离不同的家人，对患者的期望也可能不同。

以人为中心的健康照顾模式要求全科医生进入患者的世界，充分理解患者，用患者的眼光看待疾患，避免"以疾病为中心"和"以医生为中心"。在关心患者疾病的同时，要重视患者的生活目标和生活质量，不仅要关心患者的个人健康，而且还要关心患者家庭成员的健康。

案例 4-2

陈某，女，55岁，小学教师，因"厌食、乏力1个月，加重1周"而前来就诊。患者自述近1个月来经常无明显诱因感到食欲下降伴乏力，但无明显体重减轻。查体：生命体征正常，腹部检查：肝区有叩击痛，心、肺及神经系统查体未发现异常。实验室检查：肝功能异常且乙肝六项指标标明为"大三阳"。临床诊断：急性乙型肝炎。此时，陈某的角色是患者，不再是工作中的教师，也不再是家庭中的妻子、妈妈和奶奶。陈某怎么也不理解，自己很讲究卫生怎么会得这种传染性疾病。马上就要开学了，她对疾病快速痊愈的愿望非常强烈。入院后，专科医生关注的只是该患者的肝炎治疗问题，而患者在希望肝脏疾病得到救治的同时，还要消除厌食、乏力等不适症状，并且能尽快痊愈出院。此时陈某的心情很复杂，自己目前患有传染性疾病，家庭中的人是否被传染？班上的学生是否会被传染？邻里或学校同事若知道她的病情会否嫌弃她、孤立她，自己能否承受这些压力？因此，对于这种情况，全科医生在对患者提供"全人"照顾时应具备以下三种眼光：①用"显微镜"的眼光检查患者身体器官上可能的病灶（肝炎）；②用"肉眼"的眼光审视面前的患者，了解其患病的体验（厌食、乏力等）；③还要用"望远镜"的眼光观察患者的社会情境或背景情况（如为患者保密，患者的担心、牵挂、忧虑等）。医生对患者既要有生物医学评价——解决躯体问题，又得作出心理、社会的评价——关注其心理需求与社会状况，还要对其家庭进行评价——关注患者与家庭间的相互影响。该患者被收入传染病医院治疗时正值寒假后期，利用假期住院治疗基本没有影响工作，患者只是告知学校主要领导以便与医保中心取得联系，要求校领导不要声张她的病情，这些都让她感到心里踏实。在住院期间，她一直惦记着自己的爱人、一对成年子女及小孙女是否被感染，全科医生建议为他们进行全面检查，结果小孙女和爱人肝功能正常；一对成年子女肝功能也都正常，但也为"大三阳"。她很庆幸小孙女和爱人没有被感染，一对儿女虽被感染但没有肝损害。全家人对陈某十分关爱，疾病得到了有效的控制，出院后邻里也未知晓，这让她感觉很是开心。她说自己会在各方面注意与周围人的接触，让小孙女和爱人尽快注射乙肝疫苗，尽可能不被传染，一对儿女加强临床预防，避免肝损害发生。

全科医生在医疗实践中首先要关心人、了解人、尊重人和理解人，不仅要用"科学"的方法去诊治疾病，同时要用"艺术"的方法了解患者的心理、健康观以及对疾病的感受。

4.以人为中心的健康照顾——理解就医行为　就医行为是指人们在觉察到自己有某种疾患或身体不适时，寻求医疗帮助的行为。一般情况下，人们感到有病就应就医。但是在现实生活中，存在有病不就医或无病经常性就医的现象，这种就医过少或过多都不利于健康。

（1）**就医原因**：一般有三种情况。①为满足生理需要而就医（身体原因）：由于自我感觉身体不适或对病痛难以忍受，自己又无法解除，必须寻求医疗帮助，患者会主动去就医；②为满足心理需要而就医（心理原因）：由于受精神刺激或某些原因导致紧张、焦虑等使机体功能失调，或确实有某些心理方面的问题需要进行心理咨询；③为满足社会需要而就医（社会原因）：为了防止疾病的传播和蔓延或对社会人群的危害，对诸如传染病、精神病等对社会人群有现实性或潜在性威胁的疾病的患者采取一些强制性的治疗，使他们被迫就医。

（2）**影响就医的因素**：就医行为是一种复杂的社会行为，它受以下六个方面因素的影响。①患者对疾病及疾病原因的解释：处于不同社会环境、不同文化背景的患者对同一疾病的解释不相同，就医行为也不同。如同样是肥胖，有人认为是病态，需要就医，而有人认为是富态，不需要就医；又如肠炎性腹泻，有人认为是着凉或消化不良，属于疾病，而有人则认为腹泻有利于身体"泻火"，是不需要就医的。②患者对疾病症状的认识和判断：主要是对疾病症状出现的频度、症状的轻重以及该疾病可能导致后果的严重性等的认识，例如一般患者认为症状轻微的伤风感冒及消化不良性腹泻危险性小，不需要就医；而对剧烈咳嗽或高热等严重症状会感到恐惧，积极要求就医。③不同年龄疾病发生率和对疾病的重视程度：例如尽管婴幼儿本身不能主动求医，但他们在社会人群中处于被保护的角色和地位，就医率就会很高；青壮年精力充沛，抗病能力最强，就医相对较少；老年人机体抗病能力下降，并且孤独、寂寞、自信心减弱，害怕死亡，患病机会增加，就医频繁。④社会经济地位对就医的影响：经济富裕、社会地位高的人往往较一般人更关心自己的健康，且不担心医疗费用的负担，就诊率较高；反之则较低。近些年我国实行医保和新农合政策以来，"看病贵"问题得到一定程度的解决，各级医院显示农民就诊率增加，其中相当一部分是因为贫穷过去从未去就诊的慢性病患者。⑤不同文化教育程度及防病治病的观念：文化水平较高的人较文化水平较低的人就医率高，因为前者更能认识到疾病带来的危害和早防早治的重要性。也有部分文化水平高的人因重视自我预防、自我治疗而身体健康，就医率较低。⑥患者对医疗服务的认可程度：医疗费用负担形式、医疗机构方便程度、医务人员技术水平和服务水平等都会影响到就医率。⑦疾病对患者生活的影响程度：一些令患者较为敏感的疾病，如性病、不孕不育、阳痿、肛肠疾病、传染性疾病、遗传病等，患者害怕受到别人的歧视而不愿暴露自己的病情，就医行为会减少或拒绝就医。

第二节　以人为中心的健康照顾模式

以人为中心的核心理念是尊重生命，维护人的尊严，尊重和保护人权。以人为中心的健康照顾是为了满足人的整体健康需要和需求，维护"整人"或"全人"的健康，而不仅仅是关注疾病的治疗。本节将对以人为中心的健康照顾进行全面的阐释。

一、生物-心理-社会医学模式下的健康与健康观

无病即健康，或没有感到什么不舒服，就认为自己是健康的，这是生物医学模式下消极的健康观，是单因单果的健康疾病观的表现形式。持有消极健康观的患者就不会主动接受医生的建议，去改变不良的行为生活方式。社会各阶层的居民因其社会角色、经济状况、文化水平不同而对健康有

着不同的看法。

世界卫生组织（WHO）早在1948年成立之时就在宪章中向全世界提出了有关健康的新概念："健康，不仅仅是没有疾病和身体的虚弱现象，而是一种在身体上、心理上和社会适应方面的完满状态。"1989年WHO又一次修订了健康的概念：除了躯体健康、心理健康、社会适应良好外还要加上道德健康，只有这四方面的健康才算是完全的健康。这种健康观是积极的健康观，是多因单果、多因多果的疾病因果观的表现形式。躯体健康即人体的生理健康，是指人体的结构完整健全，生理功能正常；心理健康即人格完整、自我感觉良好、情绪稳定、有较好的自控能力，能保持正常的人际关系，对未来有明确的生活目标，能切合实际地不断进取；社会适应良好是指一个人的心理活动和行为能适应复杂的环境变化，为他人所理解，为社会所接受；道德健康指具有高尚的道德情操，能按照社会道德规范的准则约束、支配自己的行为，能为他人的幸福作出贡献。其实，道德与健康的关系是非常密切的，也是人最深层次的健康问题。积极的健康观改变了健康仅指无生理功能异常、没有疾病的消极单一观点，明确、概括地指出了人生命活动过程中生物、心理、社会活动等多方面的需求。

健康本身是整体的，整体的健康并不等于躯体健康、心理健康、社会健康、道德健康的简单相加。整体健康有赖于以上躯体、心理、社会、道德四个方面的相互联系、相互作用的结果和目的。健康是整个人的健康，而不仅仅是躯体的健康或自然实体的健康。疾病是患者的一部分而并非全部，患者的心理需求和社会期望与生理性疾病同等重要。

一个合格的全科医生要能够完整、全面地看待健康问题。在掌握了关于疾病的医学知识基础上，不是孤立地只看到"疾病"，而是首先把"患者"看作一个有思想、有情感的活生生的完整的人，用真诚的爱心去照顾每一位患者，解除其躯体的痛苦与不适，并关注其心理问题、家庭及社会问题，满足其精神需要。

二、以人为中心健康照顾的意义

在生物医学模式下，患者常常被看作是一架出了问题等待修理的"机器"，医生是负责修理"机器"的工程师。在这种模式下，医生的关注重点局限于与患者相脱离的疾病，医生以是否有生物医学上的疾病来评价健康问题以及问题是否严重。生物-心理-社会医学模式指导下的以人为中心的健康照顾，则是以人的整体健康为最终目标，疾病是健康问题的一部分并非全部，患者的心理、社会问题与生理性疾病同等重要。

全科医生在向患者提供以人为中心的健康照顾时，首先需要进入患者的世界，了解患者的宏观世界和微观世界，同时了解患者的个性。患者是一个身心统一的整体，是具有生理功能和心理活动的生物体，精神和躯体是不可分割的，是生命活动中相互依赖、相互影响的两个方面，共同作用于机体的健康。因此，全科医生不仅需要了解患者的病理、生理过程，而且还需要了解患者的心理过程。其次，每个人都有其独特的个性和社会背景，这些也将对人的健康产生影响。如果不了解患者的个性、背景和关系，就不可能完整地认识患者，也就无法全面了解和理解患者的健康问题，更不用说解决这些问题了。全科医生要了解患者所患的疾病，更要了解所患疾病的患者。进入患者的世界，了解患者的个性是以人为中心健康照顾的基础。全科医生更应进入患者的宏观世界，发挥其主动性，从而达到促进健康、提高生活质量的目的。总之，进入患者的世界，了解人的个性是以人为中心健康照顾最重要的意义。

三、以人为中心健康照顾的基本原则

案例 4-3

戴某,女,36 岁,教师。自诉皮疹伴心悸、失眠、手颤半月余。经医生检查,患者皮疹为轻型"银屑病"。医生向其说明该病可以接受药物治疗,部分患者也可以自愈。

戴某向全科医生诉说了自己最近遇到的一些麻烦:①家中除自己上小学的女儿外,还有一个上初中的侄子在自己家里居住了 1 年余,夫妇两人虽关系很好,但因家里有"外人"而感到十分拘谨,感觉到他们自己在家里,自己讲话的内容受到限制;侄子有不对的地方,也不能像管教自己的孩子那样没有顾虑地去教育。本想让侄子搬到学校寄宿,但又顾及家庭亲戚关系而不敢开口,整天因此事闷闷不乐,睡眠质量下降,逐渐出现手颤。②前几天,戴某去看望一位患胰腺癌的学生家长,这位家长诉说在诊断出胰腺癌之前只是手抖,最后经过多方面检查确诊为胰腺癌,这加重了戴某的心理负担。③两个班级拔河比赛,戴某管理的班级在拔河即将胜出时由于对方松手,学生们重重地摔倒在地,其中一名学生将怨恨发泄在戴某身上,让戴某在全班同学面前很丢面子,戴某的情绪一下子坏到了极点。④适逢爱人外出学习,郁闷的戴某没能找到可以说出心里话的人,偏偏夜间又被一个噩梦惊醒。从此,戴某每天处于焦虑和恐惧之中。

就诊时心、肺、腹部及神经系统查体未发现异常。全科医生为她做的诊断是:①银屑病(轻度);②自主神经功能紊乱;③工作压力较大;④家庭关系紧张。

最后,戴某向自己的全科医生披露了部分郁闷的原因,自己也意识到可能患了心身疾病。在领导、同事、爱人和全科医生的帮助下,将侄子安排到各方面条件较好的学校寄宿,心理得到了一定的调适,睡眠明显好转。戴某没用任何治疗"银屑病"的药物,皮损逐渐痊愈,心悸和手颤也慢慢消失,她康复了。

从上述案例中我们可以看出,以人为中心的健康照顾既是全科医疗服务的基本原则,又是全科医生的工作方式之一。

以人为中心健康照顾所遵循的原则有以下几个方面,包括:①既关注所患的疾病,也关注患病的人,关注患者与关注疾病同等重要;②理解患者的角色和行为;重视家庭与健康的相互联系与相互影响;③照顾个体时考虑其人群背景和疾病流行的情况,提供个性化服务;④充分发挥全科医生的预防医学优势,提供适时的、科学的预防性服务;⑤充分发挥健康代理人的作用,以患者为中心组建医疗保健服务团队;⑥充分尊重患者在法律和伦理上的权利;⑦与患者建立长久信赖的医患关系,成为患者信赖的伙伴。

四、全科医生在以人为中心健康照顾中的作用与优势

(一) 全科医生在以人为中心健康照顾中的作用

全科医学所秉持的整体论、系统论思维,突破了传统的专科医学对疾病的狭隘的还原论方法,强调把患者看作社会和自然大系统中的一部分,从身体、心理、社会和文化等因素来观察、认识和处理健康问题。全科医生在以人为中心健康照顾中的作用表现为以下几个方面:

1. 维护卫生保健系统和患者的最佳利益 全科医生一方面以自己整合和综合的特点解决了社区绝大部分属于常见疾患范围内的问题,使整个卫生保健系统处于一种有序发展的平衡状态;另一方面全科医生在与患者达成一种默契,在系统内扮演决定者和协调者的角色,并制订能维护患者最佳利益的行动计划,最终通过医生和患者的共同努力,最大限度地满足患者的需求。

2. 对社区健康需求的变化迅速作出反应的作用 由于全科医生最接近社区居民,与社区居民

关系最为密切,能及时感受到社区居民的需求变化,并能迅速地作出反应。全科医生是伸向社区和家庭的"触须",也是居民进入健康照顾系统的"引路人",是探测社区健康需求变化的"哨兵"。

3. 有效利用卫生资源的作用 许多国家的经验表明,全科医生在社区中可以用20%的卫生资源解决80%左右的健康问题。这主要受益于全科医生所秉持的"把有问题的人转变成解决问题的人"的理念,也受益于全科医生对家庭资源、社区资源和社会资源的广泛利用。全科医生不依赖于高级的仪器设备和过分复杂的技术,以问诊、体检以及对患者及其完整背景的详细了解为基本手段来作出诊断,利用丰富的时间资源和距离优势来提供连续性、综合性、协调性、可及性的服务,不仅提高了服务的效果,而且使有限的卫生资源得到了最合理的利用。全科医生充当了基层医疗保健"守门人"的作用。

4. 保持平衡和完整性的作用 全科医生接纳所有的服务对象,包括患者、亚健康和健康的人群。不同的人群有着不同的医疗保健需求,全科医生会根据服务对象的不同提供预防、保健、医疗、康复等服务,并把这些服务整合为一体。全科医生不但注重生理性服务,而且更重视服务对象的主观感受,重视患者的生活质量。全科医生的这种服务覆盖了家庭和社会的所有需求,弥补了专科医疗的许多不足,全科医疗和专科医疗共同存在,相互补充,使医疗卫生服务系统处于平衡和完整的状态。

(二) 全科医生在以人为中心健康照顾中的优势

以人为中心的健康照顾是一种强调在基层医疗中对患者负责,尊重患者的选择、需求、价值,以患者的价值为导向的照顾模式。全科医生践行这种模式有许多优势。

1. 医患关系的优势 全科医生与患者的关系长期、固定而且和谐,较容易了解到患者在心理、社会层面上的问题,对问题的把握更为准确、及时、完整。医患关系亲近,患者的依从性较高,一些心理、社会问题更容易得到解决。

2. 地域上的优势 全科医生的工作场所是其服务对象所生活居住的社区。地理上的接近、使用上方便、关系上的亲切,以及价格上的合理等都是全科医疗的明显优势。其中,地理上的接近能够减少患者的就诊时间,使患者就诊更加方便。

3. 持续性照顾的优势 全科医生对患者及其家庭提供持续性的照顾。在持续性照顾中,可以观察到病程的变化及治疗的效果变化,持续照顾中的细致观察和跟踪观察是全科医疗的一大优势,也是全科医生避免误诊的前提条件。

4. 综合性的优势 全科医疗提供医疗、预防、保健、康复等综合性服务内容,服务层面涉及生理、心理和社会各方面;全科医生在综合性服务过程中,根据患者的需要提供生理、心理、社会一体化的以人为中心的服务。这种综合性的服务能力,体现出全科医生的高效率。

5. 实用性的优势 全科医生提供的服务包括基本医疗、基本公共卫生、临床预防和健康管理等各个方面。全科医生的以人为中心的健康照顾体现了政府卫生工作的公益性,体现了在检查、用药、护理过程中的实用性。

6. 协调性照顾的优势 全科医生为居民提供协调性的健康照顾,可以利用各方面的资源,动员包括家庭、社区在内的多方面积极因素来协调实施以人为中心的照顾,并为居民的健康提供协调性的"整体人"的服务。遇到疑难或危重患者,全科医生可以利用掌握的社会医疗资源将患者及时转诊,并向接受转诊的医生介绍患者的情况,在转诊医生那里,照样可以由全科医生实施以人为中心的健康照顾。

第三节　以人为中心的应诊任务与应诊过程

以人为中心的健康照顾是在生物-心理-社会医学模式指导下的医疗活动。其应诊任务与应诊过程与生物医学模式指导下的以疾病为中心的诊疗模式有一定的区别。

一、应诊任务

以人为中心健康照顾中全科医生的应诊任务有以下四个方面：

（一）诊断和处理现患问题

确认并处理现患问题是应诊的中心任务。全科医生不仅对患者作出生物学方面的诊断，同时要了解患者的就诊原因和期望。患者的就诊原因和期望一般表现为两个方面，一方面是患者想了解现患问题的性质及其影响，另一方面即患者自己对问题的看法、顾虑，以及对医生的期望（图4-1）。

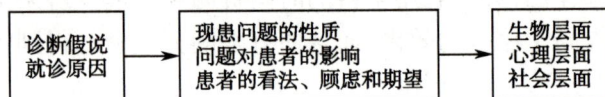

图 4-1　以生物-心理-社会医学模式确认现患问题

全科医生弄清患者的就诊原因和期望后，针对现患问题的轻、重、缓、急进行处理（图4-2）：①解决患者的急性问题；②医生应向患者解释清楚病情，与患者达成共识；③让患者参与决策过程，在决策过程中应考虑生物、心理、社会各个方面的因素；④动员患者对实施计划承担责任，动员家庭、社区可利用的资源，求得最佳的平衡状态，改善患者的健康状况。

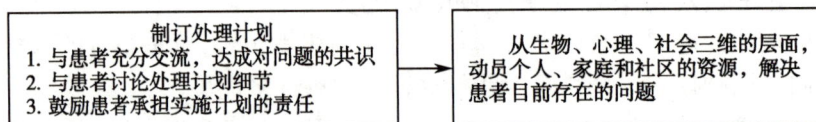

图 4-2　以生物-心理-社会医学模式处理现患问题

案例 4-4

张某，男，46岁，因"蚊虫叮咬后皮肤严重溃烂不愈一周"而前来就诊。患者自述近一周来因蚊虫叮咬，脚面皮肤严重溃烂不愈，并且近半年来经常无明显诱因感到乏力、口渴，体重明显减轻。张某和爱人下海从事个体商业活动，有一个女儿，现年18岁，正准备考大学。张某的女儿一直希望能到国外就读大学，但最近张某经营的项目有些不景气，同行业界竞争非常激烈。张某也想过回到下海前所在的原单位工作，但回去后不会再有理想的工作岗位，且工资较低。结婚20余年夫妻十分恩爱。心、肺、腹部及神经系统查体未发现明显异常。根据实验室检查的结果，全科医生为张某作出的诊断是：①糖尿病合并皮肤化脓性感染；②工作压力承受者。

案例4-4中，全科医生用开放式及适当的封闭式提问的方法，鼓励张某诉说患病的经历。在张某诉说的时候，全科医生认真倾听，鼓励他完成陈述。在总结了张某的不适后，医生问他："除了身体原因外，你还有其他的担忧吗？"张某这才述说出一系列困扰他的问题：首先是"病患"的不良感觉的困扰；其次是经营项目不景气对家庭的影响；再就是不愿让亲戚、朋友、原单位同事知晓他的疾病和经济窘迫的现状等。之后，医生为他做了细致的体格检查，包括一些必要的实验室检查。掌握了所有的信息后，医生首先从疾病角度为张某作出的诊断是2型糖尿病合并皮肤感染；另外从心理和社会的角度（患者的框架）作出的诊断是家庭、社会、心理压力承受者。医生总结了张某的问题：皮肤严重感染是由于糖尿病血糖增高造成的，同时皮肤感染增加身体应激又会加剧血糖的升高。当务之急是要解决现患问题——皮肤感染，必须在控制血糖的前提下应用抗生素，皮肤感染才能得以控制，并且为了避免出现类似皮肤感染情况，必须长期保持血糖的稳定。饮食疗法是糖尿病的基础疗法，全科医生又给他讲解了如何掌握糖尿病饮食疗法、运动疗法以及必要的药物治疗等。同时医生鼓励他要树立战胜疾病的信心,并与他谈论了改变行为生活方式的一些问题,包括饮食习惯、减轻精神压力等,商定复诊计划和复诊时间。最后,张某表示对这次就诊非常满意,他明白了自己以后应该做什么,并表示会按时复诊。

如上所述,全科医生在处理现患问题时,应用生物-心理-社会医学模式从病患和疾病两个角度着手,会真正高质量地解决患者的现患问题,体现出全科医疗以人为中心的鲜明特色。

(二) 提供适当的临床预防服务

在处理现患问题的同时,全科医生要根据三级预防的要求和患者的年龄、性别、职业等,适时地向患者提供相应的预防及保健服务。例如,对上述案例中已经患有糖尿病的张先生采取的预防措施,就是通过宣传手册、宣教片或请来此就医已经出现严重并发症的糖尿病患者现身说法等措施,教育患者如何严格控制血糖,预防各种感染和酮症酸中毒等急性并发症,以及心脏、脑、肾脏、眼等慢性并发症的发生。

对患者提供的预防指导内容非常广泛:一级病因预防,这种预防与患者的生活方式、生活环境密切相关;二级预防,进行早期发现、早期诊断、早期治疗,与疾病诊治密切相关;三级预防则是康复和预防并发症。将临床预防知识与医疗实践相结合是全科医生的任务,全科医生接诊每一位患者时必须体现预防观念,全科医生应该利用各种与患者接触的机会提供预防服务,其中患者就诊是最好的时机。因为无论是因何原因就诊,此时患者对自身健康的关注程度往往是较高的,在诊疗过程中,如果能结合患者具体情况,适时向患者提供有针对性的、个体化的预防指导,则能起到意想不到的效果。例如,吸烟的患者一般也知道吸烟不利于健康的道理,但思想上往往存在侥幸心理而不戒烟,当医生具体指出其吸烟已经危害他的健康到了哪个阶段时,患者常能高度重视,并痛下决心,最终戒烟成功。这种效果往往是其他宣传所不能达到的。再例如,一位 41 岁的女性,咳嗽半月,怀疑自己的肺是否出了问题,因为自己的父亲最近确诊为肺癌晚期。医生给这位女性做了体格检查并进行胸部拍片,告诉她肺纹理很重,问她是否吸烟,她承认自己和父亲一样有吸烟的嗜好,而且和父亲一样爱生气、遇事爱较真。全科医生在治疗这位女性现患问题的同时,抓住了这次就诊机会与之商量戒烟问题,并探讨如何平衡心理,患者听得非常认真并答应尝试戒烟。一般来讲,当不良行为产生不良影响时,患者是愿意改变不良行为的。

(三) 管理慢性病问题

由于全科医生对患者的健康负有长期、全面的责任,所提供的服务是全方位的服务,应诊的任务就不仅限于确认和处理现患问题,而是要把照顾范围扩大到患者那些已经存在的长期健康问题上,即应考虑慢性病的管理问题。

对于社区中的慢性病患者,尤其是那些处于活动期的慢性病患者,全科医生应当制订定期随访计划,并根据病情变化不断进行调整。同时,还必须注意暂时性问题对慢性病的影响,即一种新病种的发生是否会加重原有的疾病。例如,一位慢性肾小球肾炎患者如果因上呼吸道感染而来就诊,医生就应考虑到患者的上呼吸道感染是否会影响其原有的疾病的发作,即慢性肾小球肾炎的发作。再比如,风湿性心脏瓣膜病会不会诱发心力衰竭?糖尿病合并妊娠该如何管理?其症状和体征乃至并发症是否得到了有效的控制?因病导致的生活、心理及社会压力是否已经得到适应或缓解?等等,这些问题都是医生所应该考虑到的。即使患者没有提出任何要求,医生也不应忘记自己在这方面的责任。全科医生最了解患者的各方面情况,在处理现患问题的同时,就应注意对其慢性病进行适当的检查与评价,这是全科医生区别于其他专科医生的鲜明特点。如果是自己不熟悉的患者,全科医生则可以利用病历记录或健康档案查找长期慢性问题的记载。

加强慢性病的管理将会有效地提高患者对医生的信任度,患者更愿意与医生合作,依从性提高,反过来,又会进一步改善和促进慢性病的管理效果。

在大多数慢性病的管理中,其医患关系应是相互参与的模式。医生和患者处于一个类似于工作团队的关系中,双方具有大体同等的主动性和权利,他们相互依存、共同参与医疗保健的决策和实施。由于慢性病的管理往往要涉及风俗习惯、行为生活方式、人际关系等因素的改变或调整,相互参与式的医疗措施决策与实施就变得十分必要。医生有责任把慢性病管理的有关知识传授给患者,提高患者自我保健意识和自我管理能力,充分调动患者的主观能动性,帮助患者实现自我治疗和自我保健。例如,一名上呼吸道感染患者,在就诊后的两次随访中均发现血压升高,并被诊断为原发性高血压。这种情况下,就需要长期地运用非药物或药物疗法去控制患者的血压。高血压病是一种慢性病,与遗传、饮食、工作紧张以及情绪等有着密切的关系,其治疗包括减肥、运动、低盐低脂饮食、戒烟、戒酒、减轻精神压力、平衡心理等非药物疗法以及药物疗法等。全科医生除了在应诊时处理这位患者的现患问题——上呼吸道感染外,还应对高血压这个慢性连续性问题进行长期的管理,比如,对该患者和他的家人进行健康教育,定期随访该患者的血压情况,督促他坚持服药,并及时调整用药;在治疗中如发现新的问题立即与专科医生取得联系,及时向专科医生介绍病情变化并争取专科医生的指导和帮助,必要时应及时转诊。

全科医生对慢性病患者的照顾和管理主要分为两个阶段:

1. 对早期慢性病患者的照顾 早期阶段照顾是指对患者表现出的疾病早期症状或高危因素进行的干预。例如,在健康查体时如果发现空腹血糖超过正常的高侧界值,即空腹血糖受损,就需要采取预防性干预措施,如控制饮食或适量运动等。不仅如此,全科医生还需要了解其个人全身情况和家族成员情况,制订详尽的宣传教育计划并将其记入健康档案;与服务对象共同制订定期复诊计划,并随时监测患者的血糖变化情况。

2. 对晚期慢性病患者的照顾 当慢性疾病逐渐进入迁延不愈的晚期,患者往往会出现一系列并发症和功能障碍。此时,患者对疾病的认识通常发生很大的改变,全科医生需要帮助患者选择以下照顾模式:①治疗照顾模式:是指尽力治疗患者面对的新的医学问题,可使患者的功能达到最好,但需消费一定的医疗费用,例如对脑血管疾病后遗症的功能康复治疗等;②减缓的照顾模式:其目标并非达到疾病治愈,只是通过预防患者病情恶化而保持病情稳定状态,例如对肿瘤转移患者实施的放射治疗等;③救济的照顾模式:其目标不再是保持病情稳定的状态,而只是尽量减少疼痛或其他不适与痛苦,例如肝癌晚期骨骼转移的患者,以消除或缓解其疼痛为主要措施,可选用哌替啶等药物。

全科医学的照顾强调以人为本,强调以患者和家庭为中心,强调对患者意愿的尊重,所以,选择上述哪种照顾模式,全科医生一定要与患者进行商讨并征得患者知情同意,而不是仅由医生和患者家属想当然地去推测患者"希望如何""应该如何"。对于处在慢性病晚期阶段的患者来说,全科医生的角色应该是一个建议者、教育者和协调者。对慢性病晚期患者提供照顾的医生的学科门类越多,全科医生的协调任务就越艰巨,责任也就越重大。

(四) 改善遵医行为

遵医行为是指患者对医疗建议遵守的程度,即患者的行为符合医护人员对其在医疗或健康行为方面的指导和要求。常见的遵医行为包括按预约复诊、执行推荐的预防措施或治疗方案,例如饮食、运动、戒烟、戒酒等生活方式的改变,以及用药剂量和疗程等。遵医行为在全科医疗服务中是一个十分重要的问题和管理环节,因为目前不遵医行为相当普遍。据调查,慢性病患者中只有70%~80% 的人遵医嘱按时全疗程用药;预防性治疗中只有 60%~70% 的患者与医护人员合作;能够遵医嘱改变日常行为生活方式如控制饮食、戒烟戒酒的服务对象就更少了。遵医行为不良或失去控制,社区的长期综合性健康管理与慢性病控制就会成为空谈。全科医生有责任在应诊过程中提供必要的遵医行为教育与指导,以改善患者的就医、遵医行为。

1. 遵医行为的影响因素

(1)患者的知识:有些慢性病患者会经常出现擅自停药造成疗程不够或不规律服药等现象,这是由于这些患者不清楚长期服药的必要性,或不理解一些药物的作用,例如不理解感染性疾病为什么要联合使用抗生素,并且通过连续服药保持一定的血药浓度才有疗效。全科医疗要求每个患者的平均就诊时间不少于 15 分钟,医生有充足的时间,使用通俗的语言来指导和纠正患者的不良遵医行为,使患者真正懂得自己的疾病特点、用药目的、用药方式和用药持续时间等相关知识,上述的一些误解就会少得多。例如,一位 68 岁的患者 7 年前发现患有胃息肉,摘除后病理报告为良性,医生嘱其定期复查(每两年一次),但是医生并没有与患者及家属交代清楚为什么一定要复查,因此也没有引起患者足够的重视,患者没有按照医生的嘱咐去做定期复查。当这位患者感到胃胀、有堵塞感而再次去就诊时,已经是胃癌晚期合并胰腺转移了。如果当初患者能够按照医生的嘱咐定期复查,治疗起来效果应该要好得多。

(2)**患者的健康信念**:有些吸烟者并不担心自己将来会患肺癌,一些高血压患者认为即使出现并发症一般也是在若干年之后,这种侥幸或毫不在乎的心理,造成不遵医的患者人数很多。这都是由于患者抱有不正确的健康信念所引起的。患者的健康信念对于健康的影响是很明显的,全科医生应该做到:①与患者共同讨论健康信念问题;②共同设定短期目标,比如高血压病的防治,可以先通过适量运动、服药、血压监测等让血压保持正常,而不是预防高血压的并发症;③选用简单、方便的养生方法以及副作用少的治疗方法,与患者商讨药物种类、剂量以及劳累、情绪控制等问题,使患者意识到并充分发挥自己在治疗中的重要作用。

(3)**处方的特性**:药物剂量与不良反应是两个常见的影响遵医行为的因素。试验表明,服药次数为每日 1~2 次的处方患者组其遵医行为明显好于服药次数为每日 3~4 次的患者组;同时开出使用 2~3 种药物的处方时,约有 25% 的患者会出现用药差错。因此,医生应避免开出不必要的药物。当慢性病的治疗方案比较复杂时,最好循序渐进,即完成一个治疗目标再进行下一个目标。另外,还需要向患者解释说明处方上药物的主要作用与不良反应的实际发生频率,并引导患者辩证地看待疗效和不良反应的问题。

(4)**经济因素和人际支持**:首先,医生必须考虑患者诊治方面的消费负担问题,了解患者有无可能因为经济原因不能用药或减少用药,有无可能因为医药费用负担过重不能看病或尽量少看病;应与患者或其家属一起分析治疗方案的成本-效益关系,尽量降低诊治成本,增强患者遵医行为。其次,在慢性病长期管理过程中,家庭和亲友提供的支持影响患者的遵医行为。例如,家庭成员的健康信念是否与医生一致,家庭成员能否鼓励、提醒、监督患者遵医,是否同意医生的处置方法,对患者就医或执行医嘱所需要的人力、工具和经费是否能全力保障,能否配合医疗要求为患者的需要作出某种帮助甚至牺牲,比如改变家庭角色、饮食习惯、生活空间布置、业余活动安排及作息时间等,这些都会影响到患者的遵医行为。另外,应尽量动员患者参加相应的患者小组或协会,以加强其遵医行为的人际支持力度。

(5)**医患关系和医疗照顾方式**:医患之间的沟通和平等互动能够加强患者的参与意识并促使患者建立良好的遵医行为。如果医生尊重患者,关心患者,对患者的病情和进展能够提供清晰的、客观的、科学的资料和说明,能恳切地表达自己对患者的同情,并期望患者与自己积极合作以实现医患双方的共同目标,患者就会表现出较好的合作态度和行为。反之,如果医生仅仅对于获取患者诊断治疗的科学性资料感兴趣,痴迷于"研究","情商"不足,对患者心理、情感问题漠不关心,并且对患者的问题没有相应的反馈和交流,患者就会产生反感以至于不遵医。

同样,医疗照顾模式和医疗机构如能向患者提供更多的支持,让患者感受到整个医疗系统对他们康复的深切期待,也会有利于患者的合作。这体现在诊所环境的布局与布置是否合适并富有人情味,患者就医的整个过程是否方便,各类医护人员的工作态度和言行举止是否得体,药物的配方剂型是否便于利用等一系列问题上,也包括医疗照顾模式是否方便、经济、有效等。例如,有些全科医生的诊所使用电子计算机配合发药,当药房药剂人员将处方输入电脑时,患者所用药物的剂量、用法、可能的不良反应和注意事项等就都可以打印出来，贴在药袋上，这种小小的革新肯定有利于促进患者树立良好的遵医行为。常见的影响患者遵医行为的因素如表 4-1 所示。

改善患者的遵医行为是全科医疗服务中全科医生应诊时的重要任务，也是全科医生管理慢性病患者的要点之一，全科医生对每名患者及其家庭的遵医行为都应施以教育和指导，这对社区中服务对象的长期健康管理和慢性病控制具有重要的作用。

2.改善患者遵医行为的方法

（1）**医生方面**：①与患者的看法达成一致：医生要善于判断自己和患者在对疾病的看法上是否一致。例如，一个头痛患者可能认为自己的头痛是由鼻窦炎引起的，需要抗生素治疗，可是医生有可能认为是偏头痛需要用止痛药。如果医生不解决这种医患双方看法上的差异，患者就有可能不遵医嘱，不会服用医生开的药物。②提供并商定最佳方案：医生应给患者提供几种可行的备选治疗方案，并向患者解释每种方案的利弊，然后，医生和患者共同商定一个最符合患者的、最适宜的治疗方案，并将治疗方案以书面形式记录下来。例如，在几种药物中，选择一种一天只服一次的长效制剂，因为简化了服药的时间，就有可能提高患者的依从性，但低收入人群有可能宁愿选择那些虽然一天服用多次，但价格却比较便宜的药物。③测试患者对有关医疗服务知识的掌握情况：医生可让患者复述并解释刚刚告诉他们的有关疾病的治疗计划，并要求患者回家后也要向家里人复述和解释；可要求患者重复刚刚教给他的一些简单操作，比如全科医生可以在诊所里指导患者练习有效咳嗽，以促使排痰，让糖尿病患者用橘子练习胰岛素注射等。④取得家庭支持：全科医生可邀请患者的亲属到诊所，让他（她）们了解某些疾病的治疗知识，为患者取得家庭的支持。⑤鼓励患者取得的每一次遵医行为的良好改变和进步。

（2）**医疗行政方面**：要经常检查医疗服务政策和健康照顾的目标，强调照顾对象是整体的"人"而不仅仅是疾病，注重保护患者的权益。医护人员要加强医疗行为科学和有关人际交流知识、会谈技巧的学习和训练，良好的沟通会使患者感到自己是被尊重和支持的。适当组建特定的患者团体（如抗癌协会、哮喘俱乐部、糖尿病沙龙等），并不断开展活动，加强患者与患者之间、医护人员和患者之间的交流及患者的自我教育等。

全科医生应诊的全过程自始至终受生物-心理-社会医学模式的指导。以人为中心的应诊的主要任务归纳为四个方面，即诊断和处理现患问题、提供临床预防服务、管理慢性病问题和改善遵医行为。诊断和处理现患问题是应诊的中心任务，全科医生要从患者和疾病两个角度着手，才能高质量地解决患者的现患问题；全科医生还要利用各种与患者接触的机会提供临床预防服务，尤其在患者就诊时进行有针对性的、个体化的预防指导（机会性预防），其效果最好；管理慢性病问题是一项长期细致的工作，需要爱心、耐心、恒心和策略，相互参与式的医患关系和全科医生的协调作用是慢性病管理顺利实施的保障；遵医行为失控在慢性病管理中较为普遍，要认真分析每一位患者遵医的程度和影响因素，采取适当的方法进行干预。

二、应诊过程

（一）以人为中心的诊疗模式

以人为中心的诊疗模式要求全科医生要接纳所有的服务对象，用"立体性"或"全方位"的思维方式，以患者的需求为导向，对患者的健康进行评价管理。①对没有生理疾病的服务对象，要做

表 4-1　影响患者遵医行为的因素

加强因素	对医生的会见和处理满意 医患交流清楚、直接、全面 动力充足：健康信念与医生一致 无经济问题 家庭支持有力
减弱因素	对病程进展或用药方法的误解 动力不足：不恰当健康信念所致 用药剂量或不良反应问题 经济上不能承受 不满意医生的会见（太短或缺少） 医患间力量抗衡（试图否定对方） 缺少家庭支持 团队成员目标不一致，与患者沟通不够

适当处置,如提供咨询、预防、关系协调、生活方式的改善指导等整体性照顾;②疾病出现早期症状时,医生应能及时识别,并提供有效的预防性干预,延缓"健康→疾病"发展的进程或使"健康→疾病"进程发生逆转;③当确诊已经罹患疾病,尤其是慢性病时,医生应充分了解患者的患病体验,以及患者的生活态度与价值观,通过教育使患者了解并客观接受所患疾病的病情和特点,经过医患互动,双方商定其带病健康生存的最佳平衡状态目标,并制订长期的管理计划,在实施计划过程中不断提高遵医依从性(图 4-3),并与患者一起进行所患慢性病的"合作式长期管理",从而提高患者管理的质量。

```
┌─────────────────────┐
│  患者陈述其健康问题  │
└─────────────────────┘
           ↓
┌─────────────────────┐
│ 医师了解两类同等重要的事项 │
└─────────────────────┘
      ↓           ↓
┌──────────┐  ┌──────────┐
│关注疾病的事项:│  │关注患者的事项:│
│询问病史   │  │就医期望   │
│体格检查   │  │患病情感体验│
│实验室检查 │  │恐惧和担忧 │
└──────────┘  └──────────┘
      ↓           ↓
┌──────────┐  ┌──────────┐
│鉴别诊断   │  │了解病患体验│
│明确诊断   │  │          │
└──────────┘  └──────────┘
      ↓           ↓
┌─────────────────────┐
│  作出整体评价与干预计划 │
└─────────────────────┘
           ↓
┌─────────────────────┐
│ 与患者协商   知情同意 │
└─────────────────────┘
```

图 4-3 以患者为中心的诊疗模式

上述诊疗模式可以使我们达到以下几个目的:

1. 完整了解患者的背景 以用心倾听、查阅健康档案、印象积累和必要调查等方式,来全面完整地了解患者的个体与疾病(包括新旧病史)、家庭与生活、社会与职业等背景。

2. 理解症状与问题 在完整了解患者背景的基础上,尽量多用开放式的引导和耐心的倾听方式,详细了解患者的就医目的、健康信念、疾病感受及其疾病造成的影响等,从而理解患者的患病体验与症状表现。

3. 了解患者的期望与需要 了解患者此次就医对医生的期望,尤其是最需要解决的是什么问题,并且通过沟通与交流,与患者建立良好的医患关系。

4. 进行问题的初步分类 包括确定:①先区分急诊与非急诊,如果是急诊,必须进行适当的紧急抢救处理或及时转诊。②如果不是急诊,则要判别问题的性质,是现患问题还是慢性问题? 是生物性问题还是心理社会性问题? 若以生物性问题为主,要先解决生物学或躯体方面的问题,再解决伴随的心理、行为及社会问题。③有些心理社会因素为主的问题,真正的患者可能不是就诊者,而是家庭或相关社会组织的其他成员。例如,一位 8 岁少年经常呕吐半年余而就诊,体格检查和胃镜检查均正常;医生与其母亲沟通得知,最近一年来,该少年的父亲血糖忽高忽低,同时伴随着情绪改变,孩子稍有过错,父亲便非打即骂,直到孩子呕吐后打骂才会停止,每天孩子不愿见到父亲。很明显,要想解决少年的呕吐等问题,首先需要做好孩子父亲的心理工作及治疗父亲的血糖偏高问题,因为孩子的父亲才是真正的患者。

5. 有利于建立与检验诊断假设 建立和检验诊断假设的程序一般是提出诊断假设,进行必要的检查和试验性治疗,最终确立诊断。诊断的确立应建立在对患者的全面了解,对疾病的自然进程与发展规律的掌握,以及全面体检、必要的实验室检查和流行病学调查的基础上。此外,以人为中心的诊疗模式还可以充分利用时间来帮助检验诊断和进行试验性的治疗。

6. 患者家属参与确定最佳处理方案 医生应让患者及其家庭成员共同参与"决策",即共同参与最佳处理方案的选择与确定。

7. 利用各方的资源支持和帮助患者。

8. 评价服务能否满足患者的期望和需要。

(二) 以人为中心的开放式的问诊方法

开放式的问诊方法与封闭式的问诊方法在收集患者信息时,会取得完全不同的效果。封闭式问诊的特点是通常只需一个词(是或不是、好或不好、疼或不疼等)来回答,例如:你头痛不痛? 大便好不好? 是否有咳嗽等,其回答便是"痛"或"不痛""好"或"不好"及"有"或"无"等。这种问

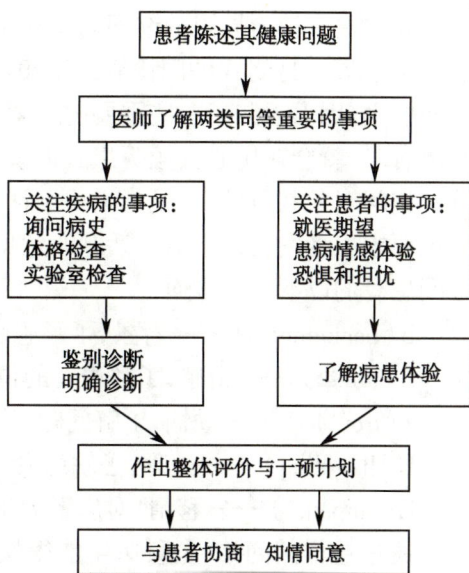

诊方式往往有较为局限的询问对象和目的,患者的回答也只能是选择式的,即好或不好、有或没有、痛或不痛等。封闭式的问诊容易给患者造成误导,使患者把对疾患的回忆仅仅局限在医生感兴趣的问题上,因而遗漏了一些重要的线索,同时也忽视了患者的主观需要。当医生把注意力集中于了解患者时,就会在用心去倾听患者诉说的同时,采用开放式引导的方法。开放式的引导往往没有明确的询问对象和目的,只是指出一个话题,要求患者自己去回忆和诉说自己的印象、感觉和体验,同时也要求患者发表自己对该话题的意见和看法。开放式的问诊采用的是 BATHE 问诊方法,即重点询问患者的以下五个方面:

B(background)——背景,了解患者可能的心理或社会因素。

A(affect)——情感,了解患者的情绪状态。

T(trouble)——烦恼,了解问题对患者的影响程度。

H(handling)——处理,了解患者的自我管理能力。

E(empathy)——移情,对患者的不幸表示理解和同情,从而使他感受到医生对他的支持。

通过这样的问诊,全科医生能很快了解患者的就诊背景并给予安慰、支持。BATHE 问诊中医生的问话很简朴,但正是这些普通的言语帮助医生拉近了与患者的距离,取得了患者的信任,从而让患者对医生敞开心扉,并使医疗服务变得更为有效、亲切。

(三) 以人为中心的接诊步骤

目前采用 1983 年 Berlin 和 Fowkes 共同提出的 LEARN 模式,该模式更加尊重患者本身对疾病的认知与理解,重视患者的意愿与对疾病处置的看法。该模式应用于全科医疗的接诊过程中,更能体现以人为中心的健康照顾理念。

LEARN 模式的整个接诊过程分为五个步骤:第一步是 L(listen)即倾听,全科医生要先站在患者的角度去倾听患者的诉说,以便收集患者所有的健康问题及其对健康问题的认识或理解。第二个步骤是 E(explain)即解释,意即详细收集所有可供疾病诊断治疗的资料后,医生需要向患者及其家属解释健康问题的诊断结论和医生对诊断结论的看法。第三个步骤是 A(acknowledge)即容许,是指在解释完病情之后,要容许患者有机会参与讨论,与医生沟通彼此对病情的看法,使医患双方对健康问题的看法趋向一致。第四个步骤是 R(recommend)即建议,是指医生按所达成的共识对患者提出的最佳或最合适的健康教育、检查及治疗建议。让患者参与制订治疗计划是疾病治疗中非常重要的一环,可增加患者对治疗计划的依从性。第五个步骤是 N(negotiate)即协商,意即医患双方进一步协商,询问患者对医生建议的检查及治疗计划有无疑问和意见,以便让患者充分理解、接受和参与疾病的诊疗过程。在 LEARN 模式的五个接诊步骤中,第一步 listen、第三步 acknowledge 及第五步 negotiate 中,都是让患者充分表达自己的意见和看法,而在第二步 explain 及第四步 recommend 中,也都充分尊重患者的意见并对患者的意见进行解释或处理,因而这五个步骤的接诊过程充分体现了以人为中心的健康照顾特点,明显区别于以往"三长两短"(即患者排队挂号、缴费、取药时间长,医生问诊、检查患者的时间短)的以疾病为中心的接诊模式。

第四节　以人为中心健康照顾中的医患关系及其处理

在全科医疗服务中,医患关系显得尤为重要。良好的医患关系既是实施全科医疗服务的基础和保障,也是全科医疗服务的目标与宗旨所在。建立良好的医患关系,既是以人为中心健康照顾的一项重要内容,也是一种有效的治疗干预手段。

一、医患关系的概念

（一）医患关系及其本质

医患关系是医疗活动中最重要、最基本的人际关系。狭义的医患关系是指医生与患者之间的关系；广义的医患关系包括医疗服务机构各类人员与患者及其家属或其他有关人员之间的关系。

医学最原始的存在状态是一个人在沮丧和危难中呼吁帮助，另一个人怀着关切的心情想要来帮助他。患有病痛一方的求助和另一方对病痛的救助，促成了医患关系的建立。在这种关系中，患者和医者是两个"我"的存在，强调这一点，是意味着要强调患者与医者双方都是主体，双方的地位是平等的。从社会学角度看，医患关系是一种人际关系，但它是一种特殊的人际关系，即医者与患者之间的关系，这种关系是在医疗卫生服务过程中由于医者和患者相互联系、相互作用而形成和建立起来的，具有一定的特殊性。

患者在就医过程中，希望能够充分地表达自己的担心、恐惧和其他感受，希望医生能够倾听他们的倾诉，希望医生能给予他们同情和心理抚慰；患者常要求医生对他们所担心的事情给予合理的解释，并能对预后给予科学的推测和判断；并且希望医生具备精湛的技术，希望医生是称职的。所以，建立良好和谐的医患关系，医生必须首先要了解患者对医生的期望，并在医患交往与互动过程中满足患者的期望。

（二）医患关系的模式与特点

1976年美国学者萨斯（Szase）和荷伦德（Hollendel）在《医学道德问题》上发表的题为《医生—患者关系的基本模型》一文中提出了医患关系的四种不同的模式，即主动-被动模式、指导-合作模式、共同参与模式、医患关系的"信托"模型。这四种模式的划分是依据医疗过程中实际医疗措施的决定和执行中医生和患者各自主动性的大小而确定的。

1. 主动-被动模式　在这种模式中，医生处于主动或支配的地位，患者完全是被动的。一般来说，对于昏迷、手术、婴幼儿或精神患者适用于这一模式。由于患者此时没有主动性，完全听任医务人员的处置，医务人员务必以高度的责任感、高尚的道德和娴熟的技术诊治患者，尽量避免不必要的伤害。

2. 指导-合作模式　该模式中的患者有一定的自我意识要求，需要医生给予帮助，并愿意合作。他们常常把医生置于权威性的位置，医生也自觉或不自觉地在防治过程中使用自己的权威，发挥其指导作用。这是目前最常见的医患关系模式。主要适用于对疾病了解较少的急性病患者和外科手术恢复期患者。

3. 共同参与模式　这类模式以平等关系为基础，医生和患者都有治好疾病的共同愿望。双方各自发挥自己的积极性，相互支持，相互协同配合，共同与疾病进行斗争。这种模式是值得提倡的医患关系模式，医患之间的作用是双向的，彼此依存，双方相互尊重，对诊疗方法和结果双方都满意。它不但适用于高血压病、糖尿病、冠心病等与生活方式有关的慢性疾病，而且也适用于与家庭和社会问题相关的健康问题的患者。有人指出，随着急危重症减少，慢性病和身心疾病增加，医患关系的模式将更多地采用共同参与的模式。医生为了建立这种模式必须努力掌握更多的行为科学知识。

4. 医患关系的"信托"模型　理想的医患关系模型要求医患双方互相尊重。在医患双方自愿建立起来的某种类似契约的关系中尊重彼此拥有的权利，并且给予患者较多的决定权。患者"信任"医生，并把自己的健康和生命"托付"给了医生，这样的医患关系模式被称为"信托"模型。在这样的"信托"医患关系模型中，医患之间的信任得到了最充分的体现。

以上的医患关系模式在它们特定的范围内是合理的、有效的。在现实的医疗实践中，要依据患者的不同状况来建立相应的医患关系模式。在不同疾病状态下或在同一疾病的不同阶段采用的医患关系模式是不同的,有时可以四种模式同时存在。在全科医疗中比较崇尚的是医患关系的"信托"模型。

不管哪种医患关系的模型,都凝聚着对医学的看法、对医务人员的作用以及对医学伦理学原则的看法。不同的医患关系模型反映着人们判断"怎样是一个好的医生"和"好的患者"的观点。

二、医患关系的建立与发展

和谐的医患关系是医疗质量的保证。因为和谐的医患关系能增强医务人员的责任感,减轻患者的精神负担,充分发挥医患双方的主观能动性,使诊治工作在和谐的气氛中顺利进行,从而获得理想的诊治效果。影响医患关系的因素主要有以下三个方面:

1. 医务人员方面的因素　主要有:①价值取向:少数医务人员在实现自身价值的过程中,更看重社会对个人的尊重和满足,淡化了个人对社会的责任和贡献,这样的价值观不利于和谐医患关系的建立。②人文关怀程度:医疗设备日趋现代化,使疾病的诊疗质量进一步得到提高,如果医务人员对仪器结果过分依赖,医患双方交流就会日趋减少,关系日趋冷漠,易引发医患冲突。③服务能力:当患者的隐私不涉及他人和社会的利益时,医务人员应无条件地坚持为患者保密;然而,少数医务人员肆意或不自觉地泄露患者的隐私,损害了患者的利益,导致患者和社会对医务人员的不信任。④道德水平和职业志向:少数医务人员责任心不强,服务态度及语言生硬,以医谋私,增加了患者的不满情绪。⑤心理状态:调查发现,32%的医护人员存在不同程度的抑郁症状,而且女性高于男性,护士高于医生。如果医务人员对自己心境低落的问题没有引起重视,就可能将自己的不良情绪投射给患者,使其受到伤害。因此,近几年的执业(助理)医师资格考试技能操作考核中严格规定,无论是体格检查还是基本技能操作,处处都要体现出"爱伤"意识,否则会扣掉相应的分值。

2. 患者方面的因素　主要有:①患者的道德价值观;②患者的文化修养、社会地位与自尊程度;③患者的人格特征、个人品质与交际能力;④患者对疾病的认知状况、主观意愿、就医目的、对医疗服务要求和参与能力;⑤患者的心理状态、患病体验与就医经验;⑥治疗的结果与满意度。患者的态度及期望主要受到其病情、情绪、人格特质、对健康与疾病的认知,以及医患之间交流互动状况的影响,而患者对疾病和健康的认知态度则是其社会、经济、文化背景、保健知识、个人患病体验及健康信念模式等所决定的。必须注意的是,有时从医学科学的角度认为是正确的事情,未必能获得患者的认同和配合。因此,全科医生首先要了解患者的愿望与态度,适当满足患者的需求,争取得到患者的信任。例如,王大爷,71岁,诊断为前列腺癌晚期,医生和家属协商目前最适于他的治疗方法是"经尿道前列腺切除+双侧睾丸切除术",而王大爷不同意切除睾丸,认为医生的建议是"胡来",任凭医生怎样耐心解释切除睾丸的意义,王大爷都置之不理,并要求离开医院。

3. 医疗管理机构和制度因素　主要有:①以人为本的理念:医患之间和谐沟通、医患关系和谐建立的关键在于尊重、理解和关心患者。虽然目前有些医院拥有许多先进的医疗仪器设备,但并没有使患者获得满意的服务,这些医院缺乏的并不是医学的专业知识和技能,而是对患者的人文关怀和以人为本的服务理念。②医疗机构的服务与管理程序:如在患者候诊准备接受检查时,就需要有良好的环境气氛,要设置专门的候诊室,要把候诊的患者组织好,帮助他们克服候诊时的不安和烦躁情绪等。③收费的合理性与监督机制:应杜绝医疗服务中出现开大处方、滥用检查、多收或乱收费、滥用高新仪器设备和药物的现象,否则,会使患者日趋感到负担加重,甚至引发医患冲突。例如某医院的门诊量非常大,排队、挂号、候诊等待时间较长,患者就诊后拿到CT检查单就已经是上午十点半了,到了CT室患者又是排队划价、交费、登记、CT检查,这期间还经常有身穿白大衣的医务人员出出进进CT室为熟人加塞,等候CT检查的患者及其家属看在眼里,急在心中,也恨在骨子里,弄不好医患纠纷和冲突就会随之而来。

综上所述,要建立良好的医患关系,必须首先从医院管理和提高医务人员自身素质入手,提高医院人性化管理水平,培养医护人员积极向上的人格,使医务人员保持稳定的情绪和良好的心态。其次,医务人员要及时发现自己的不良情绪,随时进行自我疏导和矫治。另外,医护人员应该认识到在医患关系中自己和患者是平等的,医患双方都是主体。但医护人员比患者具有更多的医学专业知识和技能,更有责任和能力将医患关系引到和谐发展的方向上来,而不是一味地抱怨或消极地应付。除此之外,医务人员还必须掌握与患者交流沟通、做知心朋友的方法和技能,比如,医务人员应该了解患者的心理需求,有针对性地做好患者的心理疏导工作,同时正确引导和调节患者及其家属对医院诊疗和护理质量的期望水平,等等。

三、建立良好医患关系的基本途径

(一)处理医患关系时应遵循的医学伦理学基本原则

1. 有利于患者的原则　有利于患者是医学伦理学首要的和最高的原则。有利包括两层含义:一是不伤害患者,其真正意义不在于消除任何医疗伤害,如肌内注射、静脉点滴或各种手术等都能导致的程度不等的躯体不适,而在于培养医务人员的高度责任心,强化以患者为中心的意识,不能人为地制造伤害。二是为患者谋利益(正当的心理需求和社会需求的满足等),如减轻痛苦、实施临终关怀、预防疾病和损伤、促进和维护健康等。

2. 尊重患者自主性的原则　自主权是指患者在接受卫生服务过程中经过深思熟虑,就有关自己的健康问题或疾病作出合乎理性的决定并采取负责的行动。全科医生尊重患者及其家庭成员的自主决定,如自主选择医生(或就诊医院)等。但当患者昏迷,病情十分危急,需要立即进行处置和抢救,本人不能行使自主权,而身边又没有家属代其行使自主权,或患者患有对他人和社会有危害的疾病而又有不合理的要求和做法时例外。医方尊重患者自主权,并不意味着放弃或者减轻医方的道德责任,或完全听命于患者的任何不合理意愿和要求。

3. 知情同意的原则　"知情同意"概念源于第二次世界大战后纽伦堡审判,审判中揭露了纳粹医生强迫受试者接受不人道的野蛮试验的罪行,使人们密切关注了没有征得同意就利用受试者进行人体试验的问题。知情同意是指医务人员在采取有关的医疗、预防、保健等行为之前,必须征得自主性服务对象的同意,如果患者缺乏自主性或缺乏足够的理解能力,则需征得其家属或监护人的同意。知情是前提和条件,同意则是结论和目的。"知情"应满足如下伦理条件:①医务人员提供信息的动机和目的完全是为了患者的利益;②医务人员应提供让患者作出决定的足够信息;③医务人员应向患者进行必要的说明和解释。遵循知情同意原则可充分发挥患者的主观能动性,使其积极参与卫生服务的全过程,有利于医患双方建立平等合作的医患关系,避免和减少医疗纠纷。

4. 公正的原则　公正原则包括两方面的内容:一是平等对待患者,因为医患双方在人格尊严上是平等的,每个公民都享有生命健康权和基本的医疗保障权,医务人员对不同的患者应一视同仁,满足每个患者的正当愿望和合理要求。二是合理分配卫生服务资源,做到公平、合理;卫生服务资源是指满足居民健康所需要的、可以利用的人力、财力、物力及信息的总和。公正分配卫生资源包括宏观分配方面的公正(指各级行政部门对资源或资金进行合理分配)和微观分配方面的公正(如住院床位和卫生稀有资源等进行公正分配)两个方面。全科医生应充分发挥协调者的作用,促进合理优化配置和利用卫生资源。

5. 讲真话和保密的原则　为患者保守秘密是卫生服务工作中最根本的原则,以利于为患者创造一个有益疾病康复的社会环境。保密的内容包括:①保守患者的秘密,包括个人隐私、生理缺陷等;②对患者保守秘密,即不宜直接透露给患者不良的恶性诊断、预后等医疗信息,以免给患者带来心理或生理上的伤害;③保守与国家利益密切相关的医疗和科研工作机密;④其他需要保密的情况。如果医务人员将患者隐私随意泄露,不仅是对患者人格的不道德侵害,而且会引起社会中某些人对患者的歧视,造成患者的痛苦,使患者对医务人员和治疗措施产生不信任感,影响疾病的治疗和康复。另外,保密又是一种医疗保护措施,可使患者免受不良医疗信息的刺激,有益于患者的身心健康。但有时为了医疗的需要,为了患者的利益、他人的利益和社会的利益,医务人员不但不能保密,反而还应当向患者、家属、单位或社区管理者等如实交代病情,以取得相关人员或部门的理解与支持。

医患关系是否良好与医生和患者两方面的人格特质有关,但在两者之中医生的人格因素起着主导的作用。医患关系既然是医生与患者双方的关系,医生就应努力用同情、关怀和负责的态度调动患者对健康关心的积极性。在患者方面,"自己的健康自己负责"应该成为每个人的共识。基于这一点,良好的医患关系自然是较易建立的。

(二) 医患沟通是建立良好医患关系的重要手段

1. 医生与患者沟通的重要性　医患沟通不仅是医生和患者之间的信息交流,也是一种情感的传递,它对于医疗行为是否能顺利、完整地进行下去起着至关重要的作用。全科医生在接诊患者的过程中,约有 2/3 的时间都在和服务对象进行着沟通,其中,沟通技巧是很重要的,而语言交流又是医患沟通最重要的工具,因此,全科医生也应是语言沟通的艺术家和社会交际家。

2. 应诊中沟通的技巧

(1)**营造宽松的气氛**:不同的患者会具有不同的心理状态,有些患者往往有害羞、怀疑、忌讳、胆怯、畏惧、迟疑等不良心理活动特征,全科医生对此应该做到心中有数,并准备好应对良策。例如,医生整洁的仪表,亲切、安详、热忱与稳重的态度,面带微笑地迎接招呼患者并请其入座,以及握手、寒暄等,都有助于消除患者的紧张、不安等心理负担。医生留给患者一个良好的第一印象是非常重要的,良好的第一印象不仅很容易拉近与患者的感情距离,还有助于以后的交流与沟通。即使是复诊的患者,也不宜刚一接触就询问病情,这会使患者感到医生只关心疾病而非患者本身。有研究显示,一些非医疗性的会谈对增进医患关系和患者满意度极有益处。例如,女性医生可以对来诊的女性患者先聊一会儿家常,比如赞赏女患者所穿的上衣是如此美观大方,夸她穿上很有气质等,这种非医疗性的会谈时间虽很短,但医患之间的距离一下子就拉近了。此外,在会谈中应尽量避免闲杂人员进出,医生也不宜频繁接听电话或被打搅,这些都会令患者感到缺乏隐私权以及没有受到重视。

(2)**保持认真倾听**:保持认真的倾听是发展医患间良好关系最重要也是最基本的一项技巧。会谈时务必集中注意力倾听患者的谈话,对患者诉说的内容和表达方式要保持敏锐的观察力,交谈时与患者保持视力接触,对患者谈话要及时作出应答反应,以鼓励患者进一步诉说。会谈时要避免只顾埋头记录或凝视电脑屏幕而不顾患者的情绪反应。全科医生与社区居民之间的感情是靠日积月累建立起来的,如果在社区工作的医务人员流动性太大,就不利于建立这种感情,不利于得到社区居民的信任。全科医疗及社区卫生服务机构不仅要建立首诊、首问负责到底的制度,更要树立与社区居民保持终身联系的理念,体现服务的持续性。全科医生应该有意识地让患者感觉到,医生愿意与他建立永久的服务关系,愿意为他负责到底。全科医生可以对患者说:"既然你到我这里,就别担心了,我会想尽一切办法帮助你"。"有些问题我解决不了,但我会负责联系专家来帮助你解决。我们这里解决不了,我会负责与上级医院联系,将你转诊到他们那里去。"等。

(3)**引导会谈方向**:全科医生要清楚坐在自己面前的患者最需要什么,有什么话还没有说出来,要及时鼓励患者敞开心扉去诉说。但会谈时医生也要善于引导会谈的方向,使会谈过程自然流畅,并能紧紧围绕健康这一主题。应在仔细倾听患者诉说的基础上,不时向患者提出问题,以便进一步深入地了解情况。如需另换话题,医生可用一个开放性的问题去有意识地询问,如"请问您的饮食情况如何?"使话题转向医生所希望的饮食方面;如果患者说得过多,讲述大量与病情和健康无关的情况,医生则应等适当的时机或停顿间隙,坚定而有礼貌地提出其他问题,用不断的提问来控制会谈的方向和进程,但务必注意不要伤害患者的自尊心。另外,全科医生要对一些有明显特殊心理特征的人保持细心和耐心,例如中老年人、青少年、婴幼儿等。对中老年人,全科医生应该强调健康的重要性,因为中老年人已经对死亡、衰老怀有恐惧心理,且懂得珍惜生命了;对青少年,全科医生应该强调积极向上、健康生活、创造个人价值的重要性,因为青少年比较注重自我价值;对中青年女性,则要强调健康与魅力、健康与生活质量的重要性,因为中青年女性害怕衰老、渴望保持青春魅力。

(4)**及时澄清问题**:医生在会谈时要善于把握重点,深入探寻问题之所在。患者由于种种原因或顾虑,对有些问题会一带而过,甚至隐瞒不提;也可能因文化程度较低,不能恰当地说明病情,以至于对一些重要的问题简略叙述。医生应当敏锐、及时地抓住这些线索和迹象,要求患者进一步说明。对患者的叙述有疑问时不应轻易放过,要及时询问并对模糊问题加以澄清。如果患者由于种种原因拒绝提供详细情况,就不要勉强,可等到建立起良好、信任的医患关系后再进一步交流。但如果确系诊治所必需的重要资料,则应向患者说明这些资料对诊治疾病的意义与作用,帮助其消除顾虑,取得积极合作。

(5)**非语言的交流**:除了语言之外,面部表情、眼神、手势、姿势和外表等非语言的交流方式也是非常重要的。交流时医生应与患者保持一定的目光接触,表示医生在注意倾听。"眼睛是心灵的窗户",保持目光接触不会遗漏患者表达的非语言信息,但不宜一直盯着患者的双眼不放,以免使患者感到局促不安。医生的表情应当与患者的感情"合拍共鸣",例如,患者讲述到痛苦的事情时,医生应表情庄重,以表示同情;当患者高兴时,医生则应面带微笑,以表示分享其快乐。另外,交流时医生的姿势应放松,上身微微前倾,以表示专注。

(唐国宝)

思考题

1. 以人为中心的健康照顾中全科医生应诊的任务有哪些?
2. 全科医生的问诊有什么特点?
3. 体现以人为中心健康照顾的应诊过程包括哪些具体的步骤?
4. 以人为中心的健康照顾要求全科医生所遵循的原则有哪些?

练习题

第五章 | 以家庭为单位的健康照顾

教学课件

思维导图

学习目标

1. 掌握：家庭、家庭照顾、家庭访视、家庭咨询、家庭评估的概念；家庭结构及其特点；家庭生活周期的特点；家庭评估的常用工具。

2. 熟悉：家庭功能；家庭与健康的关系；家庭生活周期各个阶段的照顾重点；家庭访视的作用及类型；家庭病床的意义。

3. 了解：家庭资源的种类；家庭危机的原因及其处理方法。

4. 具有家庭照顾的基本技术，熟练进行家庭访视，能进行家庭咨询，能熟练地使用家庭评估常用工具，能够绘制家系图和家庭圈；具有与家庭保持良好关系的能力。

5. 树立以家庭为单位的健康照顾理念，领悟并培养家庭照顾的人文精神；转变医学观念，以新的观念审视疾病和健康。

以家庭为单位的健康照顾是全科医学的基本原则之一，也是全科医学的重要特征。这种照顾是要在家庭背景下了解个人的健康问题，包括家庭各种因素对服务对象患病、治疗以及康复的影响，以便找到真正的问题、真正的原因和真正的患者，从而更有效地维护个人及家庭的健康。

全科医生在其诊疗过程中，除了考虑服务对象的生物-心理-社会因素以外，在评价健康问题时还应考虑到家庭因素，在为服务对象制定预防和管理方案时，也应充分利用家庭的资源为服务对象的健康服务，这是全科医学区别于其他专科医学的特征之一。一个经过合格训练的全科医生应具备为各年龄段家庭成员提供健康照顾的基本技能。全科医生在其训练过程中，应该了解和掌握一些关于家庭的基本理论和技能，如所具备以下基本知识结构：①理解家庭结构和家庭功能的概念；②了解家庭沟通的方式；③掌握观察家庭如何运作的技巧；④与个人同时也与其家庭保持关系的能力；⑤愿意加强家庭的中心功能，即为家庭成员的心身健康和社会功能的发展提供适宜的环境。

围绕全科医学的理念是"将医疗保健引入家庭，为家庭提供一个完整的照顾"，本章主要介绍家庭的定义、家庭的结构与功能、家庭与健康的关系，家庭生活周期的概念及各阶段常见的家庭问题，以及家庭照顾和家庭评估的方法等。

第一节 概 述

家庭是组成社会的基本单位。家庭对个人健康和疾病的发生、发展以及康复有着重要的影响。因此，在为服务对象提供医疗照顾时，全科医生必须与服务对象的家庭保持密切的联系，提高相互信任度，将服务对象的健康问题置于其家庭的背景中去分析和认识。

一、家庭的定义

我们对家庭的名词并不陌生，但要为家庭下一个确切的定义却并不容易。随着社会结构和人们观念的变化,家庭的观念和定义也在不断地发生变化。在原始社会,家庭可以被定义为一个氏族或部落。从家庭演变的历史来看,传统上根据家庭结构和特征,把在同一处居住的,依靠血缘、婚姻或收养关系联系在一起的,两个或更多人所组成的单位,称为家庭。这种家庭主要是指以一对婚姻中的男女为核心而繁衍的家庭系统,其家庭成员依靠法律的认可和保护维系在一起,家庭上下辈之间多有血缘关系或领养关系。但随着社会变迁,在现实生活中,人们发现一些具有家庭功能的团体并不符合上述定义。

为了能适应时代的变化,业内将家庭定义为:家庭是指通过生物学关系、情感关系或法律关系连接在一起的一个群体。这一定义涵盖了当代社会各种类型的家庭,突出了家庭这一社会单位中血缘、情感和法律这三大要素。

从社会学角度来看,关系健全的家庭应包含八种家庭关系,即婚姻关系、血缘关系、亲缘关系、感情关系、伙伴关系、经济关系、人口生产与再生产关系、社会化关系。实际上,社会上存在着大量关系不健全的家庭,如单身家庭、单亲家庭、同居家庭等。关系不健全的家庭往往存在更多的问题。

家庭是一个特殊的社会团体,与其他社会团体相比较具有其独有的特征。首先,家庭血缘关系是一种终身关系,这种关系不会因为家庭某成员的功能低下或家庭功能的改变而终止某个成员在家庭中的角色。其次,家庭成员在遗传、行为特点和价值观方面具有一定的相似性,这是家庭有别于其他社会团体的最突出的特点之一。此外,维持家庭关系最根本的是靠姻缘关系、血缘关系和情感关系,而家庭成员之间的关系主要受感情的控制,并在感情上相互依赖和相互影响,家庭成员更多的是从感情方面来考虑家庭问题,并注重给予其家庭成员关心和爱护而不求回报。

二、家庭结构

家庭结构是指家庭成员的组成和类型及各成员间的相互关系,包括家庭的外部结构与内部结构。家庭的外部结构即家庭的类型,家庭成员的组成和数量决定着家庭结构的类型。依据家庭外部结构的不同,可将家庭分为核心家庭、扩展家庭和其他家庭类型等,其中扩展家庭又分为主干家庭和联合家庭。家庭成员间的相互关系决定着家庭的内部结构,后者包括权力结构、家庭角色、沟通类型和价值观四个方面。全科医生要根据家庭外部结构和内部结构的特征划分家庭的结构类型,了解家庭成员相互作用的关系和规律等。

(一)家庭的外部结构

1. 核心家庭(nuclear family) 指由父母及其未婚子女组成的家庭,也包括无子女夫妇和养父母及养子女组成的家庭。

核心家庭的特点是人口少、结构简单、家庭资源相对较少,现代社会中核心家庭为主要类型。在发达国家,此类型家庭的比例曾高达80%以上。核心家庭一般只有一个权力中心,其利益和资源易于分配。但从医疗保健的角度考虑,核心家庭的家庭资源较其他家庭类型少,一旦家庭出现情感危机,便会陷于危机而难以自拔,容易导致离婚、留守儿童等家庭问题,给家庭照顾带来了新的问题。"丁克"家庭属于核心家庭中一类较为特殊的形式。

2. 扩展家庭(extended family) 指由两对和两对以上夫妇与其未婚子女组成的家庭,根据成员结构不同,又分为主干家庭和联合家庭。这种家庭类型具有人数多、结构较复杂、关系较繁多的特点。扩展家庭往往同时存在一个或一个以上的权力中心和次中心,家庭功能受多重关系的影响,但家庭内、外资源丰富,有利于家庭遇到压力时,提高适应度,克服家庭危机。

(1)**主干家庭**:亦称直系家庭,是由一对已婚夫妇同其父母、未婚子女或未婚兄弟姐妹构成的家庭。在现代社会条件下,主干家庭在全部家庭中所占比例正逐渐减小。主干家庭往往有一个权力和活动中心,还存在一个次中心,但家庭关系不如联合家庭复杂。因其具有直系血缘关系和婚姻关系,也称为"直系家庭"。

（2）联合家庭：亦称复式家庭，是指由两对或两对以上同代夫妇及其未婚子女组成的家庭。包括由父母同两对及以上的已婚子女及孙子女组成的家庭。这种家庭类型的结构相对松散、不稳定，家庭内存在多个权力和活动中心，多种关系和利益交织，决策过程复杂，目前该家庭类型在中国内地已很少见。

3. 其他家庭类型 包括单亲家庭、单身家庭、同居家庭等特殊团体。这些家庭类型虽不具备传统的家庭形式，但却执行着家庭类似的功能，易形成特殊的心理、行为及健康问题，全科医疗应重视这些特殊的家庭。

（二）家庭的内部结构

家庭的内部结构是指家庭内部运作机制，是对内部运作关系的描述，反映家庭成员之间的相互作用及相互关系。这种相互关系表现在以下四个方面：

1. 家庭角色（family role） 是指家庭成员在家庭中的特定身份，代表着其成员在家庭中所应执行的职能，反映家庭成员在家庭中的相对位置和其他成员之间的相互关系。

角色是社会对个人职能的划分，它指出了个人在社会中的地位和位置，代表着每个人的身份。这种身份不是自己认定的，而是社会客观赋予的。每个人都可以有几种不同的角色，如一个人可以同时有女儿、学生和班长的角色。但随着时间的变化角色也可以变化，比如由女儿、学生和班长转变为女儿、妻子和母亲的角色。由于角色的变化，产生了角色期待、角色学习，还可能产生角色冲突等，而对角色的正确认识可以帮助我们科学地评价家庭角色的扮演是否成功，帮助家庭成员调适不成功的角色，完成角色转换。

在家庭中，每个成员都扮演着一定的家庭角色。家庭角色同其他社会角色一样，要按社会和家庭为其规定的特定模式规范其角色行为，这些特定模式的行为称为"角色期待"。对于每一位家庭成员来说都存在角色期待，如在家庭中"父亲"的传统角色被认为是养家糊口、负责在家庭中作出重要决定等；"母亲"的传统角色被赋予情感和慈爱的形象，职责是生育和抚养子女，做"女性"行为的典范。随着社会的发展，家庭角色会随着社会潮流、家庭特定环境、文化教育背景以及宗教信仰等因素的变化而改变。如原来由父亲来养家糊口，而现在城市家庭中多由父母双方共同养家，甚至在有的家庭中母亲是主要的经济支柱。

家庭成员实现角色期待，完成相应的角色行为，需要一个综合性的学习过程，这个过程称为"角色学习"，包括学习角色的责任、态度和情感等。角色学习是在相互作用的社会关系中进行的，它符合社会学习的机制和规律，常因周围环境的积极反应而强化和巩固，也因周围环境的消极反应而否定或修饰，是社会学习的主要内容之一。角色学习是无止境的，需要不断适应角色的转变。如一个女孩子首先要学习做个好女儿，结婚后又要面临学习做妻子、儿媳、母亲等角色。

当家庭中某成员实现不了对其的角色期待，或适应不了角色转变时，便会在内心产生矛盾、冲突的心理，称"角色冲突"。角色冲突可由自身、他人或环境对角色期待的差异而引起。例如，在实现男女平等进程中，女性参与政治、经济和社会发展，最普遍的问题是女性家庭主妇角色和社会职业角色产生冲突。角色冲突常会导致个人心理功能紊乱，严重时出现躯体功能障碍，甚至影响家庭正常的功能。

家庭角色功能的优劣是影响家庭功能的重要因素之一，全科医生在判断家庭角色是否具有充分功能时，可依据下列的五个标准：①家庭对某一角色的期望是否一致；②各个家庭成员是否都能适应自己的角色模式；③家庭的角色模式是否符合社会规范，能否被社会接受；④家庭成员的角色能否满足成员的心理需要；⑤家庭角色是否具有一定的弹性，能否适应角色转换并承担各种不同的角色职责。如果对以上各指标作出了肯定的回答，则可以认为该家庭成员的家庭角色功能是充分的。

2. 家庭的权力结构 家庭权力结构的中心称权力中心，即一般意义上的一家之主。家庭的权力结构有以下四种类型：

（1）**传统权威型**：传统权威型是以社会文化传统确认家庭的权威和权力中心，如我国传统公认的父亲或长子通常是一家之主。

（2）**工具权威型**：家庭中负责供养家庭或者掌握经济大权的一方被认为是家庭的权威人物，即养家糊口的人，如父亲、长兄等。

（3）**分享权威型**：分享权威型是理想的家庭权力结构，值得推崇，有利于家庭成员的健康发展。家庭中成员权力均等，彼此协商决定家庭事务，这类家庭又称民主型家庭。

（4）**感情权威型**：感情权威型是由家庭感情生活中起决定作用的人担当决策者，其他的家庭成员因对他（她）的感情而承认其权威。

家庭权力结构并非固定不变的，它会随着家庭生活周期阶段的改变、家庭变故、家庭价值观的变迁等家庭内外因素的变化，而从一种家庭权力结构的形式转化为另一种形式。随着社会的进步，家庭权力中心的形成越来越受感情和经济因素的影响，传统权威型逐渐向民主型的家庭权力形式转变。家庭的权力结构是家庭医生进行家庭评估继而采取家庭干预措施的重要参考，了解谁是家庭中的决策者并与之协商，才能有效地提供建议，实施干预。

3. 家庭沟通类型　家庭沟通（family communication）是家庭成员情感、愿望、需求、信息和意见的交换过程，是家庭成员调控行为和维持家庭稳定的有效手段，也是评价家庭功能状态的重要指标。沟通通过语言和非语言（如手势、表情、姿势、眼神等）方式进行，一般通过沟通信息的发送者、信息和接收者三个元素来实现。因此，在传递信息过程中，任何一个环节出现差错或者信息模糊，均会导致沟通不良，从而影响家庭成员之间的关系。

根据家庭沟通的内容和方式的不同，分为三种类型：①沟通的内容：内容与情感有关时称为情感性沟通，如"我爱你""我非常开心"等；内容仅为普通信息或与家居活动的动作有关时称为机械性沟通，如"去端饭""把窗户打开"等。②信息的表达是否清晰，是否经过掩饰、模棱两可。清晰的信息如"我不喜欢你吸烟"，经过掩饰的如"喝茶比吸烟要好些（意思是我不喜欢你吸烟）"；"去不去都行"则是模棱两可的信息，无法认定去还是不去。③信息是否直接指向接受者：若是直接的称为直接沟通，如"你应该对我好一些"；若是暗示或含蓄的称为间接或替代性沟通，如一个姑娘对其男友说"男人都是大男子主义者"，可能暗示自己的男友也是大男子主义者。

观察家庭沟通方式的意义在于通过它了解家庭功能的状态。功能良好的家庭，成员间的关系是亲密和睦的，语言不加遮掩，不拐弯抹角；而家庭功能不良的家庭，成员间的沟通通常是异常的，缺乏交流，语言掩饰，信息表达不清晰。一般来讲，情感性沟通受损一般发生在家庭功能不良的早期，而当机械性沟通亦中断时，家庭功能则会出现严重障碍。间接或替代性沟通更容易出现在功能不良的家庭中。很多时候，缺乏沟通或沟通方式不良是出现家庭问题的根本原因。

温暖的家庭人人向往。家庭要维持和睦，必须进行有效的沟通。有效的沟通应该是明确、平等和开放的，这也是现代社会所提倡的沟通方式。维护有效的沟通需要注意：①沟通的内容必须是明确具体的；②对自己有高度的自我了解，对别人有高度的敏感性，确实省察自己的感觉、愿望及需求，并倾听与觉察信息发送者的言行一致性；③传达讯息时清楚地使用第一人称"我"，以示自我负责的态度；④能给予发讯者适当的反馈；⑤愿意真诚开放地暴露自己的感觉、愿望、需求及认识。

4. 家庭价值观　家庭价值观是指家庭判断是非的标准以及对某件事物的价值所持的态度、观点和看法。它常常不被意识到，却深深地影响各个家庭成员的思维和行为方式，也深深影响着家庭成员对外界干预的感受和反应性行为。价值观的形成深受传统习俗、经济、教育、社会文化环境等因素的影响，在相同的社会环境中是最不容易改变的。

每个人都在家庭中经历了人生的最初的启蒙教育历程，许多人格、观念的养成皆是在家庭中奠定基础的。家庭成员个人的价值观,可以相互影响并形成家庭所共有的价值观。家庭也是人类发展互动关系的第一个社会世界,人们在童年时期就在与父母的人际互动中,承受了来自父母的教导,就在这教导的过程中,价值观有意与无意地被传递着,而个人也主动或被动地接受了一些价值观,这些来自家庭的价值观,将会影响着个体成长过程中的观念、态度与行为。家庭的生活方式、教育方式、保健观念与健康行为等,都受到家庭价值观的影响,成为家庭生活的一部分。特别是健康和疾病观直接关系到成员的就医行为、遵医行为、实行预防措施和改正不良行为等方面,因而对维护家庭健康至关重要。

因此,全科医生了解家庭的价值观,特别是健康观,确认某些特定健康问题在家庭中受重视的程度,才能同家庭成员一起制订出切实可行的预防、治疗、保健、康复计划,有效地解决健康问题。

三、家庭功能

家庭是个人与社会联系的最基本的单位,有其自然属性和社会属性。家庭功能是指所有家庭固有的性能,以满足个体的需求、维护家庭的和谐。评价家庭功能也是了解家庭是否满足其成员在生理、心理及社会各方面的要求的过程。家庭的主要功能可以归纳为以下六个方面:

1. **满足情感需要** 家庭成员以姻缘和血缘为纽带来维系彼此的亲密关系,通过成员之间的相互温暖、关怀满足爱和被爱的需要。对于每个家庭成员而言,各种心理态度的形成、个性的发展、感情的激起与发泄、品德和情操的锤炼、爱的培植和表现以及精神的安慰和寄托都离不开家庭成员之间的感情交流。

2. **社会化功能** 社会化是指一个人通过学习群体文化,学习承担社会角色,把自己融入群体和社会中的过程。家庭正是孩子社会化的主要场所,家庭具有把其成员培养成合格的社会成员的社会化功能。孩子从家庭成员中学会语言、社会行为、沟通技巧和对正确与错误的理解等,从而能树立正确的人生观,以适应社会。

3. **繁衍后代** 家庭是生育子女、繁衍后代的基本单位。正是由于这一家庭功能,人类和社会才得以持续发展。同时家庭还满足了人对性的需要,具有调节和控制性行为的功能。

4. **抚养和赡养** 抚养是指父母对未成年子女的供养以及夫妻之间的相互供养和帮助,赡养则指子女对父母的供养和照顾。家庭的抚养和赡养功能是家庭不可推卸的责任和义务,通过供给家庭成员衣、食、住、行、安全保护,以及对家庭成员的照顾等以满足成员的基本需要。现阶段我国农村地区的老年人在经济、生活照顾及精神慰藉方面对子女仍有较强的依赖性。

5. **经济支持** 家庭是一个经济联合体,家庭提供和分配物质资源,首先要满足家庭成员对衣、食、住、行等各方面的基本需求,其次还要提供家庭的经济支持,对家庭成员提供学习、医疗保健等各种支持。

6. **赋予家庭成员地位** 父母合法而健全的婚姻给子女提供了合法的地位。家庭成员一出生就自然而然地得到了相应的地位,如新出生的男婴,立即就被赋予了"儿子"的地位,还可能被赋予了"孙子""外孙子"的地位。

四、家庭资源

家庭资源是家庭为了维持基本功能,在应对压力事件或危机状态时所需要的物质和精神上的支持,包括家庭内资源和家庭外资源。家庭资源充足与否,直接关系到家庭及其成员对压力及危机的适应能力。个人及家庭在其发展过程中总会遇到各种压力事件,资源不足以应对压力时,严重时可导致家庭危机及运转不良,家庭成员易产生心理与健康问题。此时家庭和个人将会寻求支持,以应对困难,渡过危机。全科医生一般通过与患者、家属会谈或家访,了解患者的家庭资源状况,评估内外资源的丰富程度,起到协调者的作用。

1. **家庭内资源**　主要包括以下六个方面的内容。

(1)**经济支持**：是指家庭提供物质生活条件、负担医疗保健和社会生活费用的能力。

(2)**维护支持**：是指家庭对家庭成员的信心、尊严、名誉、地位、权利等的保护。

(3)**健康防护**：指家庭促进家庭成员健康的能力，作出防病、治病决策的能力，照顾患病成员的能力以及家庭成员自我保健的能力。

(4)**情感支持**：意指家庭给其成员提供满足情感需要、精神慰藉及相互关心的能力。

(5)**信息教育**：家庭给家庭成员提供医疗信息及各种防病、治病建议，以便家庭成员进行抉择。

(6)**结构支持**：家庭可以在家庭住所或结构、家庭设施和布置等方面作出适当的变化，以适应患病成员的需求。

2. **家庭外资源**　包括社会资源、文化资源、经济资源、教育资源、环境资源、卫生服务资源等。

(1)**社会资源**：亲朋好友、同事、领导和社会团体的支持等。

(2)**文化资源**：是指文化教育、文化传统和文化背景的支持。

(3)**经济资源**：是指来自家庭之外的收入，如赞助、社会福利、保险等。

(4)**教育资源**：与教育制度、教育方式和接受教育的机会等有关的支持。

(5)**环境资源**：是指与居住场所周围的自然环境和社会环境有关的支持，如社区设施、空气、水、土壤等。

(6)**卫生服务资源**：包括医疗卫生制度，卫生服务的可用性、可及性，家庭对医疗服务的熟悉程度等有关的支持。

五、与患者家庭建立关系

全科医生在开展医疗实践活动时，要考虑健康问题与家庭各因素之间的相互联系和相互作用，积极动员和有效利用家庭内、外资源，将"以家庭为单位的健康照顾"应用到个体和家庭的医疗照顾的全过程中去。而开展以家庭为单位的健康照顾，首先需要全科医生与家庭建立一种相互信任、相互合作的关系，然后再根据家庭的具体情况，灵活地运用家庭系统理论，选择相应的照顾方式，为服务对象及其家庭服务。全科医生与家庭建立良好、合作、信任关系时应注意以下几点：

1. 全科医生第一次接触患者或家庭为其提供全科医疗服务时，应借此机会完整、准确、及时地收集"以家庭为导向"的病史资料；

2. 在全科门诊接触家庭成员的过程中，建立起双方的信任关系；

3. 当家庭成员向全科医生寻求医疗保健信息时，这是医生与家庭沟通和建立信任关系的良好时机；

4. 当家庭中出现急性健康问题或临终疾病时，家庭成员常常会因对健康问题的不确定性感到不安而出现焦虑情绪，并迫切需要寻求医疗帮助，在这种医生为家庭服务的过程中也就建立了比较牢固的双方信任关系；

5. 家庭访视过程不仅是观察家庭环境、发现家庭健康问题的过程，也是赢得家庭信任并与其建立稳固和谐关系的过程。

此外，全科医生在与服务对象家庭建立关系的过程中，要充分了解服务对象的家庭结构、家庭关系和家庭资源以及家庭的价值观、健康观，应注意掌握和运用一些策略和技巧，用有效的方法去接触每一位家庭成员，让家庭成员接受和信任自己。只有医生与所服务的家庭建立了稳固而信任的关系，以家庭为单位的健康照顾才能顺利进行。

第二节 家庭与健康的关系

家庭与健康有着十分紧密的联系,两者相互作用,相互渗透,相互影响。作为社会的基本单位,家庭的各种因素,如遗传、健康观念、生活方式与行为习惯、知识结构与教育文化背景、遵医行为等都对健康维护和疾病康复产生直接或间接的作用。同时,家庭成员患病、家庭危机或其他家庭生活压力事件也会对家庭的发展产生诸多不良影响,甚至对家庭的完整性构成威胁。因此,构建和谐的、具有科学健康观的家庭关系有益于家庭及其成员健康,对维护社会稳定、促进社会发展也具有举足轻重的意义。

一、家庭对健康的影响

家庭通过多种形式、多种途径对其成员的健康及已有疾病产生影响,其影响程度远远超过其他社会关系。家庭对健康的影响可表现在遗传、儿童生长发育和社会化、疾病传播、成人发病率和病死率、疾病恢复、求医行为与生活方式等六个方面。

(一) 生物遗传是影响人类健康的重要因素之一

人的身高、体型、性格、心理状态等均受遗传因素的影响,一些疾病如高血压病、冠心病、糖尿病等,也与遗传因素有一定的关系。每个人都是其基因型与环境相互作用的产物,有些疾病就是受到家族遗传因素和母亲孕期各种因素的影响而产生的。目前,先进的医学知识和技术使其中的很多遗传性疾病可以被预防。全科医生虽不必是一个遗传病专家,但应知道适时利用遗传病学的知识为家庭及其成员服务,并让家庭清楚地了解生物遗传的重要作用。

(二) 家庭对儿童发育及社会化的影响

生长发育是儿童成长的基本环节,家庭通过喂养、教育、行为引导等方式直接或间接地影响着儿童生理、心理的生长发育。大量研究表明,"病理"家庭和儿童躯体、行为方面的疾病有着密切的联系,例如,过早及过久让儿童玩手机、近距离面对电脑,会造成儿童视力急剧下降;过早及过久失去父母的照顾与自卑、性格抑郁、青少年犯罪以及人格扭曲有关。因此,全科医生应劝诫儿童的父母在孩子很小的时候,尤其是 3 月龄至 5 岁期间,尽量避免家长与孩子分离。

(三) 家庭对疾病传播的影响

家庭的健康观念、防病意识、就医和遵医行为、生活和卫生习惯直接影响疾病在家庭中的发生、发展及传播。一个具有正确的家庭健康观念、较强防病意识、较好就医习惯和遵医行为,以及健康生活方式的家庭,通常能够接受科学的诊疗方案,能够较好地对流行性疾病或传染病进行及时预防和就医,从而截断疾病传播途径,达到"未病先防"或"既病防传"的目的。反之,则会引起疾病发生、流行或恶化,损害家庭成员的身心健康。

(四) 家庭对成人发病率和病死率的影响

家庭中某一成员患病后,其他成员对其重视、关心及经济与精神支持的程度,与这一成员身体的康复进展呈正相关。研究表明,许多疾病在发病前都伴有生活压力事件的增多,如国外有研究发现,压力水平高而支持水平低的孕妇出现产科并发症的比例升高;年轻鳏夫多种疾病的病死率都比普通组高出 10 倍左右(结核病高出 12 倍,神经系统疾病高出 8 倍,心血管病高出 5~10 倍,呼吸系统疾病高出 8 倍)。因而,家庭成员对"易感受者"或患者提供足够的经济支持、温暖的精神鼓励与和谐的康复氛围,是降低发病率和病死率的重要保障。

(五) 家庭对疾病恢复的影响

家庭的支持对各种疾病(尤其是慢性病和残疾)的治疗和康复都有较大影响。有研究发现,糖尿病控制不良与家庭凝聚力低、家庭关系不和睦有关,因为家庭的合作和监督是糖尿病患者控制饮食与遵守医嘱的关键,家人的漠不关心可能导致糖尿病患者病情恶化。高血压病、脑卒中后遗症等慢性疾病的康复,更与家人支持密不可分。此外,家庭权力结构类型与家庭价值观等,都将影响疾病的演变和转归。比如在传统权威型和工具权威型家庭中,居权力中心地位的成员的健康观念在一定程度上决定了患病成员的疾病发展与康复效果。

(六) 家庭对求医行为和生活方式的影响

家庭成员的健康信念往往相互影响,一个成员的求医行为会受到另一成员或整个家庭的影响。一个健康的家庭应该拥有良好的求医行为(即:能及时就医但又不过度求医)和健康规律的生活习惯与生活方式。家庭功能的良好程度直接影响到对卫生资源利用的频度,家庭成员的过度就医和对医生的过分依赖往往是家庭功能障碍的表现。另外,同一个家庭的成员由于具有相似的生活方式与行为习惯,一些不良习惯可能是家庭成员的通病,明显影响家庭成员的健康。

二、疾病对家庭的影响

家庭对疾病的产生、发展与转归有影响,同样,疾病也会对家庭结构和功能产生影响。

案例 5-1

张某,男,38 岁,某镇政府办公室主任,形象气质好,具有较强的沟通表达能力,经常跟随或代表镇政府领导接待来宾,参加应酬。近日,张某因右侧胁肋部不适去医院检查,确诊为肝癌晚期。

张某的妻子初中学历,无固定工作,靠开一家小卖部维持生计;张某的儿子 15 岁,就读于某重点高中,成绩优异。儿子当得知父亲患有肝癌后,精神几乎崩溃,学习成绩急剧下滑,且不能坚持正常上课,一心只想退学,且在生活上、精神上需要别人照顾。

问题:

1. 疾病对家庭的影响有哪些?
2. 作为全科医生,你可以为该家庭做些什么?

疾病对家庭的影响体现在以下几个方面:

(一) 增加家庭成员的精神心理压力

精神心理压力是疾病对家庭产生的首要影响。当家庭或家庭某成员发生疾病后,家庭成员的精神心理压力会骤然增大。精神心理压力不仅给患者自身带来痛苦,同时给家庭其他成员也带来影响。家庭成员要承受照顾患者、担忧患者的病情、害怕病情恶化及死亡等精神负担,久之会损害家庭成员的健康,甚至引起疾病。一般来说,突发性、器质性、重症疾病或慢性不可逆性疾病的影响较大,常见病轻症、慢性功能性疾病的影响相对较小。当然,这与个人心理承受能力、文化教育背景、家庭经济实力等多种因素有关。因此,加强紧密型县域医共体建设,提高全科医生的业务水平,大力发展社区健康教育与常见病、多发病的防治知识普及,提升群众对疾病的认知水平,树立积极的价值观和科学的健康观,充分合理利用国家医疗保险政策,减轻家庭经济负担等,都是缓解家庭精神心理压力的有效途径。

(二) 增加家庭的经济负担

经济负担是疾病对家庭造成的直接压力之一,它直接关系到患者的就医行为、就医渠道、就医质量以及遵医行为。一般来说,病情轻、病程短、病势缓的疾病对家庭经济负担的影响较小,病情重、病程久、病势重的疾病对家庭经济负担的冲击较大。虽然我国已实行国家基本药物制度,实施了各种医疗保险以及"先住院后付费"等各项政策,但由于长期在"看病贵"的阴影笼罩之下,加之有些人健康观念、就医行为的偏颇,不少居民自觉身体不适时,往往不去就医,而选择"拖"或者寻找"偏方""秘方"等求治,只有当疼痛等症状发展到不能忍受的地步才选择就医就诊,但此时往往错过了疾病的最佳治疗时机,医疗费用反而较高,给家庭增加了更大的经济负担。同时,家庭成员患病后,由于其劳动能力的下降,本身就可能会造成经济收入的减少。

(三) 影响家庭的发展与完整性

当家庭成员遭受疾病侵袭时,必定会给身心健康带来损害,也会影响到家庭成员的学习、生活及工作,并且增加家庭其他成员照顾患者的工作量,有些甚至会影响到家庭的正常功能。一些恶性、突发性急危重症还可能破坏家庭结构的连续性和完整性,这是疾病对家庭影响的最严重后果。全科医生应当审时度势,及时准确地判断病情,必要时进行转诊、会诊或向上级医院寻求诊治帮助;竭尽全力做好健康教育与健康促进工作,让患者树立良好的就医行为和遵医行为;充分发挥好团队优势,各尽其职、才尽其用、形成合力,尽最大努力让患者回归家庭和社会,最大限度地降低疾病的致残率和致死率,减轻疾病对家庭发展与完整性的破坏性作用。

三、生活压力事件对家庭的影响

生活压力事件是指家庭在其发展过程中不断出现的威胁家庭发展、家庭完整性甚至生存的因素。若家庭不能妥善处理这些事件,将损害家庭的功能,出现家庭危机。家庭成员在遇到问题时,可以从其家庭中获得资源支持,如经济支持、精神鼓励等,但也可能从其家庭中遭遇诸多压力。疾病的康复与家庭的健康观念、就医行为有关,尤其是与居于家庭权力结构核心地位的成员有关。1967 年,霍姆斯与拉赫(Holmes & Rahe)在进行生活压力事件研究时,将生活压力事件分为家庭生活压力事件、个人生活压力事件、工作生活压力事件和经济生活压力事件四类。研究中,让被调查者将 43 个最常见的生活事件按压力感的大小和调适的难易度排序(表 5-1),结果发现,15 个最具压力感的事件中有 10 个是家庭生活事件,说明家庭成员绝大多数的压力来自其家庭内部。

表 5-1　生活压力事件评分量表

家庭生活事件	评分	个人生活事件	评分	工作生活事件	评分	经济生活事件	评分
配偶死亡	100	入狱	63	被开除	47	经济状况的较大变化	38
离婚	73	较重的伤病	53	退休	45	抵押大额贷款	31
分居	65	性功能障碍	39	较大工作调整	39	抵押品赎回权被取消	30
亲密家属死亡	63	好友死亡	37	换职业	36	抵押小额贷款	17
结婚	50	杰出的个人成就	28	职责较大变化	29		
夫妻和解	45	开始/停止上学	26	与上司矛盾	23		
家庭健康大变化	44	生活条件较大变化	25	工作条件变动	20		
怀孕	40	生活习惯较大变化	24				
家庭新增成员	39	转学	20				
与妻子大吵	35	搬家	20				
子女离家	29	娱乐的较大变化	19				
姻亲矛盾	29	宗教活动较大变化	19				
妻子开始外出工作	26	睡眠习惯较大变化	16				
妻子停止外出工作	26	饮食习惯较大变化	15				
家庭团聚的变化	15	放假	13				
		过新年	12				
		轻微的违法行为	11				

生活压力事件的压力大小是较难测量的。通常把人们在社会生活中所遭受的事件依据身体的承受力归纳并划分等级，以生活变化单位（life change units，LCU）为指标评分。研究发现，LCU 大小与 10 年内重大健康变化有关。一年内 LCU 超过 200 单位，发生身心疾病的概率增高；一年内 LCU 超过 300 单位，来年生病的可能性达 70%。居丧一年的病死率比对照组高 7 倍，丧妻的男性冠心病发病率比对照组高 40%。

中国正常人生活事件量表由我国张明园教授等人于 1987 年编制，在 10 个省市内对 1 364 名正常人进行了社会心理调查和测试，将结果编制成了中国正常人生活事件量表，该表共 65 个项目，包括职业、学习、婚姻、恋爱、家庭和子女、经济、司法、人际关系等方面常见的生活事件，每项的评分以我国正常人（常模）的调查均值估计（表 5-2）。

表 5-2 中国正常人生活事件评定改良量表（单位：LCU，LCU 是指生活变化单位）

家庭生活事件	合计	青年	中年	更年	老年	个人生活事件	合计	青年	中年	更年	老年
丧偶	110	120	112	100	104	资格证考试	37	39	41	38	29
子女死亡	102	102	110	100	84	免去职务	37	35	38	36	34
父母死亡	96	110	95	81	60	家属行政处分	36	31	40	42	36
离婚	66	65	68	61	60	名誉受损	36	37	37	35	33
父母离婚	62	73	58	53	54	中额贷款	36	32	38	40	33
夫妻感情破裂	60	64	60	53	56	财产损失	36	29	40	43	34
子女出生	58	62	60	49	48	退学	35	44	30	33	33
开除	57	61	52	54	74	好友去世	34	40	33	28	26
刑事处分	57	49	59	62	80	法律纠纷	34	32	35	34	37
家属亡故	53	60	52	44	32	收入显著增减	34	28	38	42	23
家属重病	52	56	53	48	39	遗失重要物品	33	31	34	39	31
政治性冲击	51	47	52	51	71	留级	32	38	29	30	26
子女行为不端	50	51	52	47	46	夫妻严重争执	32	30	34	29	28
结婚	50	43	48	52	57	搬家	31	22	36	39	25
家庭刑事处分	50	43	53	54	53	领养寄子	31	32	32	29	16
失恋	48	55	45	44	42	好友决裂	30	36	28	25	23
婚外两性关系	48	48	52	41	39	工作量显著增减	30	31	31	35	38
大量借贷	48	43	50	49	53	流产	29	27	33	28	25
突出成就荣誉	47	43	49	47	47	家庭成员纠纷	28	25	30	31	23
恢复政治名誉	45	41	46	51	46	小额借贷	27	23	30	32	20
重病外伤	43	42	43	46	47	退休	26	18	28	35	29
严重差错事故	42	42	41	47	40	工作更动	26	25	27	26	25
复婚	41	42	40	38	37	学习困难	25	26	25	23	17
行政纪律处分	41	36	43	42	43	与上级冲突	24	21	27	23	30
开始恋爱	40	40	36	41	47	入学与就业	24	26	25	23	14
子女学习困难	40	34	44	44	29	参军复原	23	20	23	32	25
子女就业	40	29	44	52	39	同事纠纷	22	17	26	23	16
怀孕	39	44	38	33	35	睡眠重大改变	21	15	21	23	25

家庭生活事件	合计	青年	中年	更年	老年	个人生活事件	合计	青年	中年	更年	老年
升学就业受挫	39	41	39	41	26	受惊	20	20	21	25	14
晋升	39	28	40	45	40	家庭成员外迁	19	17	20	20	19
入团入党	39	29	41	53	59	邻居纠纷	18	16	20	21	17
子女结婚	38	34	41	35	33	业余培训	17	19	16	18	21
性生活障碍	38	45	41	37	33	暂去外地	16	12	18	18	22

由表 5-2 可知,令人高兴的生活事件同样可以产生压力,这说明生活事件对人们的影响往往是两面性的,生活中要善于辩证思考、妥善处理,避免生活事件对人们健康影响的大起大落。全科医生在其实际诊疗过程中,应考虑患者的个体差异,并观察重要生活事件对患者的影响及其在疾病发生、发展中的作用,从而能找到真正的问题所在。

四、家庭危机

家庭危机(family crisis)是指家庭系统所出现持续的破坏、混乱或不能正常运作的状态。一般来说,家庭危机可分为耗竭性危机和急性危机。当一些慢性的压力事件逐渐堆积到超过个人和家庭所能筹集到的适当资源限度时,家庭便出现了耗竭性危机。当一种突发而强烈的紧张事件迅速破坏了家庭平衡时,即使能得到新的资源,家庭也不可避免地要出现急性危机。这些危机也可能对家庭发展及家庭完整性造成灾难性的影响。

家庭资源相对贫乏的核心家庭更容易遭受各种危机的严重影响。引起家庭危机的常见原因有:家庭成员的增加,如孩子出生或孩子收养、寄养;家庭成员的减少,如家庭成员离家或去世;家庭内出现了较严重的不道德事件或违法事件,如入狱、被开除、婚外情、贪污贿赂等;家庭成员地位改变,如失业、失学、降职处分;严重疾病影响家庭经济收入以及家庭周期改变等。这些原因可因每个家庭情况的不同而多种多样,具体如表 5-3 所示。

表 5-3　引起家庭危机的常见原因

原因	一般情况	异常情况
1. 家庭成员增加	结婚、孩子出生、领养幼儿、亲友搬来同住、照顾留守儿童等	意外怀孕,继父、继母、继兄弟姐妹搬入
2. 家庭成员减少	老年家人或朋友死亡,家人按计划离家(如孩子外出工作等),同龄伙伴搬走子女离家出走	家人从事危险活动,夫妻离婚、分居或被抛弃,家人猝死或暴力性死亡
3. 不道德事件	违反社会/社区/家庭的规范	酗酒、吸毒,对配偶不忠,被开除或入狱
4. 社会地位改变	家庭生活周期进入新阶段,加薪、提降职位,搬家、换工作、转学,事业的成败,政治及其他地位的变化,退休代表社会地位的生活条件的改变(如汽车、住宅、工作环境)	失去自由(如入狱),失业、失学,突然出名或发财,患严重疾病,失去工作能力,没有收入

总之,家庭是以爱为纽带的生活共同体。家庭危机是否发生,取决于生活事件的性质、大小及资源的多寡,其中生活事件的性质是其决定因素。小的生活事件,可以通过家庭的努力而摆脱,家庭功能可以维持正常。严重的家庭生活事件,导致家庭发展受到影响,家庭功能陷于瘫痪,产生病态危机。家庭危机挫败家庭凝聚力和亲密度,使家庭犹如逆水行舟、不进则退。在分析家庭危机时应注意以下四点:①家庭压力事件常引发家庭危机,但家庭危机并非都由家庭压力事件导致;②家庭异常互动模式、不成功的角色、不完整的结构、病态人格等,也可以引起家庭危机;③家庭危机出

现的概率与社会因素有关,情感、经济、价值观的突变,导致家庭危机综合征;④亚婚姻状态使爱情成为泡影,幸福感极低等。

第三节　家庭照顾

家庭照顾(family care)是指全科医生在医疗实践中充分考虑服务对象的家庭背景及社会背景,考虑家庭对疾病发生、发展与康复的影响,以及通过对特定家庭的咨询、评估、干预等手段使家庭正常发挥其应有的功能,尽力满足患者及其家庭正常发展的需要。基层医疗中常见的家庭照顾形式有:家庭咨询、家庭访视、家庭病床、家庭治疗等。

一、以家庭为单位健康照顾的含义

以家庭为单位的健康照顾是指全科医生始终关注家庭与个体健康之间的相互影响,既重视家庭价值观、权力中心、就医行为等对个体健康的影响,同时也关注个体健康对家庭功能影响的照顾模式。这种模式始终视家庭为一个照顾单位,是全科医学的重要特征,其内容包括咨询、教育、治疗、预防等。

二、家庭中的三级预防照顾

家庭是一个不断成长与发展的生活单位,全科医生应该视之为整体而提供相应的预防照顾。根据家庭生活周期预测家庭的主要问题,并由此提供预防性保健服务,促使家庭及其成员健康发展。根据预防的范围及其程度,一般将家庭预防分为三级(表5-4)。全科医生要将家庭照顾的三级预防贯穿始终,并鼓励家庭积极参与。

表 5-4　家庭三级预防工作内容

级别	内容
一级预防	1. 生活方式相关问题,如不合理的饮食习惯、嗜好烟酒等 2. 健康维护,如免疫接种等 3. 家庭生活教育,如婚前体检,性生活指导,老年人保健等
二级预防	1. 医患共同监测监控 2. 鼓励及时就医,以做到"早发现、早诊断、早治疗"的目的 3. 监督和加强遵医行为
三级预防	1. 对慢病患者,既监督其遵医行为,又保持适当的独立生活能力 2. 指导全体家庭成员适应慢病患者带给家庭中的变化 3. 对重病及临终家庭,以团队合作照顾家庭

三、家庭访视

家庭访视(home visit)简称家访,是指全科医生根据照顾服务对象的需要,主动走访患者家庭,提供健康咨询、健康教育、健康回访,甚至疾病诊疗等服务的过程。家访是全科医生提供人性化、连续性、协调性、综合性、可及性照顾的重要服务方式,是全科医生主动服务于个人和家庭的重要途径。

在历史上,家庭访视是世界上许多国家的全科医生日常工作的组成部分。随着交通、网络以及医疗卫生事业的发展变化,全科医生的家访频率有所下降。近年来,由于医院内住院的服务费用不断增加、人口老龄化进程不断加快以及疾病谱的改变等诸多因素,使得社区中慢性病患者更喜欢在家庭中得到良好的照顾,从而增加了全科医生家访频率,家庭访视的形式也有所创新。

（一）家访的作用

1.能够掌握患者及其家庭真实客观的家庭背景资料,找到问题的真正原因,作出正确的判断或诊断。

2.能够接触到未就诊的患者和健康家庭成员,接触早期的健康问题或全面评价个人的健康危险因素,便于早发现、早诊断、早预防、早治疗。

3.能够满足残疾人、老年人、长期卧床患者、不愿意住院患者等特殊患者及其家庭对医疗保健的需求。

4.能够为家庭照顾患者提供便利的指导,仔细观察和监督患者的遵医行为,提高疾病康复率和患者的生活质量。

5.能够真切了解患者对治疗的反应和对医生服务态度、服务质量的建议,有利于构建和谐的医患关系。

案例 5-2

朱某,男,61 岁,退休干部,两年前患脑卒中,经治疗出院后,右下肢肌力欠佳,行走需要挂拐杖,患有高血压病,但血压控制平稳。妻子 53 岁,某建筑设计院的业务副院长、高级工程师,管理有方,工作业绩突出,但近半年来,情绪低落,常因家庭琐事大发雷霆。社区的全科医生为评估朱某的身体康复情况开展家访时,发现了朱某妻子的问题。经耐心询问,全科医生得知老朱的妻子工作上遇到了麻烦。经过全科医生一番沟通,老朱的妻子情绪得到了较大改善。

问题:开展家访的作用有哪些?

（二）家访的种类

按照家访的目的,可将家访分为三类:

1.评估性家访 目的是对照顾对象的家庭进行评估,通常是一次性的,常用于有家庭问题或心理问题的患者,以及年老体弱患者的家庭环境考察。

2.连续照顾性家访 目的是为患者提供连续性的照顾,常定期进行,主要用于有慢性病或行动受限的家庭病床患者,以及临终患者。

3.急诊性家访 目的是临时处理患者或家庭的紧急情况,多为随机性的。

（三）家访的适应证

从目前来看,家访的适应证主要有以下几类:①某些急症患者,如心绞痛发作、结石引起绞痛、大出血等。②行动不便者,如卒中后遗症、肢体残疾患者等。③有心理社会问题的患者。④遵医行为较低的患者,通过家访可以改善其遵医行为。⑤初次接诊的新患者。⑥患多种慢性病的老人,行动可能会引起身体更加不适。⑦临终的患者及其家庭。⑧有新生儿的家庭。⑨需要做家庭结构和功能评价者。⑩需要实施家庭咨询与治疗者等。

四、家庭生活周期的照顾

家庭与其他任何事物一样,有其发生、发展和消亡的过程。在家庭发展过程中的任何阶段,所发生的任何重大事件都会给其成员的心理和生理健康造成影响。因此在个体生命发展模式的基础上,20 世纪 70 年代提出了家庭生活周期的概念。家庭生活周期(family life cycle)是指家庭遵循社会与自然的规律所经历的产生、发展与消亡的过程。有关家庭生活周期的分类有很多,目前通常采用杜尔凡(Duvall)1997 年提出的家庭生活周期的分类方法,将家庭生活周期分为新婚、第一个孩子出生、有学龄前儿童、有学龄儿童、有青少年、孩子离家创业、空巢、退休八个阶段。各阶段的界定和每个阶段可能遇到的主要问题见表5-5。

表 5-5　家庭生活周期及面临的主要问题

阶段	定义	主要家庭问题	健康照顾重点
新婚	在遵守相关法律基础上男女结合	性生活协调和计划生育;稳定婚姻关系;双方互相适应及沟通;适应新的亲戚关系;准备承担父母角色等	婚前健康检查;性生活指导;计划生育指导;心理咨询
第一个孩子出生	最大孩子介于0~30个月	父母角色适应;经济压力增加;生活节律变化;养育和照顾幼儿;母亲产后恢复等	母乳喂养;哺乳期性指导;新生儿喂养;预防接种;婴幼儿营养与发育
有学龄前儿童	最大孩子介于30个月~6岁	儿童的身心发展问题;安全保护问题;上幼儿园的问题等	合理营养;监测和促进生长发育;疾病防治;形成良好习惯;防止意外事故
有学龄儿童	最大孩子介于6~13岁	儿童的身心发展;上学与学业问题;性教育问题;青春期卫生等	学龄期儿童保健;引导正确应对学习压力;合理"社会化";防止意外事故
有青少年	最大孩子介于13~30岁	青少年的教育与沟通;与父母代沟问题、社会化问题;青少年性教育及与异性交往、恋爱等	防止意外事故;健康生活指导;青春期教育与性教育;防止早恋早婚
孩子离家创业	最大孩子离家至最小孩子离家	父母与子女的关系;有孤独感;疾病开始增多;重新适应婚姻关系;照顾高龄父母等	心理咨询;消除孤独感;定期体检;更年期保健
空巢	父母独处至退休	重新适应两人生活;计划退休后的生活;疾病问题等	防止药物成瘾;防范意外事故;定期体检;改变不健康生活方式
退休	退休→死亡	适应退休生活;经济收入下降;生活依赖性增强;面临老年病、衰老、丧偶、死亡	慢性病防治;孤独心理照顾;提高生活自理能力;提高社会生活能力;丧偶期照顾;临终关怀

实际上,并非每个家庭都要经历上述八个阶段,家庭可在任何一个阶段开始或结束,比如一个人离婚后再婚、重组家庭等。在家庭生活周期各阶段中出现任何重大生活事件,如乔迁新居、生子、患病等,不仅会对家庭及其成员的心理发育造成影响,而且还可能影响家庭成员的健康。了解家庭生活周期可帮助全科医生鉴别正常和异常的家庭发展状态,预测和识别家庭在特定阶段可能或已经出现的问题,及时地进行教育和咨询,采取必要的预防和干预措施,以避免出现严重后果。

五、家庭咨询

当家庭处于功能障碍状态时,家庭本身就无法有效地解决家庭问题,会使家庭处于危机状态,处于危机状态的家庭便需要全科医生提供必要的帮助,这种帮助可以是家庭咨询,也可以是家庭治疗。

家庭咨询的对象是整个家庭,而不是家庭中的某个人。家庭咨询的内容是家庭问题,是所有成员共同面临的问题。常见的是家庭关系问题的咨询,如婆媳关系、夫妻关系等。引起家庭出现问题的原因多种多样,而且经常是多种因素共同作用的结果。然而,家庭问题的根本原因往往是家庭成员间的交往方式问题,缺乏知识、缺乏技能、认知错误、感情危机和遭遇紧张事件等其他原因也可能导致家庭问题。

家庭咨询的形式和内容主要有:

1.家庭遗传学咨询　婚姻、生育限制、患病概率等。

2.婚姻咨询　适应、感情、性生活、生育、角色等。

3.家庭关系问题　婆媳、父子、母女、兄弟姐妹关系等。

4.家庭生活问题　各个生活周期遇到的问题。

5. 子女教育问题 生长发育、角色适应等。

6. 患病成员的家庭照顾问题 家庭的反应与作用。

7. 严重的家庭功能障碍 沟通问题、重大事件等。

六、家庭病床

为了不断满足人们日益增长的医疗保健及康复需要,近年来家庭病床服务模式在世界范围内获得了长足的发展。

(一)家庭病床的特点

家庭病床是以家庭为单位,以各种在家庭内需要进行治疗、护理的患者为服务对象的一种家庭照顾模式。家庭病床所服务的患者多数是慢性病患者和老年病患者,其中老年人占 70% 左右。对于病情复杂、严重、多变的患者仍需要到医院治疗,家庭病床不能取代医院病床。

(二)家庭病床的优点

家庭病床最大的优点是方便患者,使患者在自己的家中即能得到治疗和护理。对慢性病、老年病、肿瘤等患者建立家庭病床,可避免部分患者因住院而产生对家庭事务的牵挂,可以缓解医院床位紧张,缩短患者住院时间,加快病床周转,节省住院费用,节省家属及工作单位因患者去医院陪护、探视而花费的时间、劳务负担和经济负担等。家庭病床还可保持治疗、护理上的连续性,使患者在医院外便可得到科学的医疗服务。

(三)服务内容和方式

家庭病床开展的服务项目主要有:送医送药、打针输液、吸氧、换药、导尿、胸腹腔穿刺抽液、针灸、推拿、心电图检查、X 线检查等。为了适应医疗市场的需求,可开设家庭特需护理、临终关怀服务等项目,把医院护理带到家庭。亦可设立电话健康咨询,对家庭保健及健康网络患者进行健康教育等。同时也可将特殊检查送到家庭,上门为患者进行 B 超检查、快速血糖检测等,这些都极大地方便了老年患者。

一些家庭病床中心开设家庭病床后,根据患者病情需要及家庭需求,逐步推出了家庭保健、家庭健康网络服务等多种服务形式。对病情较重或长期慢性病患者,医生每周 2 次或 2 次以上进行上门巡诊。若是康复期患者,可住家保健,医生每周巡诊 1 次,也可根据患者需要,随时巡诊。对于健康人群,为了增强保健意识,提高生活质量,可建立健康网络,通过电话与家庭病床中心本部联系进行健康咨询,接受健康教育。如需要医疗服务,家庭病床中心可随时派出保健医生,24 小时提供上门服务。

(四)家庭病床的建立

1. 建床条件

(1)由患者或家属申请建立家庭病床,并填写申请表。

(2)生活不能自理或丧失完全民事行为能力的患者,在家庭责任医生及其他医务人员对其进行医疗服务时,必须有具备完全民事行为能力的家属或看护人员在场。

(3)建立家庭病床的医患双方应签订建床协议,协议内容包括:建床原因、服务模式、医务人员责任、患者及家属的责任、查床及诊疗基本方案、收费、可能发生的意外情况等。

2. 建床指征

(1)高血压病 3 级有并发症、能在家中治疗的患者。

(2)确诊的糖尿病:合并并发症或需监测血糖调整降血糖药物用量者。

(3)老年衰竭、各种慢性病伴发各种并发症,不愿住院治疗者或需提供临终关怀服务者(必须家属签字)。

(4)中晚期肿瘤患者姑息治疗(临终关怀)、放化疗间歇期支持治疗者。

(5)心脑血管疾病遗留后遗症(功能障碍或残疾)必须进行肢体康复者。

(6)骨折患者(长期卧床、需要家庭治疗者)。

3. 建床程序

(1)需要建立家庭病床的患者向家庭责任医生提出建床要求,领取(填写)家庭病床申请表,并如实填写病患基本信息,提交给家庭责任医生。

(2)家庭责任医生在申请表上如实填写建床指征等相关信息后,提交负责人审核同意。

(五)家庭病床的社会作用

1. 有利于减轻社会及家庭的经济负担　家庭病床的环境、设施主要由家庭提供,因而医疗费用大为节省,减轻了患者家庭、工作单位和国家的经济负担。

2. 有利于疾病的康复　患者能在温馨的家中接受治疗,不受其他患者的干扰,与亲人朝夕相处,共同度过患病的日子,饮食起居自由,消除住院的惧怕心理,能以最佳的心理状态接受治疗、护理,对疾病的康复起到了积极作用。

3. 有利于为患者就医提供方便　对行动不便者,可同时提供医疗性和非医疗性的辅助服务。家庭病床使患者看病不出门、取药不排队,避免了一人治疗、全家跑医院的劳累。

4. 有利于合理地利用卫生资源　开设家庭病床充分利用了卫生资源,缓解了住院难的矛盾,提高了医院的床位周转率。家庭病床除了能减轻患者的痛苦外,还能通过一系列手段使疾病后期需要得到医护和康复练习的患者生活自理。家庭病床这种方便、快捷、多方面的服务正是解决住院难的有效途径。

5. 有利于向社会提供更多的护理服务　家庭病床扩大了医疗、护理服务的范围,是医学模式转变的体现。由于家庭病床是将护理和康复服务送到家,扩大了护理服务的内涵,让护理服务面向社会、走向家庭,为社会人群提供躯体疾病治疗、生理康复和健康咨询等全方位的护理服务。

6. 有利于向社会传播卫生知识　为家庭病床的患者提供护理服务的同时,对病患和家属反复讲解该病的基本知识、病情转归及治疗中可能出现的反应,教会他们观察病情变化、护理方法和自救互救要领,指导改善生活环境、膳食结构和休息方式,提高了患者及家属健康卫生知识水平,满足了患者对健康知识的需求。家庭病床患者在此期间,不但自己获得了健康知识,而且直接影响着四周人群,并引导他们改善卫生状况,增强健康意识,提高防病能力。使广大居民明白自身保健是免除疾病、减少疾病、增进健康的要害,健康文明的生活方式是减少高血压、糖尿病、冠心病等慢性病的"釜底抽薪"之举。

7. 有利于发展社区卫生服务　为老年人服务是社会的需要,家庭病床服务作为社区卫生服务的一种特殊形式,在社区老年慢性病防治工作中发挥着特有的优越性。人口老龄化使各种老年慢性病,如高血压、心脑血管疾病、肿瘤等的患病率都将升高。通过开设家庭病床提供上门服务,不仅可以减少患者家属的劳务负担和大量医疗费用,抑制医疗费用的过快增长,而且可以改善医患关系,将医疗、预防、保健、康复与健康教育相结合,能全面提高对患者的防治质量,这在一般门诊和病房是难以做到的。

同时,开展家庭病床服务与社会医疗保障制度改革的目的和作用是一致的,也就是在降低医疗费用的基础上提高人群的健康水平,因此,开展家庭病床服务只有与医保制度接轨,成为医保定点单位,家庭病床的发展才有生命力。

(六)家庭病床医疗风险

家庭病床是社区卫生服务的一项重要服务内容,家庭病床针对经常看病吃药、行动不方便而又不适合住院治疗的慢性病或康复患者,医生上门为患者诊断治疗,患者也能够在"一套系统完整的治疗护理方案"指导下在家养病康复,这对不断满足人民群众对美好健康的需求具有重要意义。但目前还存在一些瓶颈问题。比如,患有晚期恶性肿瘤、瘫痪卧床不起、重度肝硬化腹水、脑血管意外后遗症（肌力在3级以下）、骨折牵引卧床治疗等疾病可以申请家庭病床，但是社区卫生服务中心担心因医疗设施的缺乏不能有效处理应急情况而引起医疗纠纷，还是习惯将一些重症患者转移到上级医院治疗。治疗的安全问题仍然是社区卫生服务中心最担心的问题，毕竟家庭病床存在一定的风险。以最简单的输液为例，如果患者在家里输液而出现了不良反应，没有现成的抢救设施，很可能就会造成非常严重的后果。

七、家庭治疗

家庭治疗（family therapy）是指对家庭的功能、角色、互动模式的调适，涉及心理、行为问题的治疗。家庭治疗以家庭为对象，以解决家庭危机为宗旨，通过对家庭所有成员的协调，达到家庭和谐、功能运转正常。

有些棘手的家庭问题，需要专业的家庭治疗，并要求整个家庭参与，对家庭进行疏导。实施家庭治疗，需要医生与家庭的协定，需要家庭所有成员的介入，需要了解家庭问题的来龙去脉，了解成员的角色状态、家庭相互作用模式及成员的认知和行为，逐步改变家庭的机制。专业人员把家族视为一个整体，整个家庭是一个个案，其中可能有一个特定的案主，但治疗者是对整个家庭而不单是对案主。疏通家庭内部机制会改变整个家庭系统，而改变家庭可能是改变个人最有效的途径。一个家庭是一个系统，家庭发展是一个系统的途径，家庭存在系统内部的相互制约与调整。所以，不改变家庭内部的相互作用模式，而企图改变某成员的行为是极为困难的。

对家庭危机的治疗，取决于压力事件的性质及医生可能介入的程度，并非所有家庭医生都能把家庭治疗做得很好。参与家庭治疗需要经过专业的、系统的家庭治疗训练，需要有心理学资深的阅历，掌握精神分析的方法。因此医生们应该谨慎，量力而行。只有接受过专业训练的家庭医生，方可提供5级服务（表5-6）。在这一方面，全科医生只有认识到自己的不足，才能保持与家庭的较好关系，约定与家庭的会晤，逐步使家庭康复。

表 5-6　家庭照顾的服务等级

级别	内容
1. 对家庭的考虑最少	与家庭只讨论生物学方面的问题
2. 提供医疗信息和咨询	诊治中考虑家庭因素，能简单地识别家庭功能紊乱并转诊
3. 同情和支持	同家庭的讨论中，强调压力和情感对疾病和治疗的作用
4. 评估和干预	同家庭讨论中，帮助他们改变角色和相互作用模式，以便更有效地适应压力、疾病和治疗
5. 家庭治疗	定期同家庭会面，改变家庭内与身心疾病有关的不良的相互作用模式

许多证据表明，精神和心理问题将成为21世纪人群健康的主要问题。精神和心理方面的患病率增长较快，且多为社会因素所致。精神是人与环境作用的心理产品在现实中的反映，治疗时应该营造有益的环境，以家庭治疗构建良好的家庭氛围。家庭医生方便于家庭治疗，也只有家庭医生更懂得家庭的意义。

第四节　家庭评估

家庭评估（family assessment）是家庭照顾的重要组成部分。全科医疗中广泛应用的家庭评估方法有：家庭基本资料的收集、家系图、家庭圈、家庭关怀度指数（APGAR量表）、家庭FACES量表、ECO-MAP图等。其中，家庭基本资料和家系图常被记录在家庭健康档案中，是全科医生最常使用的家庭评估方法。本节主要介绍家庭基本资料的收集、家系图、家庭圈、APGAR量表等家庭评估常用工具。

一、家庭评估的概念、类型和内容

（一）基本概念

家庭评估是指针对原因不明、与家庭相关的个体和家庭健康问题进行评估。其目的和意义是了解家庭的结构、家庭所处的家庭生活周期阶段、家庭资源和家庭功能等，进一步分析家庭存在的健康问题，以及在照顾患者健康问题过程中可以利用的家庭资源。

（二）家庭评估的类型

家庭评估可分为主观评估、客观评估、工具评估和分析评估等。全科医疗实践中，当一个家庭存在家庭评估的适应证时，全科医生应对该家庭实施家庭评估，以帮助分析家庭存在的健康问题并实施干预。

1. 主观评估　是指了解家庭成员对家庭的主观感受、愿望和反应，可以用自我报告或主观测验等方法进行评估。

2. 客观评估　是指对家庭的客观条件、背景、环境、结构和功能等进行了解和评价。

3. 工具评估　是指利用预先设计好的家庭评估工具进行家庭结构和功能的状况评价。

4. 分析评估　指利用家庭学原理、家庭系统理论以及家庭发展的一般规律的知识来分析家庭的结构和功能状况。

（三）家庭评估的内容

家庭评估的内容一般包括以下几个方面：

1. 家庭内部结构情况　全科医生可以通过收集家庭基本资料、绘制家系图等方法了解家庭结构情况。

2. 家庭资源情况　可以通过绘制家系图、绘制家庭圈和家庭访谈等方式，了解患者家庭的内、外资源的情况，并帮助患者寻找可以利用的家庭资源来应对家庭压力事件以顺利度过家庭危机。

3. 家庭功能情况　可以通过家系图、家庭关怀度指数等家庭评估工具来评估家庭功能状态。

4. 家庭动力学情况　可以通过家庭咨询、访谈、家庭成员活动观察以及家庭评估工具等方式来了解家庭的内部动力学运作机制。

二、家庭评估基本资料及收集

家庭评估基本资料的收集是全科医生做家庭评估最为常用、最为简便的方法。家庭评估基本资料包括家庭环境、家庭基本情况、家庭经济状况、家庭健康生活等方面。由于全科医生与患者及其家庭成员有着良好的医患关系和长期的照顾关系，对家庭评估基本资料的收集既准确又方便。

1. 家庭环境　包括地理位置、周边环境、家居条件、邻里关系、社区服务状况等。

2. 家庭基本情况　包括家庭成员的姓名、性别、年龄、角色、职业、教育、婚姻、主要健康问题等。

3. 家庭经济状况　包括主要经济来源、年均收入、人均收入、年均开销、年度积累、消费观念、经济目标等。

4. 家庭健康生活　包括家庭生活周期、家庭生活事件、主要生活方式（如吸烟、酗酒及锻炼等）、家庭健康信念、疾病预防、自我保健和利用卫生资源的方法与途径等。

三、家庭评估常用工具

（一）家系图

家系图（genogram, family tree）是以符号的形式来描述家庭结构、家庭关系、家庭成员疾病及有无家庭遗传联系、家庭重要事件等资料的树状图谱。家系图不但能描绘家庭的人口结构，而且还能准确表达成员的基本状况,如长辈、晚辈、年龄、性别、健康及职业状况等,由此可以了解家庭中的病患、劳动力、经济水平及可利用资源等情况。家系图由医生绘制,绘制家系图能使全科医生迅速掌握大量的家庭有关健康的基础情况和重要信息。同时,家系图比较稳定,变化不会太大,可作为家庭档案的基本资料予以保存。

1. 家系图绘制的基本原则

(1)绘制三代或三代以上,一般从家庭中首次就诊的患者这一代开始绘制,包括夫妇双方的父母及兄弟姐妹等家庭成员的情况。

(2)图中长辈在上,晚辈在下;同辈中,长者在左,幼者在右;夫妻中,男在左,女在右。

(3)可以在每个家庭成员的符号旁边注明姓名、年龄或出生日期、重大生活事件、主要疾病和健康问题等。若标记的是患者的年龄,则应注明制图日期,以便按时间推算年龄。

(4)标出任何死亡(死亡年龄或日期及死因)信息。

(5)用虚线标出在同一处居住的成员。

(6)一般 5~15 分钟内完成绘制,图中的内容可不断积累、修改和完善。

2. 家系图常用符号及家系图示例　分别见图 5-1 和图 5-2。

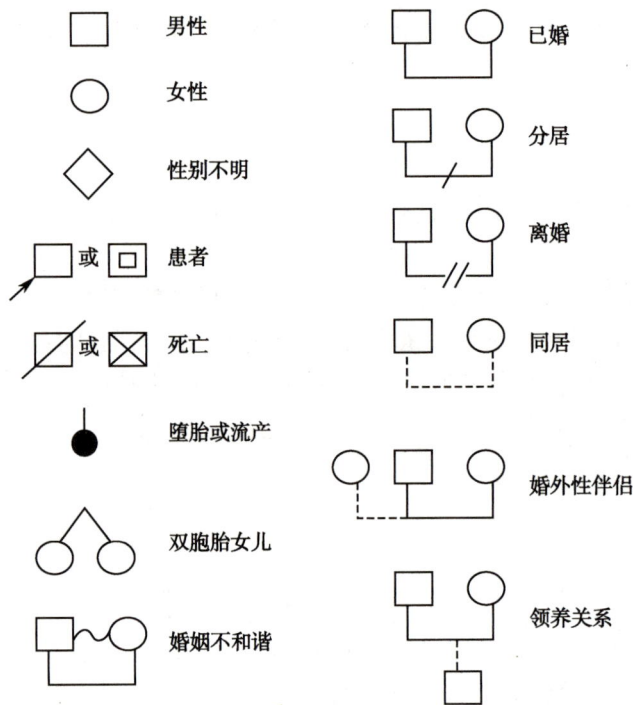

图 5-1　家系图常用符号

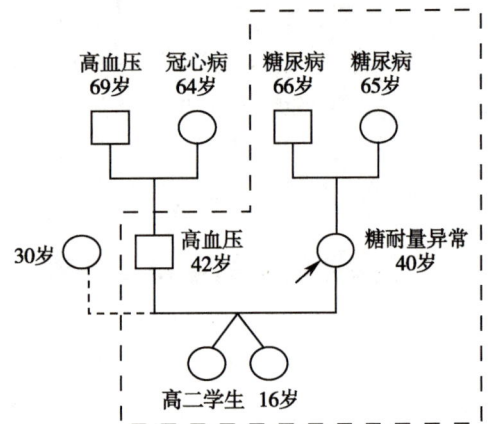

图 5-2　家系图示例

由图 5-2 可见,前来就诊的患者是一位 40 岁的女性,该患者被诊断为糖耐量异常;其丈夫 42 岁,患有高血压病;患者的公公 69 岁,也患有高血压病;患者的婆婆 64 岁,患有冠心病;患者的父亲(娘家爹)66 岁,母亲(娘家妈)65 岁,均患有糖尿病;患者育有一对双胞胎女儿,现年 16 岁,正在读高中二年级;患者和自己的父亲、母亲、丈夫及双胞胎女儿居住在一起;患者能够主动向全科医生诉说自己的丈夫有婚外恋的情况。因患者对家庭成员患病的具体日期不太清楚,故图中没有标注家庭成员的具体患病时间,但从图中可以看出患者有糖尿病家族史,其丈夫也有高血压病家族史。这张图中的很多信息不是很完善,需要在以后的患者随访过程中进一步补充和更新。

3. 家系图的主要用途

(1)家系图是了解家庭客观资料的最佳工具,是全科医疗健康档案的重要组成部分,能为诊断困难的病例带来新的线索。

（2）让医生快速了解家庭的情况（家庭的人数、结构类型、家庭生活周期、家庭关系、遗传病的发病情况、成员的基本资料等），如糖尿病的家族史等。

（3）让其他医生、护士快速了解、评估家庭情况，更好地实施连续性、综合性的照顾。

（4）熟悉家庭成员的情况，了解在家庭中居住的人员，同家庭建立和谐的关系。

（5）快速识别家庭成员中的危险因素。

（6）更好地开展健康教育并促进家庭建立健康的生活方式。

（二）家庭圈

家庭圈（family circle）是由某一家庭成员自己绘制的关于家庭结构与家庭关系的圈形图，主要反映一个家庭成员对家庭关系的感性认识、情感倾向、家庭成员间关系的亲密及疏远程度等。

家庭圈的绘制方法是：先让患者画一个大圈，然后在大圈内画上若干个小圈，大圈代表家庭，小圈代表患者和他认为最重要的家庭成员，小圈本身的大小代表权威或重要性的大小，小圈之间的距离代表家庭成员之间的亲密度。由于文化背景的差异，患者也可以在大圈内画出他认为对他很重要的"家庭"的其他部分，如家庭中的宠物等。家庭圈可由患者独自绘制完成，随后，医生让患者解释图的含义或根据图中发现的问题向患者提问，从而使医生了解患者的家庭情况和家庭问题。家庭圈也可以随着个人观点改变而发生变化，因此家庭情况发生变化后需要重新绘制家庭圈，以便医生获得新的资料，开展下一步的咨询或治疗。家庭圈范例见图 5-3 和图 5-4。

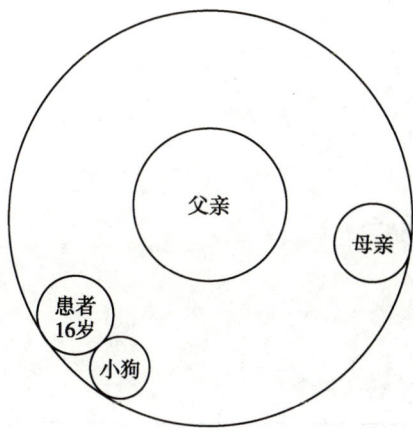

图 5-3　家庭圈示范案例一（家庭关系疏远）　　　图 5-4　家庭圈示范案例二（家庭关系亲密）

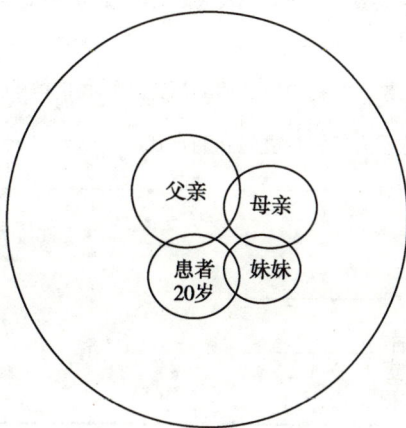

图 5-3 中提示患者是 16 岁的学生，其父亲在家中处于主导地位，父母关系疏远，患者处于自卑状态，极少与父母交流，觉得家庭中与自己关系最亲密的是家里养的小狗。图 5-4 提示患者是 20 岁的女青年，全家人关系融洽，亲密度高。

（三）家庭关怀度指数

家庭关怀度指数测评量表又称 APGAR 量表，是 Smilkstein 于 1978 年设计的检测家庭功能的问卷，是一种比较简便的，能反映家庭成员对家庭功能的主观满意程度的工具。由于其问题较少，评分容易，可以粗略、快速地评价家庭功能，因而是全科医生最为常用的家庭评估方法。尤其适用于有心理问题或家庭问题的患者。家庭关怀度指数测评量表由两部分组成，第一部分测量个人对家庭功能的整体满意程度，即 APGAR 量表，其内容有五项指标：适应度（adaptation）、合作度（partnership）、成熟度（growth）、情感度（affection）、亲密度（resolve），称为"APGAR 家庭评估问题表"。第二部分是了解测试者与家庭其他成员间的个别关系，采用开放式问答的形式，分良好、较差、恶劣三种程度，因较为复杂，不在此书中叙述。

APGAR 量表的具体内容如下：
1. **适应度** 家庭遭遇危机时，利用家庭内、外资源解决问题的能力。
2. **合作度** 家庭成员分担责任和共同作出决定的程度。
3. **成熟度** 家庭成员通过互相支持所达到的身心成熟程度和自我实现的程度。
4. **情感度** 家庭成员间相爱的程度。
5. **亲密度** 家庭成员间共享相聚时光、金钱和空间的程度。
APGAR 家庭评估问题见表 5-7。

表 5-7　APGAR 量表

家庭档号：_____ 填表人：_____ 病历号：_____ 　　　　　_____年____月____日

下面五个题目，能够让我们更了解你和你的家庭，请就实际情况，在适当空格内打［√］，若有更多资料，请写在［补充说明］栏内，在这里所谓的［家人］是指与你住在一起的家人，或感情联系最密切的人，如有问题，请随时提出讨论。

	经常这样	有时这样	几乎很少
1. 当我遇到问题时，可以从家人那里得到满意的帮助。 　补充说明：_____	□	□	□
2. 我很满意家人与我讨论各种事情以及分担问题的方式。 　补充说明：_____	□	□	□
3. 当我希望从事新的活动或发展时，家人都能接受且给予支持。 　补充说明：_____	□	□	□
4. 我很满意家人对我表达感情的方式及对我情绪的反应。	□	□	□
5. 我很满意家人与我共度时光的方式。 　补充说明：_____	□	□	□

* 此部分由本科室人员填写 *

APGAR 得分：_____

APGAR 评估：_____

签名：_____

表 5-7 采用封闭式问答，每个问题有 3 个答案可供选择，若答"经常这样"得 2 分，"有时这样"得 1 分，"几乎很少"得 0 分。将 5 个问题得分相加，总分 7~10 分表示家庭功能良好，4~6 分表示家庭功能中度障碍，0~3 分表示家庭功能严重障碍。另外，通过分析每个问题的得分情况，可以粗略地了解家庭功能障碍的基本原因，即哪一方面的家庭功能出现了问题。

在使用 APGAR 量表时，应注意两个问题，首先是需要将本量表通俗化和本土化，但又不能失其精髓；其次是正确地对待用该表测评出来的结果，注意其时效性和主观性的特点。

（四）家庭适应度及凝聚度评估量表

家庭适应度及凝聚度评估量表（family adaptability and cohesion evaluation scale，FACES 量表）是由 Olson 及其同事于 1979 年提出来的，Olson 等认为适应度和凝聚度是反映家庭行为非常有意义的两个方面。FACES 量表问卷有三种形式：成人家庭问卷、有青少年的家庭问卷和年轻夫妇双人家庭问卷。每种问卷均由 30 个问题组成，表的右侧列有与所选答案相对应的应得分数，如表 5-8 所示。

表 5-8　家庭评估工具——FACESⅡ成人问卷

	从不	很少	有时	经常	总是
	1	2	3	4	5
1. 遇到困难时,家人能互相帮助。					
2. 在家里,每个人能自由发表意见。					
3. 同外人讨论问题比家人容易。					
4. 作出重大的家庭决定时,每个家庭成员都能参加。					
5. 家庭成员能融洽地相聚在一起。					
6. 在为孩子定规矩时,孩子也有发言权。					
7. 家人能一起做事。					
8. 家人能一起讨论问题,并对作出的决定感到满意。					
9. 在家里,每个人都各行其是。					
10. 家务活由各家庭成员轮流承担。					
11. 家庭成员互相了解各自的好友。					
12. 不清楚家里有哪些家规。					
13. 家庭成员在做决定时同其他家人商量。					
14. 家庭成员都能畅所欲言。					
15. 我们不太容易像一家人那样共同做事。					
16. 解决问题时,孩子的建议也予以考虑。					
17. 家人觉得互相很亲密。					
18. 家规很公正。					
19. 家庭成员觉得同外人比同家人更亲密。					
20. 解决问题时,家庭成员愿意尝试新途径。					
21. 各家庭成员都尊重全家共同作出的决定。					
22. 在家里,家人一同分担责任。					
23. 家人愿意共同度过业余时间。					
24. 要改变某项家规极其困难。					
25. 在家里,各家庭成员互相回避。					
26. 出现问题时,我们彼此让步。					
27. 我们认同各自的朋友。					
28. 家庭成员害怕说出心里的想法。					
29. 做事时,家人喜欢结对而不是形成一个家庭群体。					
30. 家庭成员有共同的兴趣和爱好。					

运用 FACES 量表对家庭适应度及凝聚度评价的步骤为:

1. 将受试者所选问题的答案分数用一定的方法(表 5-9)分别计算出凝聚度和适应度的各自得分。

2. 根据适应度和凝聚度得分的转换表(表 5-10)查找出得分所对应的凝聚度和适应度的性质。

3. 判断所评估家庭的适应度及凝聚度。

表 5-9　适应度和凝聚度的计算方法和步骤

适应度	凝聚度
① 第 24、28 题得分之和	① 第 3、9、15、19、25、29 题得分之和
② 用数字 12 减去步骤①的结果	② 用数字 36 减去步骤①的结果
③ 其余偶数题得分之和（除外第 30 题）	③ 其余所有奇数题及第 30 题得分之和
④ 步骤②和③的结果之和	④ 步骤②和③的结果之和

表 5-10　适应度和凝聚度得分的转换表

适应度	0~39	40~45	46~54	55~70
	僵硬	有序	灵活	混乱
凝聚度	0~50	51~59	60~70	71~80
	破碎	分离	联结	缠结

（五）家庭资源的评估

家庭资源分为家庭内资源和家庭外资源。家庭资源的多少直接影响着家庭处理家庭危机的能力。当家庭资源不足以应付压力事件时,容易发生家庭功能障碍和家庭危机,其家庭成员也会因此而产生一系列心理和健康问题。

家庭资源的评估一般采用问卷法,利用多层排序进行评估。家庭外资源的评估方法多采用 ECO-MAP 图法(图 5-5)。ECO-MAP 图是把家庭作为评估对象,调查家庭外资源相关成分的组成及强度,即调查家庭外资源组成成分的有无和多少,然后记录各种资源与家庭的联系强度,最后进行分析、归纳后作出家庭评估,以便针对性地实施家庭治疗。

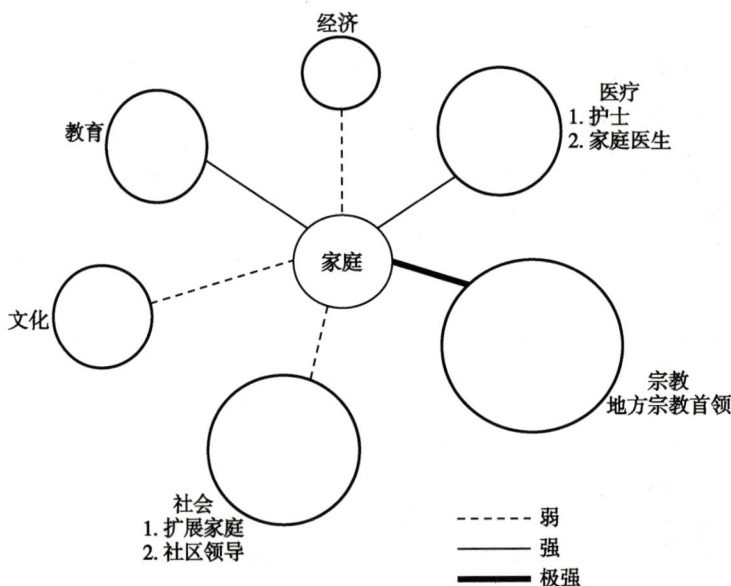

图 5-5　ECO-MAP 图

ECO-MAP 图中圆圈的大小表示资源的多少,不同的连线表示资源与家庭之间关系的联系强度。该图是以社会的观点进行家庭评估,有助于了解家庭所处的社会环境。

（周卫凤　肖文冲）

1. 全科医生为什么要以家庭生活周期提供健康照顾?
2. 家庭对健康的影响有哪些?
3. 如何使用家庭评估工具评估家庭的功能?

ER 5-3

练习题

第六章 | 以社区为范围的健康照顾

教学课件

思维导图

学习目标

1. 掌握：社区的定义、构成社区的要素、社区的类型，社区与健康的关系；社区诊断的基本概念，社区诊断的内容；以社区为范围健康照顾的含义。

2. 熟悉：社区中影响人群健康的因素；社区诊断的目的和意义，社区诊断的程序与步骤；以社区为范围健康照顾的含义；以社区为导向的基层医疗（COPC）。

3. 了解：社区诊断的常用方法；以社区为范围健康照顾的形式。

4. 学会社区诊断的方法和社区诊断报告的撰写；具备全科医生的社区角色。

5. 学会在社区卫生服务中融入人文关怀，体现人文精神。

社区是影响个人及其家庭健康的重要因素，提供以社区为范围的健康照顾，是把社区医学的观念、流行病学的方法与为个人及其家庭提供连续性、综合性、协调性服务的日常医疗保健活动相结合，从个人健康照顾扩大到家庭健康照顾，从家庭健康照顾扩大到社区健康照顾，通过动员社区参与和实施社区卫生服务计划，主动服务于社区中的所有个人和家庭，维护社区健康。因此，提供以社区为范围的健康照顾是全科医学的重要基本特征之一，它指导全科医生在其医疗实践中，不仅提供一对一的个体服务，还兼顾患者家庭和社区群体的照顾。以特定社区人群为背景，做好个体和群体相结合的全科医疗服务，称以社区为基础的基层医疗（community oriented primary care，简称COPC）。COPC为全科医生整合个体和群体的健康照顾提供了有效的方法和模式。

本章将详细介绍以社区为范围健康照顾的有关理论、实施步骤与方法。

第一节 社区与健康

社区中关于人群健康的问题，不仅要考虑疾病和伤害，还要想到所在社区可能威胁到健康的各种因素。认识与健康有关的社区生态环境及影响因素，有利于对慢性病的防控。现代医学认为，全科医生正确认识社区与健康的关系，是搞好以社区为范围的健康照顾的重要理论基础。

一、社区的概念与组成要素

（一）社区的定义

社区（community）是社会学中的重要概念。多年来，在不同的历史时期、不同的研究和应用领域，对社区的定义有所不同。

社会学界普遍认同社区的概念起源于德国著名社会学家 Ferdinand Tonnies 1887 年出版的著作 *Gemeinschaft und Gesellschaft*（《共同体与社会》），该著作中将社区定义为"以家庭为单位的历史共同体，是血缘共同体和地缘共同体的结合"。

我国社会学家费孝通将社区定义为："社区是若干社会群体（家庭、氏族）或社会组织（机关、团体)聚集在某一地域里所形成的一个生活上相互关联的大集体"。

世界卫生组织(WHO)于1978年在阿拉木图召开的国际基层卫生保健大会上将社区定义为："社区是以某种经济的、文化的、种族的或某种社会凝聚力,使人们生活在一起的一种社会组织或团体。"

从社区卫生服务的角度看,目前国际上对社区概念采用最多的是WHO对社区的定义,而国内多采用费孝通对社区的定义。不管采用哪一种社区的定义,其最核心的内涵是社区中的人们具有某种内在的联系。

(二)构成社区的要素

1. 一定数量的人群 人群是社区的主体,有家族性、有血缘关系、有一定的社会关系,以某种生产关系为基础而聚集在一起。社区人口的数量可多可少,并无一定的要求。WHO认为,一个有代表性的社区,其人口数量大约在10万~30万之间。

2. 一定的地域 一定的地理区域范围,为社区人群进行生产和生活活动提供场所。至于其面积的大小无一定的标准。WHO提出的社区面积为$5\,000\sim50\,000\,km^2$。

3. 一定的生活服务设施 社区生活服务设施包括学校、医院、文化市场、商业网点、交通、通信等。这些生活服务设施可以满足居民的物质需要和精神需要,也是社区成熟度的重要指标。

4. 特定的生活方式和文化背景 由于长期生活在同一地域,社区居民有某些共同的需要,如物质生活、精神生活、社会生活等;也有某些共同的问题,如生活状况、卫生服务、教育水平、环境污染问题等。他们往往有一些相同的生活方式,因此他们不仅具有一定的共同利益,而且具有特有的文化背景、行为准则,以维持人际关系的相互协调。

5. 一定的生活制度和管理机构 为满足社区居民的需要和解决社区面临的问题,社区应建立一定的生活制度和规章制度。社区管理机构如街道办事处、居委会以及各种社团组织,是保障制度落实的组织,是开展社区医疗保健的组织保证。

社区的五个要素中,人群和地域是两个关键要素。社区人群、地域的大小往往有较大的不同,但任何社区一般都具有以上几个要素,使社区成为一个有组织的社会实体。

(三)社区的类型

社区一般可分为生活型社区和功能型社区两种类型。生活型社区又叫作地域型社区,是根据居民居住的区域不同而形成不同的社区,如省、县、街道、乡镇、居委会等;功能型社区是由不同的个体因某种共同特征,包括共同的兴趣、利益、价值观或职业等而发生相互联系形成,如学校、工厂、军队等。

我国目前又将生活型社区分为三个基本的小的类型,即城市社区、农村社区和城镇社区。

从社区的分型可以看出,社区的范围可大可小,人群的数量也可多可少。在全科医疗实践中,要确定社区的范围,需要考虑多种因素。

二、社区中影响人群健康的因素

现代医学认为,影响社区人群健康的主要因素包括环境因素、生活方式、生物因素和健康照顾系统等。

(一)环境因素对健康的影响

人类与空气、水、土壤等环境因素之间一直保持着密切的联系。随着人类社会的发展,特别是大规模的工农业生产、交通运输及人口激增,对环境施加了巨大的影响,带来了生态破坏、环境污染、自然资源耗竭等全球性的环境问题,也带来了社区环境问题,如居住条件恶化、工业和交通污染、传染性疾病流行等,使居民的生存质量和健康受到影响。因此,重视社区环境卫生,深入开展环境与健康关系的研究,制定环境中有害因素的控制措施,对促进人类与环境的和谐发展,保障社区居民健康十分重要,达到保护和促进人群健康的目的。

环境因素对社区人群健康的影响有自然环境、人为环境和社会环境因素等方面。

1. 自然环境因素对健康的影响 自然环境是天然形成的、在人类出现之前就已客观存在的各种自然因素的总和,如阳光、大气、陆地、海洋、河流、动植物、微生物等,是人类和其他一切生物赖以生存和发展的物质基础;但自然环境因素也可能给人类健康带来危害,如由于地质环境中某些元素分布不均匀,造成一些地区水和土壤中某些元素过多或过少,而引起生物地球化学性疾病。某些传染及自然疫源性疾病,有明显的地域性和季节性,形成了疾病和流行地区。如血吸虫病、钩端螺旋体病、出血热等,都因其生态环境适合于病原体的繁殖或传播媒介的生存。又如布鲁菌病、棘球蚴病流行于畜牧社区,是因为中间宿主牛羊成群的环境。蛔虫病,蛲虫病流行于环境较差的农村社区,地方病是在特定的社区流行。

2. 人为环境因素对健康的影响 人为环境是指经过人类加工改造,改变了其原有面貌、结构特征的物质环境,如城镇、乡村、农田、矿山、机场、车站、铁路、公路等。现代的城市社区,环境污染已成为影响健康的重大问题。城市社区,废气污水、噪声、生活垃圾、食品污染、工业粉尘、复杂的化学原料,甚至杀虫剂等,已造成极大的公害,使疾病复杂化。环境污染影响的地区和人群范围广,可以影响到整个城镇、区域甚至全球,涉及不同年龄、不同性别的人群,甚至可能影响到未出生的胎儿;对人体产生复杂的综合作用或联合作用;可表现为局部或全身、急性或慢性、近期或远期等损害作用。

3. 社会环境对健康的影响 社会环境因素由社会的政治、经济、文化、教育、人口、风俗习惯等社会因素构成;社会因素对人的健康与疾病具有重要的影响。社会环境因素主要涵盖有社区的文化背景、经济发展和社会心理因素。

(1) **文化背景**:社区的文化背景,决定着人群的健康信念、就医行为和对健康维护的态度,影响着群体的生活行为方式和自我保健的态度。社区的社会文化,包含了思想意识、风俗习惯、道德法律、宗教以及文化教育等。文化,泛指物质文化和精神文化,而社区的文明程度更多地体现在精神文化上,包括教育、科学、艺术、道德、法律、风俗习惯等。不同的社区,形成了各自的文化氛围,深深地影响着这一群体的健康观念、求医行为和自我保健意识。但其文化不同、追求不同。注重饮食营养搭配、节制食欲、劳逸结合,有利于早期预防和发现疾病,则有益健康。而缺乏保健知识及卫生常识,吸烟、酗酒、不节制食欲,则不利健康。社区的风俗文化对群体健康尤为重要,如讲究卫生、节制饮食、清淡饮食,做到合理营养、平衡膳食其良好的习惯成为人群健康长寿的原因。我国有许多良好的传统习俗,但仍有封建迷信的习俗。全科医生应实施长期的健康教育活动,以促进社区移风易俗,提高社区人群的健康。

(2) **经济因素**:经济因素是重要的社会因素,经济发展使人群健康改善、人均寿命延长,健康又促进了社区生产力提高,推动了经济持续发展,促使人群丰衣足食。但若人群自我保健意识滞后,经济发达也带来健康的新问题,如今的心脑血管病、肥胖病、糖尿病、空调病、电视综合征、交通车祸、运动缺乏症等,严重地影响群体健康。相反,经济欠发达社区,则营养不良、贫血、佝偻病、无机盐缺乏等贫穷病,也严重地威胁人群健康,因病致贫、因病返贫,又制约了社区劳动力及经济的发展。

(3) **社会心理因素**:社会心理因素对人群健康至关重要,现今全社会已深刻地意识到,社会心理因素是招致心理和心身疾病的重要原因。心理因素常与社会环境联系在一起,环境的不良刺激影响人的情绪,生活节奏快、人际关系复杂、工作竞争给人们带来紧张和压力,产生心理失衡、焦虑、抑郁等,甚或精神疾病、自杀。长期的不良刺激招致心因性疾病,如溃疡病、高血压、心脑血管病等。心理因素也是癌症的致病原因,研究表明癌症发生前患者多有焦虑、失望、抑郁或压制愤怒等情绪,不良情绪通过机体的神经—内分泌—免疫挫败健康。心理因素是多因多果疾病的常见原因,社区医生对心理因素应有透彻的认识,促使人们树立乐观的人生观,顺应自然、保持平静心态,具有承受力,才能守护健康。

(二) 生活方式及行为对健康的影响

人们的行为和生活方式是在社会发展中形成的,并且随着社会发展而不断改变。不良的生活方式是影响健康的重要因素,随着人们对疾病认识的逐渐深入,许多慢性疾病患病率增高,与不良的生活方式及不健康行为密切关联,行为与健康的关系越来越清晰并显示其重要性:心脑血管疾病、恶性肿瘤等与行为生活方式有关的疾病,已成为威胁人类健康的主要疾病。据世界卫生组织的最新报告,全球 60% 以上死亡与不良行为生活方式有关,绝大多数慢性病、失能和早死,都是由于环境和行为因素造成的。改变人们的生活方式可起到 70% 的作用,而医疗技术只起到 30% 的作用。健康相关行为可分为促进健康的行为和危害健康的行为,促进健康的行为有:基本健康行为、戒除不良嗜好、预警行为、避开环境危害、合理利用卫生服务;危害健康的行为有:不良生活方式与习惯、致病行为模式、不良疾病行为、违反社会法律、道德的危害健康行为。大量的医学研究表明,对人体影响较大的不良行为有吸烟、酗酒、不良饮食习惯、静坐生活方式、赌博、不良性行为等。控制减少这类行为对人群健康的影响,是全科医生的重要任务之一,目前我国社区主要存在以下的不良行为:

1. **吸烟** 世界卫生组织曾把吸烟称为 20 世纪的瘟疫,是慢性自杀行为,吸烟是导致失能和早死的主要原因。长期大量吸烟可引发肺癌、支气管炎、肺气肿、缺血性心脏病、胃和十二指肠溃疡、脑血管意外等。调查结果显示,我国目前每年约有 100 万人死于肺癌、冠心病等与吸烟有关的疾病。吸烟导致发病率上升、有效工作日减少,医疗需求增加。吸烟量越大、起始吸烟年龄越小、吸烟的烟龄越长,对健康的危害越大。吸烟不仅使本人受害,还危及他人及全社会的健康。被动吸烟的孕妇可导致胎儿长期处于低氧致病环境、智力发育受阻,早产和低体重儿出生概率增加(是不吸烟孕妇的 2 倍)。在公众场所弥漫的烟雾是许多重金属污染物、多环芳烃、亚硝胺等的载体,引起被动吸烟者血氧含量下降、免疫功能改变,诱发癌症。吸烟也是导致火灾等恶性意外事件的原因之一。

2. **酗酒** 酒精是一种常见的社会性成瘾物质,过量的、无节制的饮酒称为酗酒,其对健康的危害分为急性和慢性两类。急性危害可导致乙醇中毒、损伤、车祸、斗殴和意外死亡等;慢性危害有乙醇慢性中毒综合征、肝硬化、心血管病和神经精神疾患等。长期酗酒引起的酒精性肝炎、肝硬化、脑血管疾病,以及酗酒同时大量吸烟的协同性致癌作用是导致成年人死亡的重要原因。酗酒还可导致营养摄入不足及生殖器官的直接毒性。酗酒者的病态行为是构成社会治安恶化、家庭暴力、违法乱纪、交通事故的重要原因。

3. **不良饮食习惯** 有些社区人群缺乏合理饮食的认识,追求营养过剩,出现营养失调,是心脑血管病、高血压、糖尿病、痛风的主要病因。在一些社区,饮食还着重高盐提味,以咸菜、腌菜、辛辣为主、少食新鲜蔬菜等生活习惯,是贫血、维生素缺乏、佝偻病、高血压等和体质虚弱的原因。膳食不均衡及不良饮食习惯是慢性病高发的诱因,全科医生应根据不同社区的不良饮食习惯进行健康教育,形成健康的饮食习惯,让人们认识不同的碳水化合物种类、优质蛋白,多吃蔬菜水果,不吃烧烤、烟熏、发霉变质食物,限糖、低盐、低脂等有益于健康。提倡合理营养、平衡膳食,不暴饮暴食、偏食和忌食,促进人群健康。

4. **静坐生活方式** 是指在工作、家务、交通行程期间或在休闲时间内,不进行任何体力活动或仅有非常少的体力活动。静坐生活方式的危害表现在静坐生活方式者如果同时又进食高脂肪膳食,最直接的后果就是引起体重增加和代谢紊乱,进而导致肥胖、高胆固醇血症及血糖升高,后者作为主要危险因素导致心脑血管疾病、糖尿病、乳腺癌、结肠癌等慢性病的大量发生。此外,缺乏体力活动还会导致骨质疏松、情绪低落、关节炎等疾病,也会引起生活质量下降、缩短寿命等后果。

体力活动是指由骨骼肌活动所引起的、能消耗能量的任何身体活动,泛指一切与身体动作有关的活动。体力活动对健康的促进表现在适度的体力活动可以解除精神紧张,帮助精神活动从疲劳中恢复;可以调节人的自主神经功能;可以消耗多余的热量,避免过多的热量转变为脂肪,从而降低血脂。血脂的降低又可以提高血液中纤维蛋白的溶解活性,防止血小板的聚集和血栓的形成。另外,体力活动也有助于降低血压,使肾上腺素的活性降低,减少严重心律失常的发生,使心室纤颤而猝死的可能性减少。体力活动还能使微血管扩张,冠状动脉扩张并促进侧支循环的开放,使心搏量增加、心率变慢、射血时间延长,增加了心肌对缺氧的耐受力。

5. 药物滥用 医疗需求增高及医疗缺乏规范化,出现药物滥用。通过各种渠道,得到繁多的药品。滥用药品,造成了药物的依赖及毒副作用,甚至造成疾病。吸毒属于滥用药物,是指不在医生指导下随意或不适当使用心理激动(致幻)剂,直至产生成瘾或有成瘾趋势的一类行为。吸毒对健康的危害主要表现为:①严重损害吸毒者的健康:一次大剂量吸入毒品导致中枢神经系统过度兴奋而衰竭或过度抑制而麻痹,严重者可导致死亡。长期摄入毒品会引起大脑器质性病变,形成器质性精神障碍;②吸毒成为重要传播途径:静脉注射吸毒者因共用注射器,导致艾滋病、乙型肝炎等传染性疾病在吸毒人群中高发。全科医生有义务管好病、用好药、合理用药,做好社区禁毒、戒毒宣传,告诫人们远离毒品、珍惜生命。

6. 不良性行为 性解放带来的性放纵和性行为改变、多性恋以及性交易等,使性传播疾病和HIV感染途径复杂多样,社会交往及交通运输业的发达,使性病播散速度加快。加强健康教育,使社区人群树立良好的道德观念和自我保健意识,不与娼妓及性伴多的人发生性关系,使用安全套,阻断性病传播。

(三)生物因素对健康的影响

1. 传染性疾病对健康的影响 病原体变化表现在新发传染病病原体的不断出现以及病原体的变异,给传染病的防治带来许多新问题。由于抗生素的大量应用和病原体的变异等原因,近年来病原体耐药性迅速发展,病原体基因突变与抗原变异:抗原变异是传染病发生暴发、流行甚至大流行的重要原因之一。传染病流行的 3 个基本环节中的任何一个环节变化都可能影响传染病的流行和消长。感染谱的变化,由过去大多数传染病以重度、典型病例为主,向轻度、非典型病例增多发展,给传染源的发现及控制造成困难。传染源流动性的变化,传染源流动性出现了快、远、广的特点,给传染病的传播和流行造成便利,同时使控制传染源的工作变得十分困难。传播途径的变化表现在途径的多样性、播散的快速性、疫源地范围难以界定。易感人群的变化出现人口流动性增大、基础免疫水平下降。社区仍以乙型肝炎、丙型肝炎是各社区的高发病,导致慢性肝炎—肝硬化—肝癌,严重危害社区的健康。结核病近年亦呈上升趋势,多发于青少年及老人,尤为农村社区。菌痢、流感、血吸虫病、疟疾、狂犬病、出血热、感染性腹泻等时有发生;风疹、水痘、流行性腮腺炎、炭疽、布鲁菌病亦有发病;烈性传染病霍乱、鼠疫也有报道;新生的新型冠状病毒感染、H7N9 禽流感及疯牛病等,依然威胁着世界不同社区的健康。对于传染病的预防和管理,是全科医生不可忽视的责任。

2. 慢性疾病对健康的影响 慢性非传染性疾病和退行性疾病,是目前人群的主要疾病谱。高血压、心脑血管病、肿瘤、糖尿病、慢性阻塞性肺疾病、风湿病、红斑狼疮等,使人们长期遭受疾病折磨,严重地影响生活质量。随着我国人口老龄化的加剧,慢性病已成为我国多数地区的主要健康问题。在解决因患者行为和环境因素作用所致的慢性病问题时,传统的医疗保健系统和医疗保健服务的作用有限、费用昂贵,慢性病患者的预防性干预和卫生保健活动通常必须长期在社区和家里执行。因此,全科医生要进行慢病管理,使患者及其家庭成为预防和管理慢性病的主要责任承担者,共同搞好慢病的管理。

3. 遗传性疾病对健康的影响 遗传性疾病给健康带来严重危害,医学科学的发展对遗传病的发现越来越多,据估计人群中约有 25%~30% 受遗传病的危害,单基因遗传病占 10%,多基因遗传病占 14%~20%,染色体引起的约占 1%,但却造成了严重的疾病或畸形。Mckusick VA 编著的《人类孟德尔遗传》一书指出，1966年认识的单基因病1487种，1986年至今已达4023种。遗传疾病造成弱智儿童，给家庭和社会带来了负担。许多常见病如精神病、糖尿病、动脉粥样硬化、恶性肿瘤都与遗传相关。近亲繁衍导致遗传病，在偏远社区、山区并未完全消亡。全科医生在社区卫生服务中，应传播婚前检查、生育指导、围生期保健、宫内诊断等信息，预防遗传病的发生。

（四）健康照顾系统对健康的影响

健康照顾系统是维护及促进人群健康的重要保证。健康照顾系统的服务功能分为两个方面：保健功能和社会功能。保健功能通过预防、治疗、康复及健康教育等措施，降低人群的发病率和病死率；通过生理、心理及社会全方位的保健措施，维护人群健康，提高生活质量。社会功能首先使患者康复，恢复劳动力，提高生产力水平；其次是消除病患者对疾病的焦虑和恐惧，维护人群健康的同时，有利于社会的安定；第三是对患者疾苦的解脱和心理安慰，使人们体验到社会支持的存在，有利于社会凝聚力的增强。

人群的健康状况与社区的健康照顾系统密切相关，社区的健康照顾系统，是指社区的卫生、医疗和卫生人力的统筹安排。人群能否得到有效的健康照顾，与社区有无高水平的全科医生及医疗的可及性极为相关，是确保常见多发病能否在社区得到合理治疗的关键。社区健康照顾机构对人群健康影响的大小，显示了人们在那里是否能够得到及时、有效的治疗，或在社区是否被推诿，耽误救治，且治疗措施的花费是否与患者的经济合拍及承担能力相关。当前我国社区健康照顾的瓶颈，是缺乏高品质的家庭/全科医生和有效的廉价药物，及卫生服务的真诚态度。

三、社区与健康的关系

社区对于人的社会化及身心健康有着明显的作用和影响。人们在生活社区中成长、学习知识、了解彼此、互相帮助、满足各种需要。许多角色都是和社区联系在一起的，对人的身心健康将起积极作用。其中社区资源是维护健康的重要支持因素，也是全科医师开展社区为范围的健康照顾的重要依据。

社区中的健康问题也涉及社区人群的方方面面。社区常见的疾患、心理与行为、生活与工作、家庭健康、社区卫生等问题不时地困扰着社区人群，影响着社区人群的健康、生活与工作。在不同的社区，由于不同的经济发展水平和生活条件，以及社区人群的不同健康观念和对医疗服务条件利用的差异，社区常见健康问题的范围和内容不尽相同。社区中常见的健康问题通常有以下一些特点：如大部分健康问题都处于早期未分化阶段和未经组织的原始阶段、伴随大量的心理和社会问题、疾患的分科不明确、急性或一过性或自限性疾患出现的比例较高、慢性疾患出现的频率较高、问题具有很大的变异性、问题具有明显的隐蔽性、问题的原因和影响因素通常都是多维的和错综复杂的。因此，社区健康问题的处理方式和方法，也有其许多特殊性和复杂性。

（一）社区资源和健康

了解社区资源是全科医生开展社区为基础的健康照顾，制订社区保健计划的重要依据。与居民健康有关的社区资源有经济资源、社会文化资源、社区机构资源、社区人力资源、社区动员潜力等。

1. 社区经济资源　经济资源指社区整体的经济状况、生产性质、公共设施、交通状况等，是社区发展的基础，与社区居民健康有密切的关系。一定的经济条件是满足居民的基本需要，包括衣、食、住、行以及卫生保健服务和教育的基础，同时还涉及生产的体制、职业和社会阶层、福利与社会保障及其相联系的社会心理健康。经济发展水平提高可为居民带来丰富的物质文明，如提供生活所必需的营养、较好的工作和生活环境、必要的卫生保健费用的投入等。但是同时也应看到，经济发达也会给社区带来许多相应的健康问题，如营养过剩（肥胖、高血压、冠心病等）、心理紧张、工业污染和意外事故等。落后的经济状况可能产生落后的社区环境，缺乏理想的饮食、住房、教育、公共卫生设施和卫生保健服务,可能造成学生失学、工人失业、家庭资源贫乏和社会治安混乱等一系列的问题,会明显影响社区的健康状况。社区企业应当注意保护社区的环境,避免工业有害因素造成职业场所和社区环境的污染危害居民的健康。社区的公共设施则有利于居民修身养性、促进健康。

2. 社区文化资源 社区文化资源包括教育、科技、艺术、习俗、道德、法律、宗教等方面。每个社区都有其特征性的文化背景,这种文化背景在某种程度上决定着人群对健康和疾病的认识、就医行为和对健康维护的态度以及所采取的生活习惯、行为方式和自我保健能力等。

教育对健康的影响是多方面的。教育可通过培养人的文化素质来指导人们的生活,如感知疾病和掌握卫生知识,改变不良卫生习惯,参与社会卫生和提高卫生服务的利用。风俗习惯是人们在长期共同生活中形成的一种规范性行为,它贯穿于人们的衣、食、住、行、娱乐、体育、卫生等各个环节。不同的社区其风俗习惯差异较大,如中国人提倡不喝生水、减少了许多传染病的发生,有助于维护健康,但"节日病"就是不良的风俗习惯而引起的,风俗习惯的优劣,必然会对当地居民健康产生影响。宗教活动一方面给人们提供信仰支持或有益于健康的行为习惯,另一方面也可能会使人们产生错误的疾病因果观和健康信念模式,导致不良的就医行为。

3. 社区机构资源 社区机构资源主要是指社区组织机构,包括社区的领导或管理机构、社区活动机构、文化教育机构、社区团体(协会、工会、宗教团体)、生活服务机构、医疗保健机构和福利慈善机构等。社区的组织机构是维护社区健康的重要资源,是全科医生提供协调性服务的重要保障。

社区医疗保健机构如医院、社区卫生服务中心、卫生院、红十字站、疗养院等的数量、分布、可用程度、可及性和有效性对社区健康有明显的影响。全科医生应该掌握机构资源的信息。并且与社会卫生保健机构建立牢固的、有效的合作机制,充分利用机构资源,满足维护社区健康的需要。社区的管理机构可以是开展社区居民健康促进和健康教育的组织平台,同时也可协调社区居民的关系包括医患关系等,有利于居民的心理健康。

4. 社区人力资源 人力资源是指各类医务人员、卫生相关人员,如行政人员、教师、宗教团体成员、居民委员会成员以及社区的居民等。社区医疗保健机构及其医务人员的服务观念、服务能力和服务方式,医疗保健领导者的协调能力、组织能力、管理能力以及在社区中的威信和号召力,都将影响社区卫生保健系统提供社区卫生服务的能力。社区人口的数量、质量和再生产的速度决定着人们的生活水平和生活质量,也影响着人群的健康。在一定范围内人口密度越高,表明环境和经济条件越好,人们的健康水平越高。相反,则表明自然条件恶劣,经济较落后,往往缺乏教育资源和卫生资源,居民健康受到影响,如边远的山区农村等。但人口过于稠密必将引起人口质量下降、生活空间拥挤、公共卫生设施不足、资源贫乏、人际关系紧张、家庭问题增多和卫生服务明显不足等问题,同时也给社区的组织和管理带来许多困难。人口的增长速度太快,超过经济增长的速度会造成居民收入水平下降,居民的生活物质、教育、医疗保健难以得到保障,也会带来一系列的社会问题;社区老年人口比例的增加,给卫生服务带来了巨大的压力,也明显影响社区的健康状况。另外一方面,社区的人力资源也是全科医生开展卫生服务的可利用的资源,如健康教育活动中,患者的现身教育、家庭成员的相互监督教育等。

5. 社区动员潜力 社区动员潜力包括居民的社会意识、社会权力结构及运用、社区组织的活动、社区居民对卫生事业的关心程度等。有些学者认为社区动员潜力是指社区内可多用来为医疗卫生保健服务的人力、物力、财力、技术等。

(二) 社区常见的健康问题

社区常见健康问题是全科医学的研究对象,也是全科医疗服务的主要内容,全科医生通过了解社区常见的健康问题,并且把这些常见的健康问题解决在社区,可为社区的全体居民提供综合性、连续性、可及性、协调性卫生保健服务。同时合理地引导患者就医的流向,解决分级医疗的问题,做到小病进社区,大病进医院,在一定程度上有效缓解医疗费用的上涨。全科医生具备临床医学、预防医学、康复医学和人文社会学科知识结构,能够确认居民常见健康问题,同时立足于社区,开展以社区为基础的健康照顾,这也是全科医疗区别于其他专科医疗的重要特点之一。社区常见的健康问题包括社区中常见的疾病、疾患、心理与行为问题等。

1. 社区常见健康问题的特点

(1)社区常见健康问题包括常见病和多发病、常见症状、心理和行为问题。

(2)社区居民的健康需求多样化,有正常和异常。

(3)社区健康问题的识别对特殊的仪器设备依赖性低。

(4)80%~90% 可以在社区通过全科医生解决。

(5)不同地区由于经济发展水平、地理自然环境等因素,社区常见健康问题存在一定的差异。

2. 社区常见健康问题的差异　在不同的社区,健康决定因素存在差异。因此,不同社区的常见健康问题也会有差异:第三次国家卫生服务调查显示,我国城市地区两周患病前五位疾病顺位是高血压、急性上呼吸道感染、急性鼻咽炎、胃肠炎和脑血管疾病。而在农村地区,高血压和脑血管病分别排在第四位和第八位。确定和解决常见的健康问题是全科医疗的主要任务之一,无论是针对个体和家庭的健康问题,还是社区整体的卫生状况,都需要通过 COPC 了解所在社区与健康相关的基本特征。

3. 基层医疗常见健康问题的基本特征　在理想的卫生服务体系中,基层医疗主要是采用适宜技术治疗常见病、多发病;管理慢性病,预防并发症和失能;维持与促进健康人群和高危人群的健康,预防疾病。三级医疗主要应用复杂而昂贵的诊疗技术解决疑难重症。因此,在基层医疗机构就诊人群的健康问题的基本特征与综合性医院不同。在基层,处于疾病早期状态或未分化状态的人多;而且生物学疾病的构成也不同,以常见病、多发病为主。鉴于上述情况,全科医生的临床判断,如对诊断试验价值的评价,不能完全照搬大医院的经验,要结合特定社区的实际情况。另外,全科医生为其服务社区的全人群提供照顾,既照顾就诊者,也关心非就诊者,正确引导有卫生服务需要但没有需求者合理利用卫生资源。根据 White K 等和 Green LA 等就社区居民患病与利用医疗资源情况的调查显示,只有 33.3%(250/750)~40.9%(327/800)报告患病的人考虑寻求医疗资源的帮助,60% 左右的人虽有健康问题但不求助医务人员。未就诊的原因可能与自我保健水平、经济状况、健康知识掌握对卫生服务的满意度或健康观有关,因而正确地分析原因至关重要,有助于改善卫生服务的提供和利用以促进健康水平。要了解社区常见健康问题除了通过门诊患者,了解健康问题外,更重要的是要对社区全体居民的健康状况有明确的掌握。这就必须通过社区诊断的方法来完成。

第二节　社区诊断

全科医生在实施 COPC 前,首先要了解所服务社区的特征、存在的健康问题及社区居民的卫生需要与需求等,然后才能制订和实施干预计划。社区诊断(community diagnosis)便是实现上述目的的重要手段和方法。

一、基本概念

社区诊断在我国又称为社区卫生诊断,也可叫作社区需求评估。每个社区都拥有自身的特征和健康问题,社区诊断就是把社区作为一个被照顾者,用流行病学、卫生统计学、社会医学、心理学等定性和定量的方法收集并分析资料,明确社区及其与健康相关的特征,掌握社区卫生服务资源,确定社区主要卫生问题的过程。社区诊断是制订社区卫生干预计划的前提和基础,并为评价干预效果提供基线资料,还能为政府及卫生行政部门等制定社区卫生相关政策、合理配置卫生资源提供重要参考。

社区诊断与临床诊断不同。社区诊断着眼于人群,临床诊断则针对就医的个体患者。社区诊断是社区卫生工作者主动地对社区健康状态进行描述和分析,并确定社区内主要的卫生问题的过程;临床诊断则是临床医生在疾病发生之后,对患者进行问诊、物理检查和实验室检查后得出的结论。两者的比较如表 6-1 所示。

表 6-1 社区诊断与临床诊断的比较

项目	社区诊断	临床诊断
对象	人群、社区环境	个人、家庭
问题	事件或现象、人群反应、人群健康状况	个人的症状
资料	社区文献资料、健康档案、社区居民自发反应	主诉、现病史、既往史
方法	社区调查、筛检、统计分析	物理检查、实验室检查、量表测查
结果	发现社区卫生问题和卫生资源、找出卫生问题的原因	确定疾病名称、找出病因
处理	社区卫生计划	治疗方案
目的	预防疾病、促进健康	治愈疾病、缓解症状

二、社区诊断的目的与意义

(一)社区诊断的目的

社区诊断是制定卫生政策、合理配置卫生资源的重要依据。就像治疗个体的患者一样,有了正确的诊断才能开展针对性的治疗,要想提供良好的社区卫生服务,就要有一个正确、完整的社区诊断,从而制订出有效的社区卫生服务计划。社区诊断的目的主要体现在以下几个方面:

1. 确定社区居民的卫生服务需要与需求,发现社区的主要卫生问题。
2. 对社区卫生问题进行排序并确定社区中需要优先解决的卫生问题。
3. 提供制订社区卫生服务计划所需要的资料。
4. 动员全社区的力量参与社区卫生服务计划的制订与实施。

(二)社区诊断的意义

社区诊断是社区卫生服务工作周期(图 6-1)的重要环节。社区诊断完成以后,就要制定社区卫生服务工作目标及计划。在计划实施后,要对其效果进行评价,检查是否达到了预期的目标。随后又开始新一轮的社区诊断,发现新的卫生问题,如此周而复始,循环往复,不断推动社区卫生服务工作的开展。

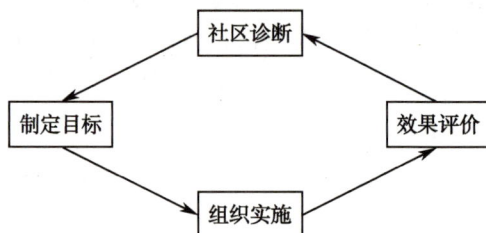

图 6-1 社区卫生服务工作的工作周期

三、社区诊断的内容

社区诊断的主要内容是根据以上不同的社区诊断目的来确定的,一般包括:

(一)确定社区的环境状况

包括自然环境和人文社会环境。自然环境如安全饮用水、环境污染、家庭居住环境及工作学习环境等。人文社会环境如社会经济水平、教育水平、家庭结构与功能、社区休闲环境等。

(二)确定社区人群健康状况及其健康问题

采用流行病学和统计学方法,调查社区人群的健康状况,如传染性疾病和慢性非传染性疾病的病种,各病种的发病率、患病率、病死率及在不同人群、不同地区、不同时间上的分布状况等。

（三）明确社区可利用的资源与可动员的潜力

社区诊断所要明确的社区内可用于解决健康问题的资源主要包括：

1. 社区的经济资源 社区整体的经济状况、产业性质、公共设施、交通状况等。这些资源的丰富程度及分布状况直接影响卫生保健服务的提供和利用。

2. 社区的机构性资源 包括医疗卫生机构，如诊所、卫生院、医院、红十字站、疗养院等；社会慈善机构；社会福利机构如基金会等；文化教育机构；社会团体如协会、工会、宗教团体等。对于这些机构的功能及其可用性和可及性的掌握，有助于社区卫生服务的连续性与协调性发展。

3. 社区的人力资源 包括各类医务人员和卫生相关人员，后者如行政人员、居民委员会人员、宗教团体人员等。这些人员都是社区卫生服务的有效资源。

4. 社区动员潜力 包括居民的社区意识、社区权利结构及运用、社区组织的活动、社区居民对卫生事业的关心程度、社区人口的素质与经济能力等。

5. 社区组织、机构和政策支持 包括社区领导机构、相关组织机构对全科医疗的理解与支持，对 COPC 有利或不利的政策、法规等。

（四）确定应优先解决的社区卫生问题

一个社区在同一时期所面临的卫生问题往往是很多的，由于卫生资源的限制，不可能同时解决所有的卫生问题。因此应根据具体情况确定优先解决的问题和制订解决方案，才能最大限度地发挥有限资源的作用。对优先解决问题所涉及的人群，应采用相应的流行病学和统计学方法，对其社会、经济、人口等方面的特征进行详尽的描述和分析。

四、社区诊断的程序与步骤

（一）确定社区诊断的目标

目标可以是综合性的，如诊断社区的卫生需要或需求；也可以是特异性的，如高血压的预防与控制。

（二）确定目标社区和目标人群

目标社区可根据地理区域或特定人群来确定，如将城市的街道或机关单位等作为目标社区。目标人群可根据社区诊断的目的和内容来确定，如将社区的全部人口或某个年龄段的人口等作为目标人群。

（三）收集目标社区的资料

资料的收集是进行社区诊断的基础，只有在完整、准确、可靠、及时的信息基础上才能作出正确的诊断。

1. 资料的来源 资料来源有两个，一是现有资料的收集，二是由专项调查获得的资料。资料来源见图 6-2。

(1) 现有资料：主要包括各个部门和系统的常规统计报表、经常性工作记录、以前做过的调查的报告等，如公安局的出生和死亡登记、流动人口登记、户籍管理记录、卫生系统的疾病统计资料、医院病历、普查和筛查资料等。在利用现有资料前要对其可信性、完整性、可比性以及实用性等进行评价。

(2) 专项调查资料：现有资料不足以满足

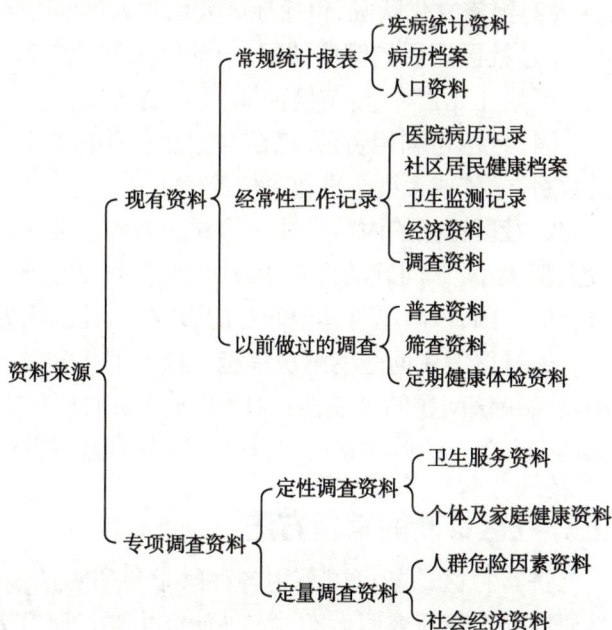

图 6-2　社区诊断的资料来源

社区诊断要求时,可以针对社区的某一特定问题进行专项调查以获得所需的资料。专项调查资料分为定性调查和定量调查资料,如个体及家庭健康资料、人群危险因素资料等均可通过定性调查或定量调查的方法获得。具体方法详见本节的"五、社区诊断的常用方法。"

2. 资料的内容

(1) **社区背景资料**:包括地理位置、地形、地貌、自然资源、经济状况、风俗习惯以及交通、通信情况等;社区内的政府机构、民间团体和学校、幼儿园的分布情况等。

(2) **人口学资料**:社区的人口数量、性别、年龄结构、重点人群和高危人群的特征等。

(3) **社会和经济指标资料**:收入、财产、就业、生活环境、生活秩序、文化水平、业余文化生活等。

(4) **生活方式资料**:营养状况、自我保健意识、运动、吸烟、饮酒、滥用药物等。

(5) **社区健康状况资料**:人口出生率、死亡率、发病率、患病率、病残率、总发病率、总患病率等。

(6) **卫生资源及其利用的资料**:卫生人员的数量和结构、卫生费用的数量和来源、医疗机构的数量和分布、居民对卫生资源的可及程度等。

(7) **卫生服务利用及管理资料**:就诊人数、住院人数、年急诊率、年住院率、平均住院天数、影响居民就诊和住院的因素、医院成本与效益等。

(四) 确定优先解决的社区卫生问题

根据普遍性、严重性、紧迫性、可干预性、效益性等原则,确定优先解决的社区卫生问题,并综合分析问题的原因,以达到最终解决问题的目的。

(五) 考虑干预的可行性

确定优先解决的社区卫生问题后,应制订解决该问题的干预计划,包括干预的时间、地点、经费、可利用的资源等。同时还应考虑问题的可干预程度、问题可预防的可能性、干预或预防成功的可能性、干预所需资源以及社会和社区居民的支持度等。

(六) 写出社区诊断报告

社区诊断报告一般由以下三部分组成:

1. 开展社区诊断的背景 开展社区诊断的背景包括社区一般情况简介、开展社区诊断的目的、开展本次社区诊断的意义等。

(1) **社区的基本情况**:社区面积、人口数、家庭户数、男女性别比、年龄分层、民族分布等。

(2) **经济文化状况**:包括社区人均收入、低收入人数、基本医疗保险覆盖率、文化程度等。

(3) **社区居民的健康状况**:包括健康知识知晓率、患病率与疾病顺位、死亡率与死因顺位、孕产妇/新生儿死亡率、疫苗接种率、不良行为比例等。

(4) **社区可利用资源**:医院与卫生机构的数目、医护人员的数目、床位数、居委会或社会志愿人员数目、学校或大型企事业单位等。

2. 社区诊断的内容 社区诊断的内容主要包括:社区卫生问题是什么,该问题的影响范围或涉及人群大小;该问题的严重程度,引起问题的主要原因、次要原因;哪些原因是可变原因,哪些是不可变的原因;该问题对其他问题的影响,与社区优先领域或关心问题的联系等。

3. 社区卫生问题的解决措施 社区卫生问题的解决措施包括:卫生服务提供和利用情况;社会动员解决该问题的可能性;问题干预效果的评价方法;对卫生政策的改进建议;对目前社区主要疾病的一、二、三级预防情况;与相关部门的合作情况等。

五、社区诊断的常用方法

进行社区诊断可以采用各种医学科研方法及流行病学的方法。社区诊断的常用方法分为定性研究和定量研究两大类。定性研究主要指研究者运用历史回顾、文献分析、访问、观察、参与经验等方法获得研究的资料,并用非量化的手段对资料进行分析,获得研究结论。由于只要求对研究对象的性质作出回答,故称定性研究。定量研究主要指搜集用数量表示的资料或信息,并对数据进行量化处理、检验和分析,从而获得有意义结论的研究过程。定量研究主要以数字化符号为基础去测量,由于其目的是对事物及其运动的量的属性作出回答,故称定量研究。

(一)定性研究

其特点是研究结果不能以数据来表示,主观性强,不能推论一般,但常能探知事物的"来龙去脉",故而能获得深入的信息,对所研究问题具有探索性意义。常用的定性研究方法主要有:观察法、个人深入访谈法、专题小组讨论法和选题小组讨论法等。

1.观察法 观察法是指通过对事件或研究对象进行直接的观察来收集数据的方法。常用的观察法有参与观察法和行为观察法。通过参与观察和行为观察可以发现研究对象语言、行为、态度与实际情况之间的差别,最大限度地减少和控制定性研究中的报告偏倚。与专题小组访谈和个人深入访谈相比,观察法所获得的资料较为准确。

(1)**参与观察**:是指研究者深入研究对象的生活中,即生活在研究对象的社区文化氛围之中,观察、收集和记录研究对象在社区中日常生活的信息,用一段文字或一个故事来记录所研究的内容。研究者在每一个观察地点追踪观察记录,在整个研究中,这些记录将成为一份连续的记录资料,对研究来说具有重要的意义。

(2)**行为观察**:是指根据事先的行为分类标准,通过观察、记录和行为分析来收集行为资料,通常在乡村、社区和城市的邻里间和诊所中使用。在现场实施时,研究者多使用调查指南和量表将观察到的行为进行分类,并对特定的环境和条件进行观察和记录。与其他的定性研究方法相比,行为观察能得到更深入的信息和对行为有较深入的理解。

2.个人深入访谈 是指一个访谈者与一个被访谈者(有时也称为重要知情人)面对面地进行交谈。研究者可以用一份事先拟好的访谈提纲或写有开放性问题的问卷进行访谈。访谈的问题最多不超过5~6个,最好在20分钟左右能够完成。在访谈中可以记录,也可以用设备进行录音和录像,但需事先征得被访谈者的同意。访谈结束后,将访谈的内容整理出来。一次成功的个人深入访谈所获取的资料对于研究者来说,是非常重要和有意义的。个人深入访谈的应用范围并不是很广泛,访谈者要具有较好的获取信息的能力、记忆力、判断力以及应变力。

3.专题小组讨论 专题小组讨论是指为了了解有关调查对象的行为的信念、态度以及经历等信息,将一组人聚集在一起,就某一特定的问题进行深入的讨论。多在一个项目开始以前或实施以后用于收集调查资料或者评价项目的进程和结果。典型的专题小组讨论应由5~7个人参加,他们的年龄、文化、专业、婚姻状况应相似或基本相同,男女在同一组较为理想。讨论由一名受过训练的主持人主持,可以有一位助手参加,帮助记录讨论的内容以及负责录音。会场安排环形座位,以便交流。理想的讨论时间是1~2小时。专题小组讨论参加者们所发表的意见并不仅仅是反映了他们个人的意见,而是代表了与他们相似的一类人的观点、态度和行为。

4.选题小组讨论 选题小组讨论是一种程序化的小组讨论,其目的是寻找问题,并把所发现的问题按其重要程度排出顺序来。选题小组一般由6~10人组成,主持人给出要讨论的问题,小组成员互不交流,每人在一张纸上按要求列出自己认为重要的选项,上交所写的内容,每人向大家解释自己写的每一项内容,由1人统一记录。此后再发给每人一张纸,让小组成员从所有项目中选出自己认为最重要的10条,排出先后顺序,并将每项按1~10分赋分,最重要的赋10分,最不重要的赋1分。每人上交自己的结果,主持人将结果统计并按分数排序,代表小组共同的意见。选题小组每次讨论都有一个肯定的结果,每人都有平等表达意见的机会,受他人的影响较小。

(二)定量研究

定量研究常常以问卷作为收集资料的工具,向调查对象收集有关疾病、健康、医疗服务等信息。其结果可以用数据来表示,较为客观,说服力强,能够推论一般,但不能得出深入的信息资料。常用的方法有结构式访谈法、现场自填问卷法和信访法等。

1.结构式访谈 结构式访谈是指调查者根据事先设计的调查表格或问卷对调查对象逐一进行询问来收集资料的过程。其基本特征是有详细的调查表和进行面对面的访问。

2.自填问卷法 调查对象按照研究者设计的问卷和填写要求，根据个人的实际情况或想法，对问卷中提出的问题逐一回答，并将答案填写在问卷上。根据研究者或调查者是否在填表现场，可分为现场自填问卷法和信访法。

(1)**现场自填问卷法**：是指研究者或调查者把问卷直接发放给调查对象，并一直待在填表现场，由调查对象现场填写问卷，直到调查对象填写完毕把问卷收回为止的一种收集资料的方法。

(2)**信访法**：是指研究者或调查者将设计完毕的问卷邮寄给调查对象，调查对象再按照要求填写完毕后邮寄给研究者的收集资料方法。

定量研究常常要使用问卷，一份高质量的问卷既要求准确收集到所需要的资料，又要适合被调查者。在设计问卷时要遵守以下原则：①目的原则：问卷中的内容须按研究或调查的目的来设计，即问卷中的每一个问题都应与研究目的相关；②题量适度原则：问卷中的问题数量要适宜，完成一份问卷的时间一般不宜超过30分钟，最好在20分钟以内；③不列入原则：一些敏感性问题不宜列入问卷，如婚外行为、同性恋、吸毒等；这些敏感问题可运用随机应答技术解决；④易回答原则：问卷的问题和答案用词必须简明清楚、恰当准确，描述应具体而不抽象，易理解；⑤中性原则：研究者不能把自己的观点和倾向带入问卷，产生诱导性提问，最好采用中性提问；⑥一事一问原则：即每个提问只能包含一件事或一个单独的意思；⑦具体化原则：尽量避免抽象提问，涉及抽象概念时，一定要把它们转化成具体的、回答者容易理解的问题；⑧迂回原则：一般问卷中应尽量避免敏感性问题，如果问卷中确实要包括敏感性问题时，可采取迂回提问，避免直接提问。

理论与实践

甲沟炎的防治

某社区卫生服务站一直坚持对前来接受服务的居民进行门诊登记。服务站负责人对登记簿进行分析后发现，一年来该站共接待了11位甲沟炎患者，其年龄除一人60多岁外，其余均为70多岁。为了弄清原因，服务站负责人首先利用电话逐一询问了11位甲沟炎患者，了解患甲沟炎的原因。服务站负责人得知发病原因后，立即组织全站工作人员对辖区内老年人进行问卷调查，内容包括：如果社区卫生服务站提供自费的剪脚指甲服务，有多少人愿意接受服务？价格多少可以接受？最后对愿意接受该项服务的人群进行分析后，决定开设新的社区卫生服务项目。

本例描述的这种调查就属于社区诊断，社区诊断完成以后，制定了相应的社区卫生服务工作目标，推动了社区卫生服务工作的开展。

第三节 以社区为范围的健康照顾

以社区为范围的健康照顾是全科医学的基本原则之一，也是全科医疗的重要特征。

一、以社区为范围健康照顾的含义

(一)概念

以社区为范围的健康照顾是社区建设的重要组成部分，是在政府领导、社区参与、上级卫生机构指导下,以基层卫生机构为主体,全科医生为骨干,合理使用社区资源和适宜技术,以人的健康为中心、家庭为单位、社区为范围、需求为导向,以妇女、儿童、老年人、慢性病患者、残疾人等为重点,以解决社区主要的卫生问题、满足基本卫生服务需求为目的,融预防、医疗、保健、康复、健康教育、计划生育技术服务等为一体的,有效、经济、方便、综合、连续的基层卫生服务。

(二) 以社区为范围的健康照顾的特点

1. 以社区为范围健康照顾的场所在社区,并以社区为范围,服务对象是整个社区人群。

2. 重点人群是妇女、儿童、老年人、慢性病患者、残疾人等。

3. 所提供的服务内容是以发现和解决社区主要卫生问题为主。

4. 服务必须是居民在经济上能够承担且能够方便接受的。

5. 其服务目标必须以社区居民"需求"为导向,而不是以"需要"为导向。

6. 需要政府、社区共同参与。

7. 提供服务的主体是基层医疗机构。

(三) 基本原则

1. 坚持为人民服务的宗旨。依据社区人群的需求,正确处理社会效应和经济效应的关系,把社会效应放在首位。

2. 坚持政府领导,部门协同,社会参与,多方筹资,公有制为主导。

3. 坚持预防为主,综合服务,健康促进。

4. 坚持以区域卫生规划为指导。引入竞争机制,合理配置和充分利用现有卫生资源;努力提高卫生服务的可及性,做到低成本、广覆盖、高效益、方便群众。

5. 坚持实事求是。积极稳妥、循序渐进、因地制宜,分类指导,以点带面,逐步完善。

二、以社区为范围健康照顾的形式

(一) 以社区为范围健康照顾的内容

1. **预防服务** 针对社区内的所有居民,包括健康人群、亚健康人群、高危人群、职业人群、患者等开展传染病、非传染病、慢性病和突发事件的群体预防和个体临床预防服务。

传染病预防:以社区的一级预防(病因预防)、二级预防(五早预防即早发现、早报告、早隔离、早诊断、早治疗)和三级预防(预后与康复)为主。

非传染病和慢性病的预防:一级预防为危险因素预防;二级预防为早期疾病干预,即早发现、早诊断、早治疗;三级预防为预防疾病恶化,预防残废,预防死亡。

突发事件的预防:是指对隐藏在社区"健康人群"内的,且能突然发生严重问题的一些事件的临床预防服务。

2. **医疗服务** 依据社区居民的需求,以解决社区内主要卫生问题为目的,在社区或医院开展的门诊和住院服务,以及家庭访视、家庭治疗、临终关怀等医疗服务。其中门诊形式的医疗应以全科医疗方式为主。

3. **康复服务** 对社区内慢性病患者、伤残患者、老年患者进行医院、社区和家庭康复工作。

4. **保健服务** 对社区居民进行保健合同制管理,如签订保健合同,进行定期健康保健管理,如建立健康档案、健康咨询及健康指导。

5. **健康教育服务** 健康教育是实施社区传染病、非传染病、慢性病和突发事件的预防的重要手段,很多卫生问题可以通过健康教育工作得以纠正,如吸烟、酗酒、饮食不当、性淫乱、吸毒及药物滥用等。

6. **计划生育技术指导** 对社区育龄人群的计划生育和优生优育技术工作进行指导。

(二)以社区为范围健康照顾的方式

以社区为范围健康照顾的方式如下:①社区诊断及门诊;②急诊与急救;③出诊;④巡回医疗;⑤随访;⑥家庭访视;⑦家庭病床和家庭护理;⑧住院服务;⑨会诊与转诊;⑩就医指导与医疗咨询;⑪专家服务;⑫社区公共卫生服务。

> **知识拓展**
>
> ### 发展以社区为范围的健康照顾,实现可持续发展战略
>
> 世界环境与发展委员会在《我们共同的未来》中,将可持续发展定义为"既满足当代人的需要,又不对后代满足其需要的能力构成危害的发展。"可持续发展的核心是:健康的经济必须建立在生态可持续发展能力、社会公正和人民积极参与自身发展决策的基础上。可持续发展所追求的目标是既要使人类的各种需要得到满足,个人得到充分发展,又要保护资源和生态环境不对后代人的生存和发展构成威胁。可持续发展所体现的原则是:①公平性原则:可持续发展强调本代人之间的公平、代际间的公平和资源分配与利用的公平;②持续性的原则:可持续发展说明人类的经济和社会发展只有不超越资源与持久的承受能力,才能保证可持续性;③共同性原则:国情不同,实现可持续发展的具体模式不可能是唯一的,但是上述的公平性原则和可持续原则应该是共同的,并且实现可持续发展的总目标应该采取全球共同的联合行动。20世纪90年代以来,大多数国家在制定社会经济发展战略时,都考虑可持续发展,即通过发展经济、保护环境、控制人口、增进健康、提高素质来保证社会长期可持续发展的能力。
>
> 1995年3月召开的全球社会发展问题首脑会议通过的《宣言》和《行动纲领》明确提出:社会发展应以人为中心,人民是可持续发展的中心课题。健康是社会发展的基本目标,也是可持续发展的核心。健康是第一人权,是最宝贵的财富,是生存和发展最重要的基础。健康可以提高人类的各种潜力,提高目前和未来人力资源的质量,还能通过延长人们的预期工作年限,增加未来人力资源的数量。没有健康,人类的可持续发展将成为一句空话。据研究,1950—1982年,我国卫生工作通过降低婴儿死亡率、降低疾病病死率、降低因病缺勤率和延长寿命,每年对国民生产总值的贡献率为24%,与国外研究的结果接近。因此,良好的健康状况,不仅可以节约各种资源的利用,而且也可以提高个人的经济生产率、提高各种经济增长率,促进可持续发展战略目标的实现。

三、以社区为导向的基层医疗

以社区为导向的基层医疗(community oriented primary care)简称COPC,其雏形可以追溯到20世纪20—30年代。首次提出COPC这一概念的是南非医生Kark。20世纪40—50年代,Kark医生及其同事就在南非和以色列开始对COPC进行了初步的尝试,开展了以社区为范围的综合性的医疗和预防服务。他们在医学院校的支持下组建了一个多学科的基层医疗团队,包括医生、护士、健康教育者和记录员等,应用临床流行病学、社会心理学、基础医学和基层医疗等方法进行社区卫生需求评估,了解和掌握社区卫生状况、人口学、行为和环境等特征,提供综合性的预防、治疗和健康教育等服务。他们不仅成功地实施了COPC,而且取得了良好的效果。从20世纪70年代初开始,Kark和他的同事们陆续报道了他们在南非和以色列的实践情况,并正式提出了COPC的概念。Krak等人在实践中发现,社区的健康问题与社区的生物性、文化性、社会性特征密切相关,基层医疗不应局限在患者和疾病上,而应注意与社区环境和行为的关系。他主张初级保健医生应把着眼点从传统的临床方面扩大到流行病学和社区方面。20世纪80年代Fitzhuangh Mullan报告了COPC

在美国实施的情况,并指出 COPC 的特征是传统的公共卫生与临床医学实践的结合。

目前,许多国家的基层医疗单位,如全科医疗中心或诊所、群体医疗中心、政府或基金会支持的医疗机构、健康维护组织等均已经接受了 COPC 模式。

(一) COPC 的定义

COPC 是指将以个人为单位、治疗为目的的基层医疗与以社区为范围、重视预防保健的社区医疗两者有机地结合的基层医疗实践,即在基层医疗中,重视社区、环境、行为等因素与个人健康的关系,把服务的范围由狭小的临床医疗扩大到流行病学和社区的观点来提供照顾,COPC 是一种将社区和个人的卫生保健结合在一起的系统性照顾策略。社区的健康问题与社区的生物性、文化性、社会性特征密切相关,基层医疗不应局限在患者和疾病上,而应注意与社区环境和行为的关系。COPC 的内涵主要包括三个方面:①把握社区居民健康问题及其背景;②将个体与群体健康照顾融为一体;③合理充分地利用社区资源。

理论与实践

COPC 在糖尿病防治中的运用

在糖尿病的防治中,既包括个体层面的干预服务,也包括社区人群层面服务的提供。针对糖尿病患者个体层面的主要措施有:根据病史、体格检查、实验室检查作出临床评价、饮食控制、药物治疗、体育锻炼和针对性的患者教育等。而对于社区中的糖尿病人群、糖尿病的高危人群和健康人群,在糖尿病防治中则会采取不同的策略进行干预。如针对社区中糖尿病患者人群,将根据门诊糖尿病患者管理中发现的一些问题,对该人群进行深入的调查研究,找出影响糖尿病控制的共同因素,作出群体的干预计划并进行干预,采取适当的临床方法定期检测其眼底、肾功能等,以早期发现糖尿病并发症的发生。对于高危人群则可以进行危险因素筛检和评价,必要时可以进行糖尿病的筛检服务。如果社区人群中糖尿病患病率较高,可以对社区健康人群进行糖尿病健康教育活动。在糖尿病的预防项目中,全科医生可能还会针对具体情况,在不同人群中研究下列问题:什么因素与人群中糖尿病的患病率和病死率有关;人群对于防治糖尿病、肥胖、体育锻炼的知识和态度;有多少糖尿病患者已经得到了治疗,有多少人的病情已经被控制良好等。

全科医生不仅要针对患者个体做患者管理工作,而且还要针对患者管理中存在的共性问题和社区人群做群体的干预,其最终目的是提高糖尿病患者的生活质量,降低人群中糖尿病的患病率和病死率。全科医生在糖尿病防治实践中运用了 COPC 模式中个体与群体服务相结合的理念。

(二) COPC 的基本特征

COPC 是基层医疗的一种服务模式,是社区群体卫生保健与个体卫生保健的结合,其基本特征主要体现在:

1. 将流行病学、社区医学的理论和方法与临床技能有机地结合。

2. 开展的项目是为社区全体居民健康负责。

3. 通过社区诊断确定社区健康问题及其主要特征。

4. 根据问题解决的优先原则,制定可行的解决方案。

5. 社区参与充分发挥了全科医生作为社区健康协调者的角色,动员社区资源参与 COPC 实施。

6. 同时关心就医者和未就医者。

7. 保证医疗保健服务的可及性和连续性。

(三) COPC 的基本要素

开展 COPC 一般需要三个基本要素:

1. 一个基层医疗单位 该基层医疗单位(如社区卫生服务中心、街道医院或乡镇卫生院)应能够为社区居民提供可及性、综合性、协调性、连续性和负责性健康照顾。

2. 一个特定的社区或人群 可以是生活型社区或功能型社区,也可以是生活型社区或功能型社区人群中的特定人群。

3. 一个确定及解决社区主要健康问题的实施过程 是指社区诊断和 COPC 的实施过程,其中社区诊断的实施过程详见本章第二节。

(四) COPC 的实施过程

COPC 的实施过程是一个动态的、周而复始的循环过程,从确定社区及目标人群,到通过社区诊断明确社区特征和明确需要优先解决的卫生问题,再到卫生服务计划的制订与实施和效果评价,对于 COPC 实施本身来说是动态的过程,而对于社区健康照顾来说,第一个 COPC 实施的终点也将是下一个 COPC 实施过程的起点。COPC 的指导思想就是通过不断更新的社区卫生服务计划实施而不断地追求社区健康新的目标,促进社区人群健康水平的不断提高。

其实施过程包括以下几个步骤(图 6-3):

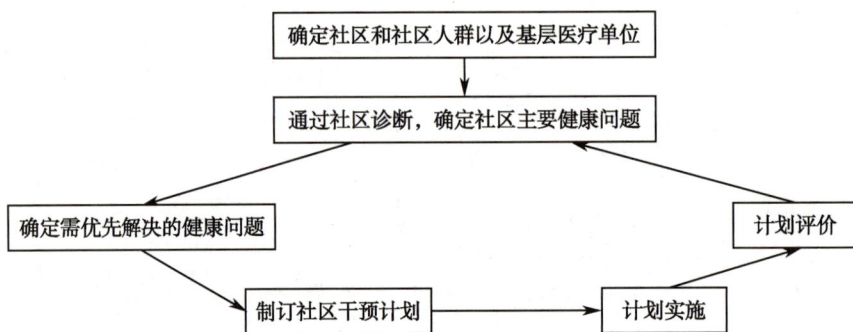

图 6-3 COPC 的实施过程

1. 确定社区和社区人群以及基层医疗单位 实施 COPC 时,首先要确定社区的范围,如确定某个街道、居委会、乡、镇为一社区。在确定社区人群时,全科医生既要考虑整个人群,又要特别关注那些不常来就诊就医的人群的情况。同时,还要确定一个主要负责的基层医疗单位,如确定由街道社区卫生服务中心为负责实施 COPC 的基层医疗单位等。

2. 通过社区诊断,确定社区主要健康问题 确定人群后,全科医生要运用流行病学、卫生统计学的理论和方法评价社区人群的健康问题和主要危险因素、卫生服务状况和可利用的卫生资源,确定社区主要的健康问题。社区健康状态的评价及主要健康问题的确定,需要基层医疗单位和全科医生与流行病学专家、社会医学专家以及社区行政机构等共同讨论研究决定。

理论与实践

社区主要健康问题的评估

某城市某社区有人口 83 688 人,男性、女性分别占 50.9% 和 49.1%。人群前五位慢性病患病的顺位是:高血压、糖尿病、冠心病、慢性阻塞性肺部疾病、骨关节病。社区人群的高血压患病率为 16.4%,知晓率为 49.6%,治疗率为 56.9%,控制率为 19.2%;糖尿病患病率为 13.1%,知晓率为 40.8%,治疗率为 55.6%,控制率为 21.2%。

通过分析,认为影响该社区居民整体健康水平的主要因素是:居民对高血压、糖尿病知识的知晓率低,血压控制率低,血糖控制率低,糖尿病系统管理率低,同时发现居民不参加体育锻炼,口味偏咸。该社区的主要健康问题是高血压和糖尿病。

3. 确定需要优先解决的健康问题 大多数社区不具备同时解决社区人群中所有健康问题的人力、物力及财力,所以必须集中有限的资源全面综合地解决某一个或者某几个主要的健康问题。同时应考虑社区的客观需要和居民的需求及社区现有的和潜在的资源,并结合社区居民和相关部门的意见,确定解决问题的优先顺序。

在确定优先解决的健康问题时,应遵循以下五项原则。①普遍性:即所确定的要优先解决的健康问题在社区的人群中普遍存在,而不仅仅局限于某一区域或一小部分人群。通常以某种卫生问题发生频率的高低来衡量其普遍性,如用某疾病的发病率或患病率来反映疾病问题的普遍性等。②严重性:即所确定的要优先解决的健康问题对社区内居民的健康状况影响很大,所造成的后果较为严重,例如慢性病所致的生活自理能力丧失、生活质量下降、家庭负担过重等。③紧迫性:即所确定的要优先解决的健康问题已经引起了政府的强烈关注,国家出台了相应的政策,要求必须在近期内解决,如对儿童进行脊髓灰质炎疫苗的强化免疫等。④可干预性:即所确定的要优先解决的健康问题能够通过某些特定的措施或活动加以解决或改善,如改变不良生活行为习惯可以降低高血压的发生率。⑤效益性:即在相对固定的资源条件下,解决该健康问题所取得的社会效益与经济效益均最佳,即具有较高的成本效益。如给新生儿接种乙肝疫苗可预防乙型肝炎的发生,减低乙型肝炎的发病率,这一干预措施被公认为具有较高的成本效益。

4. 制订社区干预计划 确定优先解决的问题后,应制订社区干预计划。干预计划包括确定目的和目标,以及实现目标的策略和方法,即应明确要做什么?何时做?怎样做及由谁来做?应结合社区居民和社区管理机构的意见制订计划方案,以便取得支持,保证计划的落实。计划要尽可能详细,计划的贯彻落实一般分为四步:工作准备、布置任务、实施和评价。

5. 计划实施 COPC实施以基层医疗单位为主,并动员社区各种资源,如慢性病防治机构、健康教育机构、居委会、工会、学校等。政府、其他社会团体的参与尤为重要,COPC的实施要积极争取行政部门的支持。COPC项目的负责人应有较强的社会工作能力,一般由基层的单位负责人和社区管理机构的领导共同承担。

计划实施过程中应注意在实施之前要进行广泛的群众宣传,以调动全体居民的积极性,主动配合COPC的实施。对实施的过程要重点加强监控,监控的目的是提高干预的质量。必须在实施前建立质量监控的技术和评价的方法,计划实施后要及时追踪计划实施情况,评价实施效果,及时调整实施方案。

6. 计划评价 计划评价是指根据预先确定的目标,对整个项目的各项活动的发展和实施、适合程度、效率和效益等进行分析比较,判断目标是否达到以及达到的程度,为方案制订者提供有价值的反馈信息,以改进和调整方案的实施。COPC项目的评价是实施COPC的最后一步,是整个计划的一个重要组成部分,评价必须要针对整个人群,评价应包括对计划实施后正面和负面的影响。

评价包括过程评价和效果评价。过程评价贯穿于项目的每一个阶段之中,其目的是通过监测和评价各阶段活动的进展情况、干预活动的效果,进行信息反馈,这对及时了解项目实施的进展,调整不符合实际的计划,以保证综合防治的成功是非常重要的。效果评价主要评价计划是否达到干预的目的,包括近期影响评价和远期效果评价。近期影响评价的目的是确定项目实施后的直接效果,如居民行为的改善或政策的变化等;远期效果评价的目的是评价项目实施后对最终目的或结果的作用,即项目执行的长期效果,如患病率或健康状况的改变,人们的生活质量是否得到改进等。对社区健康项目来说,主要强调过程评价和近期影响评价。

（五）COPC 的实施阶段

从单纯的基层医疗服务发展到 COPC 模式,有一个发展的过程,尤其需要医生和社区转变观念,更新知识和服务技能。根据 COPC 实施的情况,一般把 COPC 分为五个发展阶段或等级:

0 级:未开展 COPC,无社区的概念,不了解所在社区的健康问题,只对就医的患者提供非连续性的照顾。

1 级:对所在社区的健康统计资料有所了解,缺乏社区内个人健康问题的资料,根据医生个人的主观印象确定健康问题的优先顺序及解决方案。

2 级:对所在社区的健康问题有进一步的了解,有间接调查得到的社区健康问题资料,具备制订计划和评价的能力。

3 级:通过社区调查或建立的健康档案资料能掌握社区 90% 以上居民的个人健康状况,针对社区内的健康问题采取对策,但缺乏有效的预防策略。

4 级:社区每位居民均能建立个人健康档案,掌握个人的健康问题,建立家庭健康档案和社区健康档案,采取有效的预防保健和疾病治疗措施,建立社区内健康问题资料的收集渠道和评价系统,具备解决社区健康问题的能力和协调管理社区资源的能力。

0 级是 COPC 的原始阶段,4 级是 COPC 实施的理想阶段,也是 COPC 的目标。目前我国不少地区的社区处于 0 级和 1 级阶段之间。

（六）COPC 的实施注意事项

1. COPC 的实施必须得到社区组织的广泛支持,社区参与是 COPC 实施的基础,COPC 应将提高社区参与能力作为重点,注重社区各种资源的协调和利用。

2. COPC 的实施需要全科医生具备全科医学的知识、技能,具备一定的社会工作能力,充分发挥团队合作精神,稳步推进 COPC 的实施。

3. COPC 的实施应在了解社区居民健康状况的基础上进行。

4. COPC 的实施过程中,应加强过程评价,了解进展情况和效果,进行信息反馈,调整计划,达到预期的目的。

（七）COPC 的实施条件

国外多年开展 COPC 的经验证实,COPC 的实施应具备保证实施过程顺利进行的各种条件,主要有:

1. 来自政府、基金会或个人的资金支持。

2. 有一定的学术力量支持。

3. 知识结构合理、能够开展 COPC 的社区医疗服务团队。

4. 基层医生/全科医生有积极开展 COPC 的意愿,并有足够的时间保证。

（八）全科医生在 COPC 中的作用

COPC 是全科医生提供完整的社区健康照顾的重要手段。尽管 COPC 的重要特征是社区参与,但美国七个地区 COPC 模式研究表明,实施 COPC 是由全科医生来执行的,而不是由社区本身来执行。每个地区 COPC 计划的制订与实施至少有一名全科医生参与,这表明对于 COPC 的成功实现,全科医生的参与显得格外重要。

社区是个人及其家庭日常生活、社区活动和维护自身健康的重要场所和可用资源,也是影响个人及其家庭健康的重要因素。全科医生应把提供以社区为导向的基层医疗作为自己的基本职责。这种服务把预防医学的观念、流行病学的方法与为个人及其家庭提供连续性、综合性和协调性服务的日常诊疗活动相结合,通过实施 COPC,主动服务于社区中的所有个人和家庭,从而维护整个社区的健康。

COPC 的实施需要团队合作,需要社区参与,体现了全科医学综合性和协调性等原则。传统的基层医生主要扮演治疗者的角色,面对的主要是个体的患者。在COPC中,全科医生面对整个社区,不仅是医疗者,而且还承担领导者、协调者、教育者、监督者、管理者等多种角色,责任从个人服务扩大到家庭服务,从家庭服务扩大到社区服务。全科医生除临床医学知识外,还应加强流行病学、社区医学、行为医学、环境与职业医学、生态学、社区健康评价等相关知识的学习和掌握,以确保全科医生多种角色的发挥和功能的完善。

COPC 的内涵

所谓的内涵是指概念所反映的事物的特性或本质。COPC有两个主要特性:首先是关注社区群体健康,将社区全人群或其亚人群看作一个整体,掌握其常见的健康问题,评估卫生需求、制订计划、提供卫生服务并评价服务效果。社区群体是基层医疗机构服务半径内的服务人群,包括就医者和非就医者。既关注有活动性疾病的患者,也照顾健康人群和亚健康人群。COPC在基层医疗框架内,提供健康促进、预防保健、治疗康复等一体化的服务,提高居民的自我保健能力,引导其合理利用卫生资源。提供群体的卫生服务,流行病学技术和社区参与是必不可少的。其次是为社区内的个体和家庭提供持续的、可及的、负责的、协调的、基本的临床服务,在社区的背景下考虑个体和家庭的健康问题。一方面在进行临床决策时要考虑社区发病率和患病率的差异,正确分析诊断或筛查试验的价值;另一方面应合理地利用社区资源解决个体和家庭的健康问题。

COPC将流行病学、预防医学、健康促进等理论和方法与基层医疗的临床技术相结合,整合个体和群体的基本卫生服务。例如针对某些常见的健康问题,如原发性高血压或糖尿病,COPC不仅有效地控制原发性高血压或糖尿病患者的生理指标和相关的健康危险因素,而且还通过提供以人群为基础的服务控制社区内群体原发性高血压和糖尿病的患病率。COPC处理社区中主要卫生问题,提供基本医疗和社区公共卫生服务,如健康促进、预防、治疗及康复服务等;既改善环境,促进健康行为生活方式的建立,控制传染病和其他突发卫生事件的流行和蔓延,又妥善处理个体和家庭常见的伤病和其他健康问题,提供高质量的基层卫生保健服务。因此,COPC有助于弥补公共卫生和个体临床服务之间的裂痕,增进社区整体健康水平,是一种实现"人人享有健康"目标的有效方法和成功模式。在我国,全科医生提供社区卫生服务,通过实施COPC能掌握社区内常见的健康问题,有助于优化全科医生的知识结构,提高服务质量。COPC关注的是社区整体人群,提供主动性服务,而不仅仅是就诊的患者,因而能提高社区卫生服务的利用率,提高经济效益和社会效益,促进医疗保障制度的良性发展。COPC涉及社区就诊、干预和监测评估等工作,还能为政府制定卫生相关政策提供依据。

某城市某社区有人口6.9万,其中60岁以上老年人占总人口的19%。辖区内医疗资源较丰富,有两家三级医院。现有一所社区卫生服务中心,其前身为20世纪70年代建立的一所一级医院,设有病床40张。

社区卫生服务中心负责人为了提高经济效益,对中心内病房进行改造,建立了骨伤特色专科,并高薪聘请三甲医院的退休骨科教授,但病床使用率长期不足50%,中心各项工作在考核时列全区倒数第二。

为改变现状,区卫生计生局与社区卫生服务中心领导班子重新对中心的工作进行了定位,保留 40 张病床,并将这 40 张病床改为老年及临终关怀病床;调整社区卫生服务中心的力量,由全科医生、预防保健医生及护理人员等组成了服务团队,并开展了社区诊断。社区诊断结果:①人群特征:老龄化社区;②经济特征:在本市属中低等收入人群;③人群健康及疾病状况:主要疾病患病率为高血压 23%、冠心病 17%、糖尿病 11%、脑卒中 8%,肥胖及超重者明显高于其他社区。

根据社区诊断结果,社区卫生服务中心确定了近期的工作重点,即加强健康教育等预防保健工作及慢性非传染性疾病综合防治和老年保健。具体措施:将中心现有预防保健人员化整为零,与医护人员组成团队进行入户调查,为辖区内老年人建立健康档案,并对有需求的老年慢性病患者实行人盯人式的健康管理;定期开展大型健康教育讲座和形式多样的健康促进活动;加强对员工服务理念的教育与社区卫生服务技能培训。

工作重点调整三年来,老年临终关怀病房运行良好,病床使用率达 100%~115%,高血压患者规范化管理率达 85.2%,该社区卫生服务工作深受居民欢迎,成为当地社区卫生服务的典型。

问题:该社区的卫生服务工作面貌发生根本性改变的原因是什么?

(贾 奇)

思考题

1. 请简述实施 COPC 的意义。
2. 社区卫生服务质量管理的内容包括哪些方面?
3. 请论述全科医生在 COPC 中的作用。
4. 请简述 COPC 的实施过程。
5. 请简述社区诊断与个体临床诊断的区别。

ER 6-3

练习题

第七章 | 以预防为先导的健康照顾

教学课件

思维导图

学习目标

1. 掌握:三级预防策略的内涵,临床预防的概念与意义,全科医生的预防医学优势,以预防为先导的健康照顾的含义与内容。

2. 熟悉:健康教育与健康促进的基本概念与意义,临床预防的原则、内容与方法。

3. 了解:社区居民的自我保健,社区常见疾病的临床预防。

4. 具有以预防为先导的健康照顾的基本理念和基本技术,具有开展三级预防的基本技能。

5. 能针对不同服务对象实施三级预防服务,能开展健康教育、疾病预防、健康检查和慢性病管理等工作。

"以预防为先导的健康照顾"是全科医学和全科医生必须遵守的重要原则。预防为主是人们维护健康的必然需求和医学的发展方向,预防性照顾应渗透到全科医疗服务的全过程中去。全科医生是预防性照顾的主要提供者和执行者,在其服务过程中,必须强化预防医学观念,坚持预防为主和预防为先导的原则,以社区中的健康人、高危人群和患者等为服务对象,走群体预防和个体预防相结合的路线,主动提供生命体不同时期的预防性服务,只有这样才能体现出全科医疗服务的优越性和有别于其他专科医疗服务的突出特征。

全科医生在提供卫生服务的过程中,除常规的临床诊疗和护理工作外,还需开展健康教育与健康促进、社区居民自我保健的组织与管理、社区慢性病的综合防治和临床预防服务等系列卫生服务。

鉴于全科医学的学科性质和社区卫生服务的宗旨,在基本医疗保健和公共卫生服务的实际工作中,全科医生应做到做好一、二、三级预防工作,掌握其基本方法,开展以健康为中心、以预防为先导、以社区适宜技术为支撑的医疗保健服务,以满足社区居民不断增长的卫生需求。

本章就三级预防策略、社区居民疾病的预防及控制、临床预防服务的具体内容等进行逐一介绍。

第一节　概　述

传统的预防医学是以环境-人群-健康为模式,针对人群中疾病发生、发展的规律,制定预防与控制疾病、促进健康、延长寿命的对策和措施的一门综合性学科。随着社会的发展,人们认识到影响健康的因素不仅包括物质性因素,而且还包括心理和社会因素,因此提出了以社区参与为基础,以多部门的合作为手段,以适宜的卫生技术为切入点,开展系列医疗保健服务的新观点,只有如此,才能满足社区居民不断增长的卫生需求。

一、预防为主原则与三级预防策略

预防是寻找、探明疾病根源,解决健康问题的源头措施、根本性对策。人类预防疾病的历史以及保护健康所采取的措施与取得的成就均说明,"预防为主"是最有效、最经济的卫生措施,这些措施无论对个体或群体都有明显的社会和经济效益。我国一直把"预防为主"作为卫生工作的指导方针,在此方针指导下,国民生活质量和健康水平得到不断的改善和提高。目前,"预防为主"已成为实现"21世纪人人享有卫生保健"全球卫生战略目标的指导性策略,也是"健康中国2030"规划纲要战略主题核心内容之一。

有学者根据疾病发生、发展的自然过程,将预防医学工作分为六个层次:①健康促进,即非特异性预防,主要针对危险因素,通过健康教育改变人们的不良行为习惯和不健康的生活方式,最终达到理想的健康状态;②特异性防护,针对特异性病因采取相应的预防措施,达到防止疾病的发生、维护个人及群体健康的目的;③早期诊断、早期发现、及时治疗;④限制残疾;⑤康复;⑥临终患者的照顾。

全科医生在以预防为先导的疾病预防管理工作中,可以采取基于疾病自然史的临床预防策略。根据疾病自然史的分期,将疾病的预防和控制分为三个阶段,在不同阶段采用不同的预防措施,以阻止疾病的发生、发展和恶化,这种策略称为疾病的三级预防策略。

(一) 一级预防

一级预防(primary prevention)是指在疾病的"易感期"所采取的预防措施,又称病因预防或发病前期预防。一级预防的目的是控制或消除疾病的危险因素以防止疾病的发生,提高人群的健康水平。其主要内容包括健康促进和特殊防护两个方面。一级预防要求采取综合性的社会卫生措施,针对引起疾病发生的自然环境或生物、心理和社会因素,提出经济有效的预防措施,维护良好的生产、生活环境,消除各种致病因素对人体的作用。

通常采用的措施包括:免疫接种、改善不良行为和生活方式、生长发育评估、健康教育、婚育咨询、高危人群保护、职业病预防以及卫生立法、改善环境卫生等。

(二) 二级预防

二级预防(secondary prevention)是指在疾病的发病期(或临床前期)所采取的预防措施,又称临床前期预防或发病期预防。此时机体已存在形态或功能的改变,但尚未出现典型的临床症状。二级预防也称"三早预防",即在疾病的发病早期或临床前期做好早发现、早诊断、早治疗的预防工作,以控制疾病的发展和恶化。目前许多慢性病病因复杂,且具有多因素协同作用,完全做到一级预防比较困难,但慢性病发生、发展时间较长,做到早发现、早诊断、早治疗是完全可行的。例如食管癌,从原位癌发展到浸润癌时间长达数年,发现越早,诊断越早,治疗越早,其预后也越好。所以,采取"三早"的预防措施可以收到积极的成效。

二级预防的方法主要有筛检、病例发现、普查、年度体检或周期性健康检查、自我检查等。但最根本的方法是进行群众宣传和健康教育,提高群众的卫生保健意识,增加群众防病治病的基本知识,提高医务人员的诊断水平和改善检测手段,以做到早发现、早诊断、早治疗。对于传染病,除了上述"三早",尚需做到疫情"早报告"及患者"早隔离",即"五早"。

(三) 三级预防

三级预防(tertiary prevention)是在疾病的"临床期"及"临床后期"采取的措施,又称临床期预防或发病后期预防。即对已出现疾病的患者,予以康复乃至终末期照顾,最大限度地改善患者的生活质量,防止疾病恶化,防止死亡,防止残疾,促使其功能恢复。常用的措施包括:积极有效的临床治疗、康复措施和各种训练等,如脑卒中后的抢救与肢体运动功能训练等。

康复工作主要分为"医学康复"(medical rehabilitation,利用医疗手段促进康复),"教育康复"

（educational rehabilitation，以教育和训练手段改善或恢复受损害的机体功能，使受损害的个体重返社会、适应社会。），"职业康复"（vocational rehabilitation，重新融入社会，提高生活质量和就业能力，取得就业机会），"社会康复"（social rehabilitation，采取有效措施以减少和消除不利于残疾人进入社会的各种障碍，使残疾人充分参与社会生活并为社会发展作出力所能及的贡献）。"全面康复"指实现以上四个领域的康复。

在新的医学模式的背景下，三级预防涉及预防、医疗、康复、心理、行为、社会等多个领域，需要多学科协同完成。在三级预防的多项任务中，全科医生主要承担患者的健康教育和咨询、个案发现、筛检和周期性健康检查，乃至疾病后期患者的生活质量评价和改善等临床预防工作。

二、全科医生的预防医学观念

全科医生提供的预防服务明显不同于公共卫生服务人员，两者所秉持的预防医学观念也有所区别，全科医生的预防观念表现为以下几个方面：

1. 把预防服务看成日常医学实践的重要组成部分　对于任何年龄、性别和疾病类型的患者，全科医生的服务计划中都应包括详细的规划性预防服务内容。

2. 用以预防为先导和防治结合的技术路线来解决社区健康问题　把与个人及其家庭的每一次接触都看成是提供预防服务的良好时机。如一位女性感冒患者到全科医生的诊所看病，全科医生不仅从感冒的病因、病程、用药注意事项及预防等方面对患者进行教育，而且为其测量了血压，结果发现患者的血压已处于临界状态。为此，全科医生及时对患者进行预防高血压方面的教育，并为患者建立了定期测量血压的制度并制订周期性健康检查表。一般来说，除了处理现患疾病外，全科医生应为患者做一次全面的健康状况与危险因素评价，据此制定一个规划性的预防服务计划，设计一张周期性健康检查表。

3. 建立恰当的病史记录和健康档案　全科医生有计划地为个人、家庭和社区提供预防服务，必须建立以预防为先导的病史记录和健康档案。以预防为先导的病史记录和健康档案一般包括以下四部分内容：①疾病预防计划：针对就诊的患者及现患的疾病，制订相应的疾病预防计划；②周期性健康检查表：具备固定的格式，根据个人的年龄、性别、职业、健康危险因素等特征来选择需填入表中的健康检查的项目；③根据家庭的基本情况、生活周期、资源状况、功能状况等资料为家庭制订周期性健康维护计划，该计划一般在家访时实施；④针对人群的预防医学档案：一般根据具体情况，完成档案中预防服务项目的设计。

4. 着眼于社区人群及其健康问题，开展个体预防与群体预防相结合的卫生服务　全科医生在为个人及其家庭提供预防服务时，若发现某问题在社区中广泛存在或某种疾病在社区中有流行的倾向，则不再停留在个人及家庭的预防上，而是利用社区内外的各种资源，大力开展社区预防，这种社区预防称为顺延性的社区预防。全科医生还必须在社区诊断的基础上,制定和实施社区规划性的预防服务计划,主动维护和促进社区整体健康。

5. 提供综合的、连续的、协调的、可及的、人性化和个体化的卫生服务 全科医生提供预防、医疗、保健、康复、健康教育和计划生育技术指导一体化的基本卫生服务,有效地解决个体、家庭和社区的健康问题。

6. 把医学实践的目标定位于提高社区全体居民的健康水平上 如果全科医生把注意力只集中于经济效益上,就不会在预防服务上花费太多的时间和精力。因此,全科医生在健康保险体系下工作,就可以把真正服务的目标指向提高社区全体居民的健康水平,并使全科医生在预防服务方面得到合理的经济补偿和激励。

全科医生在全科医疗中是否建立了预防医学观念并贯彻预防为主的思想,判断标准有:①对健康和疾病的认识上,是否能以人的健康为中心,正确认识疾病和健康的概念,即能否以预防为先导和贯彻防治结合的技术路线来解决社区健康问题,而不仅仅是局限于治疗和康复技术;②在对病因与发病机制的认识上,能否自觉运用生物-心理-社会医学模式研究健康危险因素,而不局限于生物医学模式为指导;③在研究对象上,能否着眼于社区人群和健康问题,开展以人为中心、以家庭为单位、以社区为范围的个体预防与群体预防相结合的卫生服务;④在服务方式上,能否利用社区人群每一次的就诊机会提供预防性照顾,能否开展社区诊断,发现社区人群优先解决的健康问题,制订预防保健计划,提供预防、医疗、保健、康复、健康教育和计划生育技术指导等"六位一体"的卫生服务,有效地解决个体、家庭和社区的健康问题。

三、全科医生在提供预防医学服务中的作用与优势

过去相当长一个时期,我国的综合性医院占有大多数卫生资源,在提供卫生服务时往往出现患者就诊的无序流动"乱象",患者就诊就医耗费时间长,这种服务只是简单满足了患者"能看上病"的就诊需求,而至于疗效及患者满意度如何则无从知晓,更无暇顾及为患者采取预防保健措施了。而全科医生所提供的卫生服务遵循全科医学的基本原则,开展"以预防为先导的健康照顾",体现了全科医生的工作特点和态度,凸显了全科医生在临床预防工作中的作用和优势。这种作用和优势具体表现在:

1. 服务地域上的优势 全科医生立足于社区,与社区居民接触最为密切,使社区居民机会性就医大大增加,从而机会性预防性服务的机会也增加了,因此全科医生更有条件、有优势实施临床预防服务。而且,全科医生服务团队与居民签约及互动,增加与家庭中其他成员的接触机会,也为全科医生提供预防服务创造了条件。

2. 专业水平上的优势 全科医生所接受的教育和训练,使他们既掌握了临床知识和技能,又掌握了预防保健知识和技能。全科医生为服务对象提供的是一种"防、治、保、康"一体化的全方位服务,为提供有针对性地预防性服务打下了良好的基础。全科医生有很强的医疗资源协调能力,这一特点也有利于预防工作的开展。

3. 服务过程上的优势 全科医生所提供的服务是"从生到死"的连续性照顾,这种连续性服务贯穿了人生各个阶段,从围生期保健开始,直到分娩、婴幼儿保健、生长发育、青少年保健及慢性病患者的管理,一直到临终关怀,全科医生照顾了人的一生。除此之外,全科医生对患者家庭的关注也是连续性的,与居民建立了朋友式的、彼此信赖的医患关系,比其他临床专科医生更有可能熟悉并掌握居民个人、家庭、社区的完整背景,更有机会观察到疾病发生、发展的全过程,能够为个人和家庭制订针对性的预防保健计划,帮助个人和家庭改变不良的行为生活方式和不良习惯,胜任全方位、全过程、立体化的预防保健服务。全科医生对个人和家庭进行照顾的同时,也了解了社区的完整背景。充分了解社区的完整背景,对于规范社区的预防服务更为有利。

4. 经济上的优势　全科医生在其服务中可同时接触到疾病或健康问题发生、发展不同阶段的人，例如有危险因素存在但无任何临床症状的患者、有临床症状的患者、残疾人等。因此，全科医生有条件同时为患者、亚健康人和健康人等全体社区居民提供一级、二级、三级预防服务，能更好地节约卫生资源。

5. 医患关系上的优势　全科医生与患者及其家庭长期的接触，使其更容易与患者及其家庭建立良好的医患关系，可以通过这种朋友式的医患关系，对患者及其家庭开展深入细致的健康教育及其他预防医学服务。

6. 服务时间上的优势　全科医生在社区内所遇见的大部分问题都属于早期的、常见的或是心理上的问题，这些问题均可以及时得到解决或者比较容易解决。居民就诊、咨询、检查、治疗等也不受时间的限制。全科医生有机会了解患者个人、家庭和社会情况，能进行全面的健康危险因素评价，有利于制订超前性预防计划，对维护和促进健康更为有利。

四、以预防为先导健康照顾的含义与内容

全科医疗对个人、家庭和社区的整体负责与全程管理，要以"预防为主"为指导思想，为服务对象提供医疗、预防、保健、康复、健康教育、计划生育"六位一体"的服务。全科医疗的服务对象除了患者外还包括高危人群与健康人群，需要在疾病发生、发展的各个时期及个人、家庭发展的不同阶段，及时提供一、二、三级预防服务。例如一级预防，是对健康者的健康教育、健康促进和计划免疫工作；二级预防是疾病在人群中的筛查、疾病的早期诊断和治疗；三级预防是与专科医疗配合，积极防治并发症，指导康复训练，促进患者早日回归社会等。

全科医生从事的预防属于"机会性预防"的内容较多。所谓机会性预防是指在日常的临床诊疗活动中对个体患者及其家庭适时地提供个体性预防照顾，同时还可以根据需要，协助其他团队成员提供其他的公共卫生服务。

以预防为先导的健康照顾的实施原则为：①较为全面地了解患者个体和社区人群的健康状况；②综合考虑危险因素在人群中的流行情况；③遵循个体化原则；④根据患者和人群的具体情况，结合循证医学的最新成果，有针对性地选择预防服务的方法；⑤社区中多种疾病需要预防时，应遵循排序优先的原则；⑥考虑预防服务的成本效益；⑦在社区中进行疾病筛检时，应遵循筛检的基本原则；⑧遵循医学伦理学的知情同意和自主选择的原则。

第二节　社区居民疾病的预防与控制

预防医学实践中，已经形成了将预防服务分为以人群为基础和以个人为中心的预防服务两大部分。前者包括传染性疾病和慢性非传染性疾病的预防控制、生存环境的保护、预防保健的提供和人群重大疾病的群防群治等，具体实施由预防保健部门承担；后者主要体现在临床服务过程中，由医生、护士或其他服务团队成员组织实施并分工协作。

自我保健作为社区卫生服务的补充形式，发挥着越来越重要的作用。一方面开展自我保健能充分发挥个体在保健活动中的主观能动性，为达到最高的健康境界创造条件，另一方面，开展自我保健具有巨大的经济效益。

一、以群体为基础的疾病预防与控制

传统的公共卫生和预防医学的工作内容一般是指以健康为中心的群体预防，如提供安全饮用水、改善环境卫生设施、保障食品安全和预防传染性疾病流行等。2006 年，《城市社区卫生服务机构管理办法（试行）》就服务职能与业务范围明确提出，社区卫生服务机构应该提供以下公共卫生服

务：卫生信息管理；健康教育；传染病、地方病、寄生虫病预防控制；慢性病预防控制；精神卫生服务；妇女保健；儿童保健；老年保健；残疾康复指导和康复训练；计划生育技术咨询指导；发放避孕药具；协助处置辖区内的突发性公共卫生事件；政府卫生行政部门规定的其他公共卫生服务等。2009年，卫生部、财政部、国家人口计生委联合印发《关于促进基本公共卫生服务逐步均等化的意见》，提出居民健康档案管理、健康教育、预防接种、传染病防治、慢性病管理、重性精神疾病病例管理、儿童保健、孕产妇保健和老年人保健等9个基本公共卫生项目，并明确提出，基本公共卫生项目主要通过城市社区卫生服务中心(站)、乡镇卫生院、村卫生室等城乡基层医疗卫生机构免费为全体居民提供。经过多次修订和完善，于2017年2月发布了《国家基本公共卫生服务规范(第三版)》，包括以下12项内容：居民健康档案管理、健康教育、预防接种、0~6岁儿童健康管理、孕产妇健康管理、老年人健康管理、慢性病患者健康管理(包括高血压患者健康管理和2型糖尿病患者健康管理)、严重精神障碍患者管理、肺结核患者健康管理、中医药健康管理、传染病及突发公共卫生事件报告和处理、卫生计生监督协管(表7-1)。

表 7-1　国家基本公共卫生服务规范(第三版)

类别	服务对象	内容要点
一、建立居民健康档案	辖区内常住居民，包括居住半年以上非户籍居民	(1)建立健康档案 (2)健康档案的维护与管理
二、健康教育	辖区内居民	(1)提供健康教育资料 (2)设置健康教育宣传栏 (3)开展公共健康咨询服务 (4)举办健康知识讲座 (5)开展个体化健康教育
三、预防接种	辖区内 0~6 岁儿童和其他重点人群	(1)预防接种管理 (2)预防接种 (3)疑似预防接种异常反应处理
四、0~6 岁儿童健康管理	辖区内居住的 0~6 岁儿童	(1)新生儿家庭访视 (2)新生儿满月健康管理 (3)婴幼儿健康管理 (4)学龄前儿童健康管理
五、孕产妇健康管理	辖区内居住的孕产妇	(1)孕早期健康管理 (2)孕中期健康管理 (3)孕晚期健康管理 (4)产后访视 (5)产后 42d 健康检查
六、老年人健康管理	辖区内 65 岁及以上常住居民	(1)生活方式和健康状况评估 (2)体格检查 (3)辅助检查 (4)健康指导
七、慢性病患者健康管理	辖区内 35 岁及以上常住居民中原发性高血压患者或 2 型糖尿病患者	(1)检查发现 (2)随访评估和分类干预 (3)健康体检
八、严重精神障碍患者管理	辖区内常住居民中诊断明确、在家居住的严重精神障碍患者	(1)患者信息管理 (2)随访评估和分类干预 (3)健康体检

类别	服务对象	内容要点
九、肺结核患者健康管理	辖区内确诊的常住肺结核患者	(1)筛查及推介转诊 (2)第一次入户随访 (3)督导服药和随访管理 (4)结案评估
十、中医药健康管理	辖区内65岁及以上常住居民和0~36个月儿童	(1)老年人中医体质辨识 (2)儿童中医调养
十一、传染病和突发公共卫生事件报告和处理	辖区内服务人口	(1)传染病疫情和突发公共卫生事件风险管理 (2)传染病和突发公共卫生事件的发现和登记 (3)传染病和突发公共卫生事件相关信息报告 (4)传染病和突发公共卫生事件的处理
十二、卫生监督协管	辖区内居民	(1)食源性疾病及相关信息报告 (2)饮用水卫生安全巡查 (3)学校卫生服务 (4)非法行医和非法采供血信息报告 (5)计划生育相关信息报告

知识链接

疾病监测

疾病监测(surveillance of disease)是长期、连续、系统地收集疾病及其影响因素的资料,同时进行分析,并及时采取干预措施和效果评价的监测过程。是社区人群疾病预防和控制的重要内容。传统的疾病监测主要针对传染性疾病,以便能及时隔离患者,防止传播;现在监测的范围从传染性疾病扩大到非传染性疾病,从影响疾病的因素扩大到与健康有关的各种事件。疾病监测的形式包括主动监测和被动监测两类。疾病监测的种类包括传染性疾病监测(现行《中华人民共和国传染病防治法》规定包括甲、乙、丙三类共38种。2020年10月,国家卫健委发布《中华人民共和国传染病防治法》修订征求意见稿,乙类传染病新增"人感染H7N9禽流感"和"新型冠状病毒肺炎"2种,2023年1月8日起,"新型冠状病毒肺炎"更名为"新型冠状病毒感染";2023年9月15日,国家卫生健康委发布公告称,根据《中华人民共和国传染病防治法》相关规定,自2023年9月20日起将猴痘纳入乙类传染病进行管理,采取乙类传染病的预防、控制措施。)和非传染性疾病监测(我国部分地区已对恶性肿瘤、心脑血管病、高血压、出生缺陷等非传染病开展了监测)。

二、以个体为中心的疾病预防与控制

以个体为中心的疾病的预防与控制主要体现在临床服务过程中,由医生、护士或其他服务团队成员分工协作予以组织实施。全科医生在以个体为服务对象的全科医疗过程中需提供的服务内容为:①确认并处理现患问题;②对慢性疾病的连续管理;③适时提供预防指导;④改善患者遵医就医行为。

三、群体-个体相结合的疾病预防与控制

全科医生在慢性病的防治中主要负责社区病例综合管理并结合服务对象不同特征开展慢性病的预防和筛查,实施预防措施。例如,高血压病的社区综合防治是社区常见慢性病预防控制的主要内容,《社区高血压病例管理规范》已于 2006 年开始在全国范围内推广应用,其工作流程体现了以预防为先导的原则。社区高血压病例管理流程分为三个步骤,即评估、分类和处理。全科医生首先根据对服务对象的评估结果进行分类,再按照分类结果采取不同的处理方案。该流程体现出对高血压病患者以及一般人群的评估和处理程序中的群体-个体相结合原则。

(一) 社区一般人群的管理

例如,在高血压患者的管理中,根据高血压管理规范,评估结果既不属于需要立即转诊又不属于既往高血压病史的服务对象即社群一般人群,同样属于全科医生进行高血压管理的对象。这是全科医生与其他临床专科医生服务的主要区别,全科医生对社区中一般人群的主要任务是开展高血压病的一级、二级预防服务。

第一级预防主要是针对高血压危险因素的健康教育和咨询,具体内容包括强调合理膳食、控制体重、戒烟、控制饮酒、加强体育锻炼、保持良好心态等。社区高血压病例管理规范要求对所有进行了高血压评估的服务对象,无论是患者还是一般人群均应进行有针对性的生活指导。

第二级预防措施是早期发现和及时转诊高血压患者。早期发现高血压患者的主要措施是测量血压,血压测量对象包括所有一年内未监测过血压的 35 岁以上居民,有条件的社区卫生服务中心(站)可为所有前来就诊的居民测量血压。对上述对象进行高血压危险因素评估,结合血压测量结果进行分类:①既往无高血压的 50 岁以下居民每年至少监测血压一次,50 岁以上的每半年至少监测一次,发现异常及时就诊;②既往无高血压,本次测量结果收缩压≥140mmHg 和/或舒张压≥90mmHg 者,充分休息三天后复查血压,复查结果高于正常者转诊至上级医院,两周内随访,复查正常者三个月后随访。这样通过对社区一般人群的持续性随访管理,就能第一时间发现高血压患者并及时转诊,继而纳入高血压患者规范化管理的范畴。

(二) 社区慢性病患者管理

全科医生对于社区慢性病患者的管理主要包括以下几个方面:

1. 早期发现并发症患者尤其是危重患者;
2. 对危重患者早期进行适当的处理和及时转诊;
3. 对病情稳定的患者进行相应的治疗、随访和健康教育。

四、健康教育与健康促进

健康教育与健康促进的首要任务是通过改善人们的健康相关行为预防和控制疾病,这是临床预防服务工作的重要组成部分。

(一) 健康教育和健康促进的概念

1. **健康教育** 健康教育(health education)是指通过有组织、有计划的社会活动和教育活动,以促进人们自觉地采纳有益于健康的行为和生活方式,消除或减轻影响健康的危险因素,预防疾病、促进健康和提高生活质量。

健康教育的核心是促进个体或群体改变不良行为与生活方式,以行为改变、习惯养成和生活方式的进步为具体的教育目标。健康教育活动可以是社会活动,也可以是教育活动。前者主要是争取政府和社会的支持,动员广大居民积极参加,激发人们自愿改变自己的行为生活方式;后者是按照一定的目的要求,采取相应的健康教育策略及方法,向受教育者提供一定的知识、技术和服务,使得人们对待自己的健康问题有能力作出行为选择。健康教育的基本策略是信息传播、行为干预和

社区组织。

2. 健康促进　1986年世界卫生组织（WHO）在第一届国际健康促进大会上发表的《渥太华宪章》指出，健康促进（health promotion）是使人们提高、维护和改善自身健康的过程，是协调人类与环境的战略，它规定个人与社会对健康各自所负的责任。《渥太华宪章》确定了5个健康促进行动的领域，包括：

（1）**制定健康的公共政策**：健康促进的政策包括立法、财政措施、税收等，这些政策的协调使得健康、收入和社会政策更趋平等。

（2）**调整卫生服务方向**：要求卫生部门转变态度和作风，立足于把一个完整的人的总需求作为服务对象。

（3）**创造支持性环境**：健康促进在于创造一种安全、舒适、愉悦、满意的生活和工作条件。因而必须保护自然、保护自然资源并创造良好的生存环境。

（4）**强化社区行动**：健康促进工作通过具体而有效的社区行动，利用社区资源，促进公众参与，以实现更健康的目标。

（5）**发展个人技能**：健康促进通过健康教育使群众能更有效地维护自身的健康，促使群众了解人生各个阶段健康的需求和更多的预防慢性病的方法。

3. 健康教育与健康促进的关系　健康教育是健康促进的重要组成部分。健康教育的主要目的在于使个人或群体自愿采纳有益于健康的行为，通过健康教育则可实现健康促进，如果没有健康教育，健康促进将成为一个空洞的概念，健康促进产生于健康教育；另一方面，健康教育虽然能帮助个人或群体理解健康的含义和了解促进健康的方法，但如果没有组织的、经济的及其他环境的支持，健康教育也不会达到预期效果，这些支持条件都是健康促进的组成部分，这些支持条件只有与健康教育有机地结合，才会有实质性的意义。健康教育与健康促进两者的关系是相辅相成的，可以理解为健康促进是健康教育的延伸，是外部支持条件与健康教育有机组合，而健康教育则是健康促进的核心。

（二）健康教育和健康促进的模式

1. 格林（PRECEDE 和 PROCEED）模式　由美国流行病学家、健康教育学家劳伦斯·格林提出的，是目前国内外最常用的社区健康教育和健康促进计划与评价的方法。

（1）**诊断或需求评估阶段**：称为 PRECEDE（predisposing, reinforcing, and enabling constructs in education/environmental diagnosis and evaluation），指在教育/环境诊断和评价中应用倾向、促成及强化因素。

（2）**执行阶段**：称为 PROCEED（policy, regulatory, and organizational constructs in education and environmental development），指执行教育/环境干预中应用政策、法规及组织手段。

PRECEDE 和 PROCEED 模式的整个过程是先做调查研究（诊断），对需求进行评估，并分析各种有利及不利因素，以确定该做什么和如何去做。确定之后则充分利用各种支持条件如政策、法规及组织手段等努力完成（执行）。这一模式在理论上较为完善，很多健康促进计划都运用了这一原理。

2. 知-信-行模式　"知"即知道、了解，亦即通过有效的健康教育使群众了解哪些因素有利于健康，哪些因素不利于健康，这是健康促进的基础。"信"即信念、态度，是指健康教育不仅在于使群众了解健康的知识，还必须使群众建立起健康的信念，树立起对健康的正确的态度，这是健康促进的动力。"行"即行动、行为。"行"是健康促进的目标。只有健康促进的结果变为群众对于健康有趋利避害的行动，才能视为健康促进工作的成功。知、信、行之间有因果关系，只有"知"——知道了增进健康的知识，才会有对健康的信念；因为有了"信"——健康的信念，才会有健康促进的行动。但它们三者之间并无必然性，例如有健康信念但缺少转变不良行为的决心，则行为的转变可能失败。

3. 健康信念模式 健康信念（health belief）模式是运用社会心理学的方法解释健康相关行为的理论模式。这个模式强调认知、期望、推理、思维、信念等对人的行为的主导作用。在这个模式下，健康促进工作者要改变人们危害健康的行为，必须先让人们充分认识到不良行为生活方式对健康危害的严重性，并让人们相信改变不良行为生活方式能有效地促进自身健康。健康信念模式是在充分估计到可能遇到的困难的前提下，鼓励人们努力改变不良行为生活方式。

还有信息动机行为模式（information-motivation-behavioral skills model，IMB 模式）、Pender 健康促进模式、健康行为程式模型（health action process approach，HAPA）等。

（三）健康教育和健康促进的现实意义和发展形势

1. 健康教育和健康促进的现实意义 健康教育和健康促进的最终目标是增进人群的健康，提高人群的生活质量和工作效率，从而使其生活获得更大的满足。所以健康教育和健康促进不只是为了节省医疗费用，而是带来健康的体魄和高效的工作，必将会促进社会的发展与进步。随着全科医疗观念的出现，更加证明了健康教育和健康促进是现代医学实践的重要环节，是现代医学的核心内容之一。

2. 健康教育和健康促进的发展形势 发达国家的各国政府、各界人士都十分重视健康促进与健康教育工作，并且这些国家的健康教育和健康促进都已取得了相当的效果。我国作为发展中国家，政府也十分重视健康促进与健康教育工作。随着我国经济的逐年发展，人民物质文化生活水平的进一步提高，我国的健康教育和健康促进工作也在快速的发展之中。全科医生在社区以保障和增进人的健康为工作目标，自然成为健康教育和健康促进工作的主体力量，在全科医生提供的"六位一体"的全科医疗服务中，很多都是通过健康教育和健康促进实现的。所以全科医生是不折不扣的健康教育工作者。

五、社区居民的自我保健

自我保健（self-care）是指个体发挥能动作用，保护自己健康的活动，是个体决定自己健康权利与义务的体现。其内容涉及促进健康行为的培养、预防疾病、自我诊断、自我治疗以及在医疗机构诊疗后的继续治疗和康复活动等。自我保健是一种古老、基本的医疗保健形式，包括不同性别、不同年龄、不同职业人群的自我保健，如青少年自我保健、中老年自我保健、各种职业人群的自我保健、妇女自我保健、男性自我保健等。

自我保健作为社区卫生服务的补充形式，发挥着越来越重要的作用。首先，自我保健能充分发挥个体在保健活动中的主观能动性，能使个体自觉地为改变周围环境而努力，为达到最高的健康境界创造条件。有些危害健康的生活方式和行为因素，只能依靠自我保健活动才能真正解决。其次，开展自我保健具有巨大的经济效益。自我保健实际上是将每个个体不仅看作是卫生资源的消费者，而且看作是卫生资源的创造者。自我保健可以明显地降低患者对医疗保健服务的利用率，减少个人的医疗费用，可以有效地克服现有卫生保健系统的缺陷，使人人都成为卫生事业的建设主体。再次，自我保健还将对慢性病控制产生积极影响，例如对一组 1 型糖尿病患者进行自我保健教育，包括饮食调整、胰岛素及药物的使用、定期测量尿糖或血糖、体育锻炼等内容，项目开始两年之内，没有人住院，而在项目开始前，大多数患者接受过住院治疗。

（一）组织和管理自我保健的基本方法

1. 生理调适 ①坚持运动：依据自己的身体状况、性别、年龄，制订适宜的体育锻炼计划并尽力坚持。②规律生活：人的生命活动是有节律的，应养成良好的生活习惯、规律的生活节奏，保证充足睡眠，适应身体生物周期变化，以利于保持身心健康。③合理营养：摄入的热量必须能够满足人体的需要；各种营养素的供给要在数量上和质量上得到保证，且各营养素要有合理的比例；食物要新鲜、卫生、种类多样，不含有任何形式有害物质，即以适量、质优、卫生为原则。④保护环境：机体每时每刻都与环境之间进行着物质和能量的交换，保护人们赖以生存的环境，不仅是维护自身健康的需要，也是生命可持续发展的前提。

2. 心理调节 在充满竞争的社会里，个体必须具有良好的社会适应能力，保持良好的心态和控制紧张的能力。紧张是人们在对刺激或环境变化作出反应时表现出的生理和心理反应。适度紧张可使人充满活力，提高效率，过度紧张则危害人类的身心健康。控制紧张首先应树立正确的人生观，培养乐观、健康的性格，保持心理健康。培养广泛的兴趣爱好，积极参加各种社会活动，也有利于控制紧张。

3. 行为矫正 包括促进健康行为的培养和危害健康行为的消除或控制，结合在健康教育和健康促进活动中效果更好。

4. 自我诊断 根据自己对医药卫生知识的掌握程度和对自己身体状况的了解，对自己身体出现的异常感觉和变化所作出的判断，称为自我诊断。自我诊断需要医务人员的指导和利用医疗机构的检查，个体也应掌握自我诊断必备的医学知识和技能，如测量身高、体重、血压、脉搏、心率，并了解其正常范围和出现异常的临床意义。妇女应学会乳房自我检查法，中年以上成年人应了解癌症早期症状和信号等。

5. 自我治疗 自我治疗是自我保健的重要方式，是指诊断明确后，在没有监护的条件下根据医嘱或自行选择治疗方法、自行用药实施的治疗。自我治疗经济、方便，治疗方法和选用药物完全由患者自己控制。全科医生应因势利导地进行自我治疗知识的教育和技能传授，为患者授权，使患者熟悉所用药物的适应证、不良反应和禁忌证，使患者掌握常用的消毒、注射和换药技术及过敏反应的处理方法等技术。

6. 自我预防 是指在疾病或意外事故出现之前，个体心理上、知识上和物质上的准备。如在全科医生的指导下学会一般的急救知识、培养自己和家庭成员的良好行为生活方式，备有家庭药箱，记录重要生活事件和个体健康状况，按计划参加健康检查等。全科医生也应经常采取适当方式开展有关自我预防知识的宣传。

（二）自我保健的影响因素

人们的自我保健意识随着生活水平的提高越来越强烈，所采取的自我保健方式是患者面对健康问题所作出的一项行为决定，其前提是患者或其家庭具备处理这种健康问题的经验或已从其他途径咨询到被认为有用的信息和方法。许多因素都可对自我保健行为产生影响，如信息的来源、实施环境、家庭等。对健康问题的正确认识和评价是避免采取不恰当自我保健措施的关键。了解影响患者选择自我保健方式的因素，将有助于全科医生在日常工作中提供有效的自我保健教育和指导，这些影响因素可归纳如下：①健康问题的复杂性和严重程度；②患者本人的自我保健观念和能力；③患者本人对健康问题的认识和经验；④健康信念及对症状的反应；⑤家庭可用于自我保健的信息资源；⑥自我保健服务的可用性及可及性；⑦个人的某些特征如文化程度、职业、经济水平、年龄、性别、性格等。

（三）全科医生在自我保健中的作用

1. 提高自我保健技能 患者选择的自我保健处理健康问题的前提，是具有处理健康问题的经验或信息，即便如此，自我保健措施往往是针对症状的，居民对健康问题的来龙去脉缺乏全面的认识，对自我保健效果没有把握。不适当的自我保健措施可能会延误病情或掩盖问题的严重性，故全科医生必须在日常工作中，针对影响自我保健的因素，开展自我保健教育，使居民对其健康问题有正确的评价和认识，提高自我保健能力，并避免采取不恰当的自我保健措施。

2. 传播自我保健信息 社区居民自我保健信息的来源通常为：①家庭、朋友或同事对类似健康问题提供的经验；②书刊、杂志、科普读物等出版物中有关健康知识；③互联网、电视、广播、广告、药物说明书等提供的信息；④非医务人员提供的民间秘方等。与这些信息来源相比，全科医生提供的自我保健信息更具有权威性和实用性。全科医生应利用一切可能的资源,经常性地向社区成员提供自我保健信息,并开展自我保健技能培训。

3. 组织开展社区自我保健活动 自助小组是社区自我保健组织中常见的一种形式,由具有相同健康问题或疾病的居民组成,常见的有高血压自助小组、癌症自助小组、戒烟俱乐部等。在自助小组的建立过程中,全科医生可以作为居民自我保健的倡导者和组织者,和患者一起协商组建自助小组,动员社区内具有相同健康问题的其他患者参加自助小组,通过开展自我保健教育提供自我保健的知识和基本技能培训,准备各种资料,举办讲座,制订工作计划,定期开展相关活动。在患者自助阶段,全科医生则以教育者和指导者的身份,通过自助小组成员的共同努力收集的有关资料和信息,交流与疾病斗争的经验,鼓励患者相互帮助,培养患者的自我责任感,把有问题的人转变为解决问题的人,提高各自的自我保健能力。自助小组对于帮助个人解决问题来说是一种强有力的工具,比专业服务方便、便宜,可以替代传统的家庭自我保健,也是医疗卫生保健服务的必要补充。

第三节　临床预防服务

案例 7-1

某社区卫生服务中心今年对所服务的社区进行了社区诊断,发现本社区内最常见的慢性病问题是高血压。

问题:该社区卫生服务机构的全科医生应该如何通过群体-个体相结合的疾病预防控制措施,更好地对本社区居民进行高血压的预防与控制?

自从有人类以来,疾病预防的思想就贯穿于人类历史的始终。在我国战国时期,《黄帝内经》中就提出"圣人不治已病治未病"。19世纪末20世纪初,人类在与烈性传染病如天花、霍乱等疾病的斗争中,疾病的预防控制取得了举世瞩目的巨大成就,也总结出了一套系统的人群预防策略与措施,这就是医学史上著名的第一次卫生革命。近年来,随着疾病谱和死因谱的转变,更多的疾病呈现出多病因,需要综合性和长期性医疗照顾的特点,生物-心理-社会医学模式被普遍接受,医学的重心则由过去的疾病治疗扩大到疾病预防。此外,随着人们生活水平的提高,更多人关心的不仅是"是否患病"或"长寿",而且关心维护和促进健康,提高生活质量,延长健康的生存时间。因此,自20世纪70年代起,预防医学的主要任务由原来的群体预防为主逐步转向以个体预防和群体预防相结合,从生物学预防扩大到心理、行为和社会预防,从独立的预防性服务转向"防、治、保、康"一体化的综合性服务,从以公共卫生人员为主体的预防扩大到以全科医生为主体的预防,从原来的被动预防转向现在的主动预防,这就是预防医学的第二次重大转折,即第二次卫生革命。预防医学的任务从传染病的群体预防为主转向以慢性病为主的个体预防为主,因此,以基层临床医生为主体的、针对患者个体和社区人群进行的预防、治疗、保健、康复及健康教育一体化的、体现临床诊疗过程中执行的预防服务的"临床预防服务"便应运而生。

一、临床预防的概念

临床预防(clinical prevention)即临床预防服务(clinical preventive medicine),又称个体预防(individual prevention),是预防医学的分支,其内涵是指在临床条件下,由社区卫生服务工作者或其他临床工作者向患者、健康人、无症状者提供的预防保健服务。它适宜于临床的环境,以医生为主体,强调社会、家庭、患者共同参与,个体化的、防治结合的预防保健服务;其目的是防止疾病的发生、发展和传播;是一项基本的、不可缺少的卫生保健服务,也是医疗工作的重要组成部分。

临床预防与传统的预防医学之间有着必然的、内在的和本质的联系。它们的目标一致,均以预防疾病、维持和增进人类健康为出发点。两者内容相近,又相互交叉,但其强调的侧重点和提供服务的场所均有不同。1976年,McWhinney指出,对于因不同原因就诊的患者,全科医生应主动地评估危害其健康的各种因素,并加以处理,将预防性服务作为全科医生日常诊疗工作中的重要内容。

二、临床预防的意义

开展临床预防服务是在临床环境下第一级预防和第二级预防的结合,是新的医学模式背景下的产物,在现代卫生服务中凸显出重要意义。

1. 提供临床预防医学服务,有利于贯彻落实国家"预防为主"的卫生工作方针和政策,有利于推动全民族健康促进工作。

2. 对人群进行健康教育、疾病筛检和早期诊断,并给予及时治疗和适时保健,可以显著改善患者的生活质量,延长寿命。

3. 预防接种和综合防治不仅对急、慢性传染病有效,还对慢性非传染性疾病有着良好的预防效果。

4. 强调和实施临床预防医学,可以提升临床医生的预防意识,通过采取早期预防措施,对阻止疾病的发生和发展有着积极意义。

5. 临床预防将临床和预防紧密结合起来,有助于改善医患关系和社区预防保健计划的实施。

三、临床预防的原则

(一)基本原则

降低发病率、伤残率及病死率是临床预防服务的基本原则。一级预防是对人们的行为生活方式进行干预,强调采纳有利于健康的行为生活方式,控制不良行为,提高人群的健康水平。二级预防强调早期发现患者,尽早治疗以提高治疗效果。故在社区卫生服务过程中应尽量采用行之有效的措施实施一级、二级预防,以提高居民健康水平和降低一般疾病发病率为目标,其预防的意义更加积极主动。

(二)遵循个性化的原则

在提供临床预防服务过程中,临床医生应考虑不同患者的年龄、性别、行为生活方式和存在的危险因素等,选用适宜的方法,而不宜选择可能造成服务对象强大精神压力和经济负担的方法。

(三)危险因素选择原则

对危险因素的选择应参照的标准有:①危险因素在人群中的流行情况;②危险因素对疾病影响的大小。两者应综合考虑,一个相对弱的危险因素如流行范围广,则比一个相当强但流行范围小的危险因素更值得关注。

(四)病例选择原则

对病例的选择应参照的标准有:①把疾病的危害性和严重性作为优先考虑因素,对罕见病、不宜早期发现且治疗效果欠佳的疾病一般不列入优先考虑的范围;②将疾病预防的确切效果作为决定性参考指标。例如对于急性传染性疾病,将监测和控制疫情时作为评价效果;对于慢性病,可以用伤残(失能)调整寿命年(DALY)评价临床预防所带来的成本-效益等。

(五)实施效果评价原则

对于临床预防服务的实施效果进行评价时,需运用循证医学原理对效果与效益、副作用(并发症、经济影响、医源性损伤、时间消耗和伦理道德等问题)和干预措施的特征(操作的难易、费用、安全性和可接受性等)进行评价,旨在不断优化临床预防服务项目,提高其经济效益和社会效益。

四、临床预防的内容与方法

全科医生在诊疗过程中常用的临床预防服务方法有健康咨询、患者教育、免疫接种、疾病筛检、化学预防和健康危险因素评估等。

(一) 健康咨询

健康咨询(health counselling)是医生与咨询对象之间的交流,通过开展有针对性的健康教育,改变咨询者的不良行为和生活方式,以减低疾病和损伤的危险因素,阻止疾病的发生和发展。

1.**内容** 包括建立良好的医患关系、面向患者提供咨询、让患者了解行为与健康之间的关系、医生和患者共同评估改变行为存在的障碍、得到患者对改变行为的承诺、患者参与选择危险因素、随访监测患者改变行为取得的进展情况等。

2.**方法**

(1)**群体教育法**:根据社区特殊人群,定期组织专题讲座及小组讨论。

(2)**个体教育法**:通过与个体谈话,给予个别指导。

(3)**文字教育法**:以报刊、书籍等为载体来传播健康知识。

(4)**电子化教育法**:利用现代化的声、光、电设备进行教学。

(5)**形象化教育法**:采用实物、示范表演等方式。

3.**具体步骤** 包括:①取得咨询者的信任,建立良好的合作关系;②向全体患者提供咨询,即医生应该将咨询作为一种必须提供的治疗手段公平地用于所有的服务对象;③使得咨询者明白行为与健康之间的关系,只有懂得了他们之间的紧密关系,才有可能采取相应的措施;④和咨询者一起评估改变行为的障碍:改变已形成的行为习惯是存在困难的,全科医生应同服务对象一起,共同研究对策并充分分析面临的困难;⑤取得咨询者的承诺,这是非常关键的,患者一旦有了承诺,他们往往会尽力地履行其诺言;⑥选择主要的、干预效果明显的危险因素进行干预:造成一种不良行为的危险因素可能是多种多样的,健康咨询的关键是确定这些影响因素,并根据优先解决顺序进行逐步干预,不能期望通过咨询能控制所有的影响因素;⑦帮助患者制订改变行为的计划,列出较为周密的计划表,既为咨询者提供了活动指南,又可以及时地进行监督和评价;⑧采用综合性干预措施,同时要注意干预措施要因人而异;⑨充分利用各种资源,如家庭、工作单位、社会等共同参与;⑩加强随访和监督,及时发现问题并采取相应措施。

(二) 患者教育

1.**概念** 临床预防中的健康教育是健康教育的一种具体形式,是一种有计划的教育介入,其对象包括患者、高危人群和健康人群。全科医生在其日常的诊疗实践中更多的是对具有健康问题的患者个体进行有针对性的教育,这种健康教育的方式称为患者教育。患者教育的目的是为服务对象提供健康信息,促使其采取有益于健康的行为,去除不良的行为生活习惯,加强遵医行为,预防疾病,促进健康。在管理患者健康问题的过程中,根据患者所患疾病的严重程度、个人背景、对疾病知识的了解程度,以及所涉及的特定健康教育内容为患者实施个体化教育,如糖尿病患者的健康教育等。

注重患者教育是全科医学的服务特色,是临床医疗中不可缺少的环节。在全科医疗中,患者教育特别适用于对慢性病的长期监测和管理过程中。成功的患者教育可以改变患者的不良行为,提高遵医行为,在疾病控制和健康管理中会收到事半功倍的效果。

2.**目标** 健康教育的目标是"知、信、行"的统一,即传授知识,改变态度,相信科学,行为转变。其中,行为转变是患者教育的最终目标,也是患者教育真正有效的衡量指标。在全科医疗服务中,为了尽快实现患者教育的最终目标,还应通过教育唤醒患者和家庭对自身健康的责任。

3.**实施原则** 包括:①个体化和针对性原则,即全科医生应充分了解患者的社会背景,了解患者对疾病的认识和态度以及期望,以提出个体化、针对性、实用性和可行性均较强的建议;②患者和家庭参与原则,即全科医生应让患者及其家庭成员了解所患疾病的发生、发展过程及预后、医疗干预关键环节等,耐心阐明接受健康教育并改变行为的重要意义;③方法便于实施原则,即健康教育应有明确的目标与方法,实施中应用简明扼要、通俗易懂的语言,避免使用专业术语和说教口吻,所提建议应简单明了、便于实施;④循序渐进原则,即健康教育中,避免一次给予三个以上建议,应考虑确定优先顺序,对老年患者更应如此;教育及行为改变应循序渐进;⑤监督和帮助原则,即随时追踪观察患者对所提建议的执行情况,若有问题应及时解决。

4. 内容 临床预防中患者教育的特点是要有针对性和个体化,目标和内容的设定基于对患者健康教育需求与需要的评估,并应考虑优先顺序。因此,患者教育的内容并非一成不变,应因时、因地、因人而异。对于所有患者的健康教育需求与需要的评估需要从以下几个方面考虑:①患者了解健康问题的性质及其发生、发展规律的程度;②患者的健康观、健康信念模式和疾病因果观;③患者了解其所患健康问题的预防、治疗和康复的策略和相关信息;④各种治疗的作用、副作用和成本;⑤患者对其预后的期望;⑥疾病对生活质量的影响;⑦医学伦理学的相关问题;⑧各种资源的合理利用。

国外的全科医生普遍对其服务对象实施的患者教育项目有平衡膳食、鼓励戒烟、鼓励合理营养与减肥、设计运动处方、教育驾驶者使用安全带、鼓励男子作睾丸自我检查、教会女性进行乳房自我检查等。

5. 步骤 ①根据患者的年龄、性别、职业、受教育程度、健康观与疾病观等,了解患者的就医背景;②了解患者的不良行为及其原因、需求与需要,初步确定健康教育的重点;③了解家庭资源状况,通过了解患者的家庭,找出家庭中的健康教育资源,并可能通过教育患者的家庭成员,最终达到教育患者,改善遵医行为,去除不良行为的目的;④确定健康教育的具体内容、方法和实施计划;⑤实施健康教育的计划;⑥阶段性评估、评价行为改变的程度。

6. 方法 ①与患者直接会谈:全科医生每次接诊时均对居民进行咨询;②就医环境布置:利用壁报、宣传画、杂志等,营造健康教育氛围;③讲课:将有共同问题的居民集中培训,30~40人效果最好,每次1~2个话题;这样可以避免对不同患者就同一话题反复重复,减轻医生的负担,提高工作效率;④发放宣传材料:事先编写患者教育资料,依据当时当地普遍存在的健康问题,准备编写数个咨询题目的资料,每个题目阅读时间3~10分钟,可提高患者教育的有效性;⑤社区宣传板:结合实际工作和情况,定期制作宣传板,可加强健康教育的力度,扩大健康教育的范围;⑥患者小组活动:把有相同健康问题的患者聚集到一起或建立固定的联系,调动患者的主观能动性,患者间可以沟通疾病管理的相关信息、介绍疾病控制的经验等。此法在国外的全科医疗服务中已取得了较好的效果。

知识链接

激励患者改变行为的原则及方法

以戒烟为例(其他患者教育项目可参照执行),介绍目前已被采用的行为改变方法:①教育(education):以各种统计资料、图片或音像制品宣传吸烟对健康的危害;②代换法(substitution):戒烟时,可建议代以水果、口香糖等,以转移和满足口欲;③控制诱因法(control of stimuli):教育患者减少应酬,避开吸烟区,避免诱惑;④改善环境法(environmental engineering):限制吸烟空间,装置空气污染警示器等,以外在的环境来制约内在的冲动与行为;⑤自我记录法(self-monitoring):要求患者自行记录有关行为,从而达到自我警示的目的;⑥社会支持法(social support):动员家人、朋友和同事等共同提醒、鼓励和监督患者戒烟。

(三) 免疫接种

免疫接种(immunization)是指用特异性抗原或抗体使机体获得对疾病的特殊性免疫力。免疫接种分为计划性接种和应急性接种。前者又称为计划免疫,后者是在疾病有向人群传播流行威胁时所进行的接种,可选择最易感人群作为接种对象。免疫接种是公认的有效、可行、特异性强的一级预防措施,具有经济、方便的优点。

1. 计划免疫

(1) **概念**:计划免疫是根据传染病的疫情监测结果和人群免疫水平的分析,按照科学的免疫程序,有计划地使用疫苗,对特定人群进行免疫接种,从而达到控制和消灭传染病的目的。也就是指科学地规划和严格实施对所有婴幼儿进行的基础免疫,即全程足量的初种和随后适时的加强(复种),以确保儿童获得可靠的免疫。

(2) **主要内容**:计划免疫工作是当前我国卫生防疫工作的主要组成部分,目前我国计划免疫的主要内容是按照免疫程序,对 7 周岁以下的儿童有计划地进行卡介苗(BCG)、脊髓灰质炎减毒活疫苗(OPV)、百白破疫苗(DTaP)、麻疹风疹疫苗(MR)和乙肝疫苗(HepB)等的基础免疫和加强免疫接种,从而达到防治结核、脊髓灰质炎、百日咳、白喉、破伤风、麻疹、风疹及乙型肝炎等疾病的目的。世界各国的儿童计划免疫程序不尽相同,同一国家亦随着时间的推移而有所变化。

接种剂量是否合适不但直接影响免疫反应,同时也影响免疫效果。剂量过大,由于抗原的剂量超出机体免疫反应的能力,会使机体产生免疫麻痹,不但影响免疫效果,还会因剂量过大而加重免疫反应的临床过程;剂量过小,不足以刺激机体免疫系统产生免疫应答,造成免疫失败。表 7-2 是我国计划免疫正确的接种剂量和部位。

表 7-2　我国计划免疫的接种剂量和部位

疫苗	剂量	接种部位及途径
卡介苗	0.1ml	上臂外侧三角肌中部皮内注射
麻疹风疹疫苗	0.5ml	上臂外侧三角肌下缘皮下注射
麻腮风疫苗	0.5ml	上臂外侧三角肌下缘皮下注射
百白破疫苗	0.5ml	上臂外侧三角肌或臀部外上 1/4 处肌内注射
脊髓灰质炎减毒活疫苗	1 粒(液体疫苗为 2 滴/人份)	口服
乙肝疫苗	10μg	上臂外侧三角肌肌内注射
白破疫苗	0.5ml	上臂外侧三角肌肌内注射
乙脑减毒活疫苗	0.5ml	上臂外侧三角肌下缘皮下注射
A 群流脑多糖疫苗	0.5ml	上臂外侧三角肌下缘皮下注射
A 群 C 群流脑多糖疫苗	0.5ml	上臂外侧三角肌下缘皮下注射
甲肝减毒活疫苗	0.5ml 或 1.0ml	上臂外侧三角肌下缘皮下注射

(3) **禁忌证**:由于患有严重疾病的儿童,接种疫苗可能出现不良后果,WHO 规定以下情况作为常规免疫禁忌证:①免疫异常者,包括免疫缺陷、恶性疾病(如恶性肿瘤、白血病、淋巴瘤等)以及烷化剂、抗代谢药、放射治疗而免疫功能被抑制者,不能使用活疫苗;活疫苗不能应用于孕妇;HIV 阳性者可接种活病毒疫苗,如麻疹活疫苗,因为儿童患麻疹的危险性高于疫苗所致的威胁,对有症状的 HIV 感染者不应接种卡介苗;②急性疾病:接种时接种对象正患有发热或明显全身不适的急性病时,应推迟接种,因为发热时接种疫苗可加重原有的发热疾病,也有可能把发热疾病的临床表现当

作疫苗的反应,而影响以后的免疫接种;③既往接种疫苗有严重不良反应者:需要连续接种的疫苗(如 DTaP),如果前一次接种后出现严重反应,如过敏反应、虚脱、休克、脑炎或出现惊厥等,则不应继续接种;④神经系统疾病患儿:对有进行性神经系统疾病的患儿,如未控制的癫痫病、婴儿痉挛和进行性脑病,不应接种含有百日咳的疫苗。

(4) **其他**:儿童计划免疫的成功实施使相应的传染病在儿童中的发病率大幅度下降,而这类传染病在成年人中增多也已成为一个公共卫生问题。为此,成人免疫在一些国家逐渐受到重视。我国目前尚未正式颁布成年人免疫程序,但北京、上海等地已开始对新入学的大学生接种有关疫苗。2016 年国家卫生和计划生育委员会(今国家卫生健康委员会)公布了 3 种应急接种疫苗,即流行性出血热疫苗、炭疽疫苗和钩端螺旋体疫苗,分别预防流行性出血热、炭疽和钩端螺旋体病三种传染病。对下列特殊职业或特殊健康状况的成年人除按年龄常规接种外,还应考虑给予接种相应的疫苗。例如对医务工作者和接受血液透析者接种乙肝疫苗,对畜牧人员、兽医、野外工作人员等接种布鲁菌病、炭疽及抗狂犬病疫苗等。

2. **非计划免疫**　非计划免疫是指由公民自费并且自愿接种的其他疫苗。目前,我国人群的免疫接种服务一般由公共卫生专业人员提供,但全科医生应负有检查、提醒患者及家属的责任。我国常用的非计划免疫疫苗的免疫程序和预防作用如下:

(1) **水痘疫苗**:接种时间是 1 周岁时注射 1 针(1~12 岁 1 针次;13 岁以上 2 针次,间隔 6~10 周)。用于预防水痘。

(2) **B 型流感嗜血杆菌疫苗**:接种时间是 2、4、6 月龄时各注射 1 次,12 月龄以上接种 1 针即可。用于预防 B 型流感嗜血杆菌引起的肺炎、脑膜炎。

(3) **流行性感冒疫苗**:接种时间是 1~3 周岁每年注射 2 针,间隔 1 个月。3 周岁以上每年接种 1 次即可。用于预防流行性感冒。

(4) **人用狂犬病纯化疫苗**:暴露前人群,可常年接种,基础免疫注射 3 针(0 天、7 天、28 天),每次 0.1ml,此后 1 年加强 1 针(1.0ml);暴露后人群,应急接种,按照疫苗说明书要求进行接种。用于预防狂犬病。

(四) 疾病筛检

筛检概念的最初提出是在 20 世纪初,当时"筛检"一词用于防治肺结核。近年来筛检的适用范围逐步扩大,通常用于发现慢性病早期患者。许多疾病的早期,体内组织和器官虽已发生病理学上的改变,但在临床上不表现出相应的症状和体征,当体内病理改变及对身体的损害相当明显时,该病的相应症状和体征才表现出来。筛检的思想源于如果能在疾病的早期阶段及时发现病例,再经各种临床检验和检查作出确切诊断并加以治疗,则能够提高治愈率,减少病死率,保护劳动力,并降低诊断所用成本,对个人和社会都有很大的益处。

1. **概念**　筛检(screening)是用快速、简便的检验、检查或其他手段,对未识别的疾病或缺陷作出推断性鉴定,从外表看似健康者中查出可能患病者。筛检试验不是诊断,筛检试验阳性和可疑阳性者应当指定就医,进一步诊断并做必要的治疗。筛检不仅可早期发现可疑病,还可发现高危人群,以便及早控制危险因素,避免疾病发生。

就患者而言,从疾病隐患的形成到早期症状的出现往往难以自身察觉,而且有些疾病发生隐蔽,又无明显特征,因此容易疏忽。作为一名全科医生,掌握并运用好"早发现、早诊断"这一基本原则,对于他们所服务的对象具有非常重要的意义。国外全科医生的实践已证实,全科医生是早期发现、早期诊断、早期治疗的最佳执行者。全科医生在其服务的社区内遇到的大部分问题都属于早期、常见或是心理性的,同时全科医生熟悉服务对象的基本情况及其家庭、社会背景,他们与患者之间没有心理上的障碍,也很少受时间的限制,因此全科医生最能把握早期发现和早期诊断的时机。这对于及时控制疾病的发展,降低医疗费用,合理利用卫生资源是非常重要的,而筛检是早期发现、早期诊断疾病的一个重要手段。

2. 分类

（1）根据筛检对象范围的不同可分为人群筛检（mass screening）和目标筛检（targeted screening）两种。人群筛检指用一定的筛检方法对一般人群进行筛检，找出其中可疑患某病的人，然后对其进一步进行诊断；目标筛检又称选择性筛检（selective screening），是指对某种暴露的人群、高危人群或某一特殊单位人群进行定期健康检查，以早期发现患者，及时给予治疗。

（2）根据所用筛检方法数量的多少，分为单项筛检（single screening）和多项筛检（multiple screening）。单项筛检指用一种筛检方法检查一种疾病，如用宫颈抹片方法对有性行为的女性筛查宫颈癌；多项筛检指同时用多种方法进行筛检，可以同时筛检出多种疾病，如用胸透、血沉、痰中结核分枝杆菌检查等发现可疑结核病患者等。

3. 目的与意义　筛检本身是临床预防的重要方法，根据项目的不同，筛检的目的也有所不同：①早期发现某些可疑病例或有缺陷者，通过早诊断、早治疗使其康复或延缓其发展，以实现二级预防的目的；②筛检疾病的危险因素，保护高危人群，提供一级预防服务；③了解疾病的自然史或开展流行病学监测。

4. 原则　并非所有的健康问题或疾病都适用于筛检的方法，全科医生提供筛检服务时应当考虑以下基本原则：

（1）所有筛检的疾病或健康问题应当是当地目前重大的公共卫生问题，问题在当地具有普遍性。

（2）所有筛检的疾病或健康问题应当有有效的治疗方法。

（3）对所要筛检疾病的自然史了解比较清楚。

（4）筛检方法应具有良好的灵敏度和特异度。

（5）筛检技术简便易行、安全，筛检的风险和效果均易被人们接受。

（6）试验的费用低廉或可接受。

5. 评价　筛检试验的评价指标有：①真实性：反映筛检真实性的主要指标是灵敏度、特异度、漏诊率和误诊率，漏诊率和误诊率可以从灵敏度和特异度中推断出来；②可靠性：又称重复性，主要检测随机误差的大小。筛检效果的评价指标有：①发现病例或缺陷的例数，同时考虑灵敏度、患病率及距离上次筛检时间的间隔等因素的影响，可用阳性预测值来估计；②对疾病结局的影响程度；③成本效益分析，效益包括通过筛检所取得的经济效益（早期发现患者所节省的医疗费用等能用货币计算的效益）及社会效益（提高的人群生活质量和卫生服务质量等）。

6. 实施的途径

（1）**定期健康检查**（periodical health examination）：早在18世纪，欧洲有些国家就有每年进行健康检查的观念。1921年，美国医学会曾建议美国公民每年做1次健康检查。第二次世界大战后，各种健康检查中心和防癌检查机构纷纷建立，使健康检查工作得到普及。但是居民往往是做全身检查，缺乏针对性，造成资源的浪费。我国许多机关、企事业单位都为职工设计了定期体格检查，检查内容和间隔时间因工作单位不同而有所区别，但多数为一年1次，即年度健康体检，但检查项目并不是针对一定的年龄、性别、疾病的发展阶段，效果及效率均不高。1975年，Frame和Carlson注意到常规健康检查缺乏充分的科学基础，在对36种疾病的患病率、发病率、危险因素、治疗进展和筛检的可行性研究的基础上，根据患者年龄、性别、职业等特点，提出了采用选择性健康检查的方法，得到了医学界的认可。

（2）**周期性健康检查**（periodic health examination）：周期性健康检查是运用格式化的健康筛检表格，由医生根据就诊患者的年龄、性别、职业等健康危险因素特点，为个人设计的健康检查计划。

设计周期性健康检查项目的原则:①参考当地流行病学资料,如所检查的疾病或健康问题必须是社区的重大卫生问题,必须对社区健康问题进行调查,包括常见疾病的发病率、患病率和病死率等;②受检的应该是该健康问题的高危人群;③所检查的疾病或健康问题应有有效的治疗方法,目前缺乏有效治疗方法的疾病,不宜作为检查项目;④该病有较长的潜伏期,这能增加被检查出疾病的机会;⑤该病在无症状期接受治疗比在有症状期治疗有更好的疗效;⑥所用的检测方法简便易行,易于被居民接受;⑦检查所用方法能兼顾灵敏度和特异度;⑧整个检查、诊断、治疗过程符合成本效益,并考虑社区的卫生经费开支;⑨根据患者个体的实际情况和相应的临床指南确定检查的时间间隔。

周期性健康检查的优点有:①有针对性和个性化的设计,效率高,效果好;②可普及性强,能应用到社区的每一位居民;③利用患者就诊时实施,省时、省力,还可节约医疗费用;④问题处理及时,全科医生对发现的问题可以最快的速度和最恰当的方式与患者联络;⑤检查结果可以丰富患者的病史资料,特别适用于慢性病的防治。

(3)**病例发现**(case finding):病例发现又称机会性筛检(opportunistic screening),是对就诊患者实施的一种检查、测试或问卷形式的调查,目的是发现患者就诊原因以外的其他疾病。如一位因咳嗽、咳痰就诊的 38 岁女性患者,通过做宫颈刮片以检测患者是否有宫颈问题。病例发现是医生在问诊中易于执行的早期诊断措施,对疾病的预防可收到事半功倍的效果。随着全科医疗的发展,以家庭为单位的诊疗模式和病例发现的方式可以早期发现患者家庭成员中的其他患者。

(五)化学预防

1. 概念 化学预防(chemoprophylaxis)是指对无症状的人使用药物、营养素(包括无机盐)、生物制剂或其他天然物质作为一、二级预防为主的措施,以提高人群抵抗疾病的能力,防治某些疾病。对已出现症状的患者,给予上述物质来治疗疾病,不在化学预防之列,而对于有既往病史的人给予预防性的化学物质预防疾病复发,当属化学预防。如孕期女性补充叶酸以降低神经管畸形婴儿出生的危险;育龄或孕期女性补充含铁物质来降低缺铁性贫血的发病率;给 OT 试验阳性但无临床症状者给予抗结核药物等。化学预防服务在临床上应用较多,但目前发现有些化学预防的药物和制剂,尚缺乏足够的预防效果证据,故医生在推荐化学预防时,一定要客观地给患者介绍化学预防的作用和潜在风险,分析所潜在的利弊,由患者参与决策,并密切监测化学预防带来的效果和副作用。

2. 常用的化学预防

(1)**阿司匹林**:用于预防心脏病、脑卒中以及可能的肿瘤。阿司匹林是非选择性环氧化酶(COX)抑制剂,通过抑制体内前列腺素的生物合成而发挥解热、止痛、消炎、抗风湿和抗血小板凝聚作用,小剂量的阿司匹林主要抑制血小板中环氧化酶 21(COX_{21})和减少血栓素 A_2(TXA_2)的生成,用于预防心脑血管疾病的短暂性缺血,如脑血栓、冠心病、心肌梗死、偏头痛、人工心脏瓣膜或其他手术后的血栓闭塞性脉管炎等。大量的随机对照试验临床研究证实,已确诊的心血管疾病患者,如短暂性心肌局部缺血、心肌梗死和心绞痛等加服阿司匹林可改善症状,无症状男性每天口服阿司匹林可以降低未来发生冠心病的发病率。由于阿司匹林可能引起大出血,所以认为合适的剂量是预防心肌梗死和脑卒中时最重要的问题,研究表明,一级及二级预防心肌梗死和脑卒中的最适当剂量约为 160mg/d。另外,阿司匹林尚可降低妊娠高血压疾病的发病。随着对阿司匹林药理作用的不断认识深入,发现它在糖尿病的临床防治中也有一定的应用价值。一定剂量的阿司匹林可抑制血小板聚集,用于治疗血栓性疾病,尤其在糖尿病患者心血管事件的防治中起着重要作用。据文献报道,阿司匹林还可以有效地预防多种肿瘤,但其应用领域和适宜剂量均有待完善。阿司匹林作为化学预防性药物,其主要副作用是引起出血性疾病,因此,还应正确地评估其禁忌证后再决定用量,并在使用后注意随访和检测。

（2）**雌激素**：用于绝经后女性预防骨质疏松和心脏病。随着人口老龄化，骨质疏松已经成为影响健康的公共卫生问题，它是造成老年人骨折的主要原因。我国女性绝经后骨质疏松的患病率在50~60岁时约为30%，60~70岁约为60%。对于绝经后女性，单独使用雌激素，或与孕激素联合使用，可以有效地提高骨质无机盐的含量，降低骨质疏松骨折的发病率和缺血性心脏病的发病率。但对于现患乳腺癌者、有乳腺癌病史者，禁用雌激素替代疗法。另外，患有子宫内膜癌、未明确诊断的阴道异常流血和活动性血栓性静脉炎者也被认为应当禁用。

由于大豆异黄酮结构与雌激素相似，被认为是植物雌激素，试验证明有良好的预防更年期女性骨质疏松和心脏病的作用，且无子宫内膜改变和阴道出血的副作用，因此，大豆异黄酮是一类值得关注的植物化学预防制剂。

（3）**异烟肼**：用于预防结核。异烟肼预防性治疗不仅能防止结核菌素试验阳性的 HIV 感染者发生结核病，而且能够降低患者病死率。另有报道单用异烟肼治疗 6~12 个月能降低 HIV 感染者活动性结核的发病率。异烟肼预防结核主要适用于以下对象：①与活动性肺结核、结核菌素试验阳性肺结核患者接触的儿童及青少年；②儿童及青少年结核菌素试验反应新阳转者；③成年人结核菌素试验强阳性反应，有下述情况者：伴有 X 线肺部病灶，结核病可能性较大；X 线提示有非活动性肺结核；同时患有与结核病相关的疾病，如糖尿病、硅肺、肿瘤或长期服用肾上腺皮质激素和免疫制剂等；艾滋病病毒感染合并肺结核感染。

（4）**叶酸**：用于预防先天性心脏病和神经管畸形。叶酸是一种水溶性 B 族维生素，经叶酸还原酶及二氢叶酸的作用，叶酸可转化成四氢叶酸，后者与多种一碳单位结合形成四氢叶酸类辅酶。四氢叶酸类辅酶传递一碳单位，参与体内很多重要反应及核酸和氨基酸的合成，而核酸的合成又是细胞增殖、组织生长和机体发育的物质基础。一旦体内叶酸缺乏，一碳单位如甲基、亚甲基、次甲基等转移障碍，则核酸合成减少。维持正常年轻女性的血清叶酸水平，每天叶酸的最低需要量为 $50\mu g$，但对孕妇而言需要量则需要大大增加。妊娠初期增加叶酸可减少胎儿先天性心脏病和先天性心脏病伴心外畸形的发生。

（5）**抗氧化剂类维生素**：用于肿瘤的预防。维生素的防癌研究主要集中在维生素 A、维生素 C、维生素 E 方面。维生素 A 类是近 10 年来肿瘤化学预防中的重点内容，流行病学的研究表明，癌症患者血清中的视黄醇及 β-胡萝卜素的含量比正常对照组低。吸烟人群中，维生素 A 摄入量越少，肺癌患病率越高。动物实验表明，维生素 A 对亚硝胺及多环芳烃诱发的小鼠胃癌、结肠癌、膀胱癌、乳腺癌，大鼠的鼻咽癌、肺癌等均有明显的抑制作用，β-胡萝卜素在化学致癌的启动和促癌两个阶段均有抑制作用。

一些致癌物必须在体内经过代谢、活化形成自由基，攻击 DNA，才能产生致癌作用。维生素 C 是水溶性抗氧化剂，维生素 E 是脂溶性抗氧化剂，两者都具有清除自由基作用，抑制致癌机制。维生素 C 有消除超氧阴离子自由基、羟自由基及脂质过氧化基的作用。体外试验发现维生素 C 还能分解亚硝酸盐，阻止亚硝胺的合成，有抑制突变的作用。

（6）**无机盐**：用于预防肿瘤。无机盐中与肿瘤有关的因素很多，特别是微量元素更受人们的关注，其中，硒的防癌作用比较肯定。流行病学的资料显示环境中硒含量、人群中硒摄入量、血清中硒水平，均与人类各种癌症的病死率呈负相关关系。细胞培养结果表明，亚硒酸钠可抑制食管癌、胃癌、肝癌、口腔癌细胞的生长。硒是人群预防肝癌癌前病变药物的重要组成成分，它能清除自由基，保护细胞和线粒体膜的结构和功能，它还可通过提高机体免疫水平而具有防癌作用。

（六）生长发育评价

家庭、营养、情感、文化教育、心理因素均可影响儿童的心理和生理发育。了解儿童生长和发育的类型，可以使全科医生帮助儿童最大限度地发挥他们的潜能。全科医生应该为新生儿建立生长发育评价档案，测量不同时期孩子的生理方面、功能方面和心理方面的发育程度，并通过流行病学调查,分析社区内各月龄、年龄儿童的身高、体重,绘制正常的生长曲线图,评价某个儿童的生长情况是否正常。

(七) 健康危险因素评估

为了有效地降低疾病的发病率、患病率及病死率,必须知晓个体或群体患病的危险性,健康危险因素评估就是获得这种认知的基本途径。所谓健康危险因素评估,就是指根据服务对象的生活方式、个人及家族史、体检结果及健康危险因素等指标,以流行病学资料和全国死亡统计资料绘制的图表为对照,通过计算机分析来预测并与同性别、同年龄、同种族人群相比较其罹患疾病的概率及病死率,以及与实际年龄相比的健康年龄。全面的健康危险因素评估应包括以下资料和项目。

1. 一般项目 姓名、性别、年龄、婚姻状况、文化程度、职业、身高、体重、血压等指标。

2. 个体健康危险因素 包括:①生活环境中的危险因素:空气质量、饮用水水质、土壤与地质环境、噪声、辐射等;②生产环境中的危险因素:所暴露的理化因素和生物因素;劳动过程中的组织、安排、作息制度不合理等;不良劳动姿势与积累性慢性肌肉损伤等;职业性心理紧张因素;③行为生活方式:吸烟、酗酒、药物滥用、不合理膳食、缺乏体育锻炼、体重失控、A 型行为、C 型行为等;④个体背景:气质、性格、文化、信仰、道德、人生价值观等;⑤家庭背景:经济状况、住房条件、家庭关系、生活目标等;⑥社区、社会环境:社区经济水平、文化、安全状况、风俗习惯等;⑦重要生活事件:挫折与障碍、失业、退休等;⑧既往患病及恢复情况;⑨医疗服务的可及性和可用性等。

五、社区常见疾病的临床预防

案例 7-2

患者,男,45 岁,因腰部疼痛 4 天前来就诊。4 天前,患者在冰上滑倒。检查结果表明,尾骨尖可能骨折,局部肌肉紧张。医生提出了处理意见,并作出必要的解释,以消除患者的紧张和顾虑情绪。同时,为患者测量了血压,结果显示血压正常。患者是煤矿工人,有 25 年吸烟史,医生为他做肺部听诊,拍摄肺部 X 线片,并强调在工作中加强个人防护和戒烟的重要意义——预防肺癌和煤肺尘埃沉着症的发生。患者每天饮少量酒。5 年前,患者的胆固醇水平在正常范围内,医生建议他近期做一次血液胆固醇检查。该患者近一年看过牙医,家庭生活正常。

问题:

1. 此案例体现了临床预防活动的哪些内容?

2. 此案例体现了全科医学的哪些服务特点?

随着社会经济发展和人口的老龄化,我国居民中慢性病问题日益严重。慢性病已成为我国城乡居民死亡的主要原因,据报道,1991—2000 年中国慢性病死亡占总死亡的比例呈持续上升趋势,已经由 1991 年的 73.8% 上升到 2000 年的 80.9%。进入 21 世纪以来,慢性病的危害趋势虽得到一定程度的控制,但仍然是当前重要的卫生问题。开展以预防为先导的健康照顾服务是解决目前慢性病健康问题的有效方法之一。全科医生在社区工作中应该运用现有的疾病管理指南,并根据自己的工作经验和当地居民的健康状况设计较为可行的预防服务项目,提供适宜的一、二、三级预防服务。以下介绍几种社区常见慢性疾病的三级预防措施。

(一) 高血压

高血压(hypertension)既是一种社区最常见的疾病,又是其他心血管疾病主要的危险因素,严重威胁着人类的健康和生命。早期治疗高血压,其效果是很明显的。研究表明,如果整个人群的舒张压降低 6~8mmHg,冠心病的发病率可降低 25%,脑卒中的发病率可降低 50%。早期发现、早期诊断、早期治疗高血压是预防心脑血管疾病的一个重要手段。

1. 一级预防 一级预防既针对高血压病高危人群,也针对普通人群。是对有引起高血压的危险因素,但尚未发生高血压的人群采取有效的预防措施,以减少发病率。具体为:

(1)**改进膳食结构**:①限制食盐摄入过多:我国人群每人每天平均摄入食盐的量远远超过世界卫生组织建议的每人每天摄入食盐 5g 以下的标准,长期摄入食盐比较高的地区可以分步逐渐减少,使群众能够逐渐适应;②增加膳食中钾盐摄入:我国居民的膳食中普遍低钾,增加膳食钾摄入量,需要多食蔬菜水果,全国营养学会建议每人每月摄入蔬菜 12kg、水果 1kg,这对预防高血压将是有益的;③增加钙摄入量:牛奶、豆类食品中含钙量较高,新鲜蔬菜中芹菜、油菜、萝卜、黑木耳等含钙量也较高;④增加优质蛋白质的摄入量:保持脂肪酸的良好比例,鱼类含有优质蛋白,脂肪的摄入应限制在总热量的 20% 以下。

(2)**防止肥胖**:肥胖已被证明是血压升高的重要危险因素,控制及减轻体重常是预防高血压的有效措施。防止肥胖至少应包括两方面内容:一是防止从膳食中摄入过多的热量;二是加强运动。一般不提倡使用抑制食欲的药物。

(3)**提倡少饮酒或戒酒**:少量饮酒对高血压发病一般没有影响,但大量饮酒肯定会促使血压上升。酗酒已被公认是高血压的危险因素之一。

(4)**戒烟**:全科医生首先对患者的烟瘾程度进行评估,制订行之有效的戒烟计划和措施,让已成瘾的吸烟者从保护生命的认识高度去努力戒烟。

(5)**坚持进行运动锻炼**:经常参加适当的运动,可以预防和控制高血压;为取得良好的运动效果,要确定运动的方式、强度、时间和频率。①根据年龄、自身状况及爱好选择适宜的运动项目(如快走、慢跑、骑自行车、游泳、健身操等),但不宜选择剧烈的运动项目,以不出现疲劳和明显的不适为度;②每天至少活动 1 次,每次活动 30 分钟,每周至少活动 5 天,活动后心率的每分钟次数不超过"170 减去年龄(岁)"。

(6)**加强预防教育**:在高血压防治过程中,要提醒人们"适劳逸、和情感、节嗜好、慎起居",使之处于正常心理环境,矫正不良个性。患了高血压,千万不要忧心忡忡。目前对高血压的治疗尚无彻底治愈的特效药物,但高血压是可以有效控制的,其关键是要注意按时服药,症状消失后也不要随便停药。常看医生,减轻心理负担;肥胖的人要设法降低体重。

2.二级预防 即早期发现、早期治疗高血压,防止并发症的发生。

(1)**高血压的筛检方法**:血压测量是诊断高血压及评估其严重程度的主要手段。目前以 3 种方法评价血压水平:诊所偶测血压、自测血压和动态血压监测,以诊所偶测血压为诊断和分级标准。自测血压可以避免"白大衣高血压",虽然"白大衣高血压"未明确结论为高血压状态,但实际上不应笼统将其归为正常血压人群,需要对其进行监测和随访。动态血压监测是指使用符合国际标准(BHS 和 AAMI)的监护仪对血压实施动态监测,正常情况下,夜间比白昼血压均值低 10%~20%。昼夜的血压变化称为血压的昼夜节律。高血压的筛检应该使用诊所测压,由医护人员在标准条件下按照统一的规范进行测量。

(2)**高血压筛检对象**:高血压的高危人群是高血压的筛检对象。高血压高危人群的确定标准为:具有以下 1 项及 1 项以上危险因素的个体:①收缩压为 120~139mmHg 和/或舒张压为 80~89mmHg;②超重或肥胖,即体重指数(BMI)≥24kg/m²;③高血压家族史;④长期过量饮酒(每天饮白酒≥100ml,且每周饮酒在 4 次以上);⑤长期高盐膳食。

(3)**筛检频度**:对血压正常的人,建议定期测量血压。年龄为 20~29 岁者,每 2 年测量 1 次;30 岁以上人群和高危人群每年至少测量 1 次血压,且每次无论以什么原因就诊时都必须测血压,发现血压升高(收缩压 130mmHg 或舒张压 85mmHg 以上)应在不同日重新测量 3 次,以进一步确诊。舒张压升高达 85mmHg 以上时,应半年测 1 次血压。轻度高血压(血压≥140/90mmHg),先进行为期 4 周的观察后,如血压 <140/90mmHg,则每 3 个月测 1 次血压,共 1 年;如收缩压≥140mmHg 和/或舒张压≥90mmHg,先用非药物治疗,3 个月后复查并监测血压。中度高血压(血压≥160/100mmHg)者,每月测 1 次血压,如舒张压仍 >100mmHg 或收缩压 >160mmHg,则应采用药物治疗。重度高血压(血压≥180/110mmHg)者,则需立即或 1 周内采用药物治疗,依据最初血压基线进行的随访建议见表 7-3。

表 7-3　依据最初血压基线的成人随访建议

收缩压/mmHg	舒张压/mmHg	随访建议
<130	<85	2 年内复查
130~139	85~89	1 年内复查
140~159	90~99	2 个月内确诊
160~179	100~109	1 个月内评估或就诊
≥180	≥110	根据临床情况立即或 1 周内评估或就诊

(4)早期治疗高血压,减低高血压并发症的危险因素:如果非药物方法不能控制血压,就应及时就医,在医生指导下合理用药。治疗高血压的理想抗高血压药物应能够逆转高血压的血流动力学改变,保持良好的器官血流灌注;预防和逆转靶器官的损害,减少并发症的发病率和病死率;改善整体健康状况,保证生活质量,避免引起代谢障碍,且无不良副作用。

3.三级预防　社区全科医生在高血压的第三级预防中,主要负责病情稳定期患者的长期随访和管理,对危重患者应积极地进行会诊和转诊,使患者得到及时有效的治疗;对伴有并发症的患者,应根据患者的情况组建照顾团队,提供适时的监测、会诊和转诊服务。

(二)糖尿病

我国糖尿病呈逐年上升趋势,近年来特别是 2 型糖尿病在成人中上升趋势明显。我国城市社区卫生服务中心已经将 2 型糖尿病作为慢性病防治的工作重点之一。

1.一级预防　在一般人群中宣传糖尿病的防治知识,如宣传糖尿病的发病机制、危险因素、早期症状与体征、常见的并发症及其危害等,提倡健康的生活方式,如合理饮食、适量运动、戒烟限酒、心理平衡等,主要目的是普及糖尿病的知识、预防糖尿病的发生。

2.二级预防　在糖尿病高危人群中开展糖尿病筛检筛查,以早期发现糖尿病患者,给予积极的治疗。

(1)筛检的方法:可以采用空腹血糖检测和葡萄糖耐量试验的方法,一般不建议使用测量尿糖的方法。

(2)筛检的对象:①体重减轻,找不到原因,而食欲正常者;②女性分娩巨大儿者;③有过妊娠并发症,如多次流产、妊娠中毒症、羊水过多、胎死宫内、死产者(特别是有先天性畸形及尸检发现有胰岛细胞增生者);④年龄超过 50 岁者;⑤肢体溃疡持久不愈者;⑥40 岁以上有糖尿病家族史者;⑦肥胖或超重,特别是腹部肥胖者;⑧有高血压、高血脂者;⑨有反应性低血糖者;⑩会阴部瘙痒、视力减退、重复皮肤感染及下肢疾病或感觉异常而找不到原因者。

(3)预防服务建议:对于筛检阳性的患者,积极联系专科医生进行确诊;对于符合确诊条件的患者,帮助患者制订糖尿病饮食计划,指导患者进行适当体育锻炼,必要时给予药物治疗,并根据临床指南做好并发症的监测工作;对筛检结果异常但没有达到糖尿病诊断标准的患者,应帮助患者进行饮食控制,进行适当体育锻炼,制订定期复查空腹血糖、葡萄糖耐量试验的计划。

3. 三级预防　对于已确诊的糖尿病患者,严格地控制好血糖和血压,可以降低糖尿病患者的病死率和致残率。通过有效的治疗,慢性并发症的发展在早期是有可能终止或逆转的。全科医生应根据临床指南定期地进行眼底并发症的筛查,预防失明;教会糖尿病患者如何进行糖尿病控制和足部的保护,可以使截肢率明显下降。根据社区卫生服务中心的具体条件和患者的具体情况,适当安排必要的转诊和会诊。

(三) 乳腺癌

乳腺癌(breast cancer)已经成为全球女性患病率最高的恶性肿瘤。随着国民经济发展和人民生活水平提高,我国乳腺癌的患病率和病死率都呈迅猛上升态势,在大中城市尤为明显,因此要关注对乳腺癌的早期发现、早期诊断和早期治疗。

1. 一级预防　主要针对病因,增强机体免疫能力。在乳腺癌的危险因素中,有些是不可避免的,例如遗传、月经、环境等;但有一些是可以调整的,如卫生习惯、生活方式、生育史等。主要预防措施有:

(1) **保持良好的生活方式**:不吸烟,少喝酒,不吃烟熏、油炸食品,不偏食,少进食热量高的食物,降低脂肪摄入量,特别是动物脂肪、黄油、甜食等,避免肥胖和超重,多吃新鲜蔬菜和水果、豆类奶类制品、坚果等,注意补充胡萝卜素、维生素、微量元素等。另外,保持良好心态和乐观向上的情绪,心胸要宽广,避免长期压抑、焦虑或忧郁情绪,对降低乳腺癌患病率有一定好处。

(2) **自我预防**:避免不必要的胸部 X 线照射,掌握合理的生育计划,避免高龄生育,提倡母乳喂养,更年期女性避免或少用雌激素等。

2. 二级预防　自 20 世纪 60 年代开始,北美、北欧和西欧等一些国家陆续开展了一系列有关乳腺癌高危人群 X 线筛检的研究,结果证实,乳腺 X 线筛检可以使 50~60 岁患者的乳腺癌的病死率下降 20%~40%,40~49 岁患者的乳腺癌病死率也可降低 20% 左右。

(1) **乳腺癌的筛检方法**:目前在全球范围内普遍采用的乳腺癌早期诊断的基本措施主要有三种:乳腺 X 线筛查、临床体检以及自我检查。

1) 乳腺 X 线筛查:定期的乳腺 X 线检查可以降低 40 岁以上女性乳腺癌的病死率,因此是迄今为止唯一证实有效的乳腺普查措施。乳腺 X 线检查具有操作简便、诊断迅速、图像易于留档和易于复核等优点,因此比较适合大规模的人群筛检。尽管乳腺 X 线检查在乳腺癌的早期发现中具有较高的应用价值,但它可能存在漏诊,而在判断异常病灶的良恶性方面的应用价值也十分有限,因此乳腺 X 线普查必须联合其他一种或几种筛检措施,以进一步提高早期的灵敏性和特异性。近年来随着数字式显像技术的应用使乳腺 X 线影像可以更加清晰,从而提高了异常病灶的检出率,同时还可进一步降低每次检查的成本。

2) 临床体检:尽管乳腺 X 线检查是早期发现乳腺癌的最有效的工具,但仍有一些早期乳腺癌不能为 X 线所发现,而仅依靠临床体格检查单独发现的。早期乳腺癌不一定具有典型的临床表现,故而容易造成漏诊。有些乳腺癌的诊断主要是由于重视局部腺体增厚、乳头溢液和乳头糜烂等表现,经进一步检查后发现乳腺癌的存在的。此外,诸如乳头轻度回缩、乳房皮肤轻度凹陷以及乳晕轻度水肿等均是有诊断价值的临床表现。由于临床体检比较方便、经济,所以一般建议将其与乳腺 X 线检查结合起来用于乳腺癌的普查。

3) 自我检查:乳房自我检查是女性自愿、有意识地进行自我保健的内容之一。它的优点是经济、便捷、很少受时间限制以及对人体无损伤等。目前对于乳房自我检查的效果还存在争议,尽管一部分研究提示自我检查有助于发现小的或淋巴结阴性的乳腺癌,但大规模的前瞻性对照研究结果显示,自检组和对照组的乳腺癌病死率并无差异。

另外,乳腺超声检查因其快捷、安全、灵便等特点而成为最易为患者所接受的乳腺检查方法。然而目前大多数专家对乳腺超声用于大规模的人群普查还持否定的意见。主要原因在于乳腺超声仪器对检查乳腺微小钙化灶的灵敏度不高,而导致一些早期乳腺癌的漏诊;对 <1cm 的肿块诊断特异性差,影响筛检效率;在操作上要求在显像同时作出结果判断,因此准确性受操作者影响较大;无法获得全乳腺显像,而且检查结果存档和复审的耗费较大,容易出现漏诊。但乳腺超声检查在鉴别囊性和实质性乳腺肿块方面具有明显的优势,因而通常用于乳腺 X 线或临床体检普查发现的异常病灶的进一步筛查。

(2)**乳腺癌的筛检对象**:为 30~64 岁女性。高危人群可作为重点检查对象:①30 岁以上女性,特别是月经初潮在 12 岁以前,绝经期晚于 55 岁,月经不规则者;②婚后未生育,或 30 岁以后生育,或生育后不哺乳以及很少哺乳者;③乳房发生异常变化,摸到肿块或皮肤增厚与月经无关者;④反复乳头排液或乳头糜烂有压痛者;⑤不明原因的一侧腋下淋巴结肿大者;⑥进食过量动物脂肪,绝经后体重超重者。

(3)**乳腺癌的筛检频度**:①适龄女性每月自我检查 1 次,绝经前者每次月经过后 7~10 天时自查 1 次;②高危人群除自查外,宜每半年至 1 年接受专科医生筛查 1 次;③较大人群集中系统的筛查,因耗费人力物力较多,可每 2 年筛查 1 次。全科医生在乳腺癌的二级预防中,主要是教会女性患者乳房的自我检查及临床检查,同时熟悉乳腺癌的筛检对象,将筛检阳性的患者转给专科医生进行进一步的诊断。

3. 三级预防　第三级预防是提高乳腺癌患者生存率和生活质量、促进患者康复的临床措施,全科医生的任务是把乳腺癌患者及时转入专科治疗及提供患者接受专科治疗后的康复照顾。

(四)宫颈癌

宫颈癌(cervical cancer)是女性的主要健康问题之一,全世界每年新发生宫颈癌为 46.5 万人,每年死亡 20 万人以上。在许多发展中国家,宫颈癌是最常见的妇科肿瘤,占所有妇科肿瘤的 20%~30%。我国属于宫颈癌高发区,但随着近 40 年来宫颈细胞防癌涂片检查,长期大面积普查、普治及女性保健工作的开展,宫颈癌的患病率和病死率均已明显下降。

1. 一级预防　宫颈癌的病因虽不完全清楚,但已知许多因素和其密切相关,可以针对这些因素加以控制,如提倡晚婚、禁止早婚和性生活紊乱、实行计划生育、加强性道德及性卫生教育、积极防治与宫颈癌发生有关的疾病等。

2. 二级预防　宫颈癌的发生和发展是渐进的演变过程,时间可以从数年到数十年,一般认为演变过程经过以下几个阶段:增生、不典型增生、原位癌、早期浸润、浸润癌。因此在人群中对已婚女性进行定期普查,发现癌前病变及早期癌及时给予诊断和治疗,会有效预防宫颈癌的发生并降低其病死率。

(1)**子宫颈癌的筛检方法**:目前主要采用宫颈涂片检查作为筛检的首要方法,主要刮宫颈片或后穹隆吸片,阳性率达 95%。宫颈涂片检查便宜、易做,较容易推广,可达到普遍筛检的目的,也可适用于内镜检查可疑者的进一步检查。

(2)**子宫颈癌的筛检对象**:对 35 岁以上女性定期(3~5 年)进行阴道脱落细胞筛检。由于宫颈癌自然史比较清楚,历时 5~20 年,如果能在其发展过程中通过筛查,即可早期发现、早期治疗。凡 50 岁以上女性,特别是过早性生活、性生活紊乱、早育、多次生育者、宫颈炎症与糜烂不愈者,以及阴道不规则流血或白带增多、排液有异臭者可视为宫颈癌高危人群,应请医生进一步检查。

(3)**子宫颈癌筛检的频度**:35 岁以上女性最好每 3 年进行阴道脱落细胞筛查 1 次,如连续 3 次阴性,则可停止检查 1 次。在资源有困难的地方,如女性只能检查 1 次,普查年龄应选 35~40 岁;如能检查 2 次,普查年龄在 35~55 岁;如能检查 3~4 次,普查年龄应选在 35~55 岁;高危人群每年检查 1 次。

3. 三级预防　第三级预防的目的是防止病情恶化,防止残疾,其任务是采取多学科综合诊断和治疗措施,正确选择合理甚至最佳诊疗方案,尽力恢复功能,促进康复,提高生活质量,甚至重返社会。

（五）结肠癌、直肠癌

结肠癌（colon cancer）、直肠癌（rectal cancer）又统称大肠癌，是一种严重威胁人类生命健康的恶性肿瘤。近年来，随着经济的发展，我国人民生活水平的提高，结肠癌、直肠癌患病率呈现逐年升高的趋势。因此结肠癌、直肠癌预防的意义越来越重要。

1. 一级预防　主要是减少、消除大肠癌的致病因素，具体措施如下：

(1) 饮食调整：减少食物中脂肪的含量，特别是尽量少吃煎烤后的棕色肉类；尽量多摄入蔬菜、水果、纤维素等，如大蒜、洋葱、韭菜、葱、胡萝卜、柑橘类、葡萄、草莓、苹果等。

(2) 改变生活习惯：增加体力活动可以影响结肠蠕动有利于粪便排出，从而达到预防大肠癌的作用；减少酒精摄入量有利于预防大肠癌。

(3) 治疗癌前病变：对于大肠腺瘤、溃疡性结肠炎患者，其大肠癌患病率明显增加，通过普查与随访，尽早切除腺瘤，治疗家族性多发性结肠息肉，可降低大肠癌的患病率与病死率。

2. 二级预防　大肠癌的发生、发展是一个相对漫长的过程，从癌前病变到浸润性癌，估计需要10~15年的时间，这为筛检发现早期病变提供机会。

(1) 结肠癌的筛检对象：为年龄超过40岁，无严重心脑血管病或急性传染病患者及其他严重疾患者；对家族性多发性结肠息肉及遗传性非腺瘤性结肠癌的家系成员，则应从10岁以后即开始筛检。对于40岁以上人群，具有以下1项者可作为60cm纤维肠镜的复筛高危人群：

1) 免疫法粪便隐血阳性。

2) 一级亲属患大肠癌史。

3) 本人有癌症史或肠息肉史。

4) 具有以下2项及2项以上者：①慢性便秘；②黏液血便；③慢性腹泻；④慢性阑尾炎；⑤精神刺激史。

(2) 结肠癌的筛检方法：通常采用乙状结肠镜检与粪便隐血试验两种方法。乙状结肠镜检对发现息肉有50%~55%的灵敏度及未知的特异度。不同的研究表明，粪便隐血试验具有30%~90%的灵敏度与90%~99%的特异度，其中癌症阳性率为2%~11%，腺瘤阳性率为20%~30%。粪便隐血试验的精确度有赖于检测操作的正确性，且需使用连续3天的粪便样本，每次粪便要有2个样本，而且检测前几天就必须避免进食某些食物（如半熟的肉）及药物（如阿司匹林和维生素C）。根据1999年《中国常见恶性肿瘤筛查方案》，推荐以粪便隐血试验结合大肠癌个体危险度评估数量化模型为初筛，纤维肠镜作为诊断的序贯筛检方案。

(3) 结肠癌的筛检频度：一般人群中，粪便隐血试验以每年1次为宜；对于家族性多发性结肠息肉病及遗传性非腺瘤性结肠癌家系成员，则可以直接应用纤维结肠镜检查，开始以每年1次，两次阴性后则可改为每3~5年1次；对于筛检出的肠腺瘤患者或有肠腺瘤史者，应作腺瘤摘除，并在1年内复查，确认无复发者可每间隔3~5年复查。对复筛高危人群复筛阴性者每年复查1次。

3. 三级预防　大肠癌的第三级预防是指对肿瘤患者积极治疗，以提高患者生活质量，延长生存期。目前对大肠癌患者采取手术治疗为主，辅以适当的放疗与化疗、中医药治疗、免疫治疗等，以提高大肠癌的治疗效果。

（王慧丽　王洪云）

思考题

1. 简述三级预防策略。

2. 谈谈全科医生在实施临床预防服务中的作用和优势。

3. 试述临床预防服务的概念、特点、主要内容和方法,分析现阶段各级卫生服务中推行临床预防服务的意义。

4. 试分析高血压的社区综合防治措施。

练习题

第八章 | 全科医疗中健康档案的建立与管理

教学课件

思维导图

学习目标

1. 掌握：居民健康档案的概念、作用与内容，个人健康档案的基本内容，SOAP 的内涵。

2. 熟悉：家庭健康档案的基本框架与内容，社区健康档案的基本内容。

3. 了解：全科医疗健康档案的管理，电子健康档案的优点，电子健康档案保管中的规范要求。

4. 培养全科医学的思维模式，具有人际沟通的方法与技巧，能规范地以 POMR 记录居民健康档案，能采用 SOAP 的形式进行接诊记录。

5. 学会在建档过程中与服务对象友好交流，能与服务对象建立平等互信的医患关系；能注意保护档案使用过程中服务对象的隐私，具有一定的吃苦精神和奉献精神，能根据社区实际情况建立和规范管理居民健康档案。

居民健康档案（health file）是对居民健康状况、影响因素、发展变化和接受卫生保健服务过程进行系统化记录的文件，是全科医生掌握居民健康状况，开展全科医疗服务的基本载体，也是进行社区卫生服务管理的重要前提。建立健全居民健康档案对全科医疗及完善我国公共卫生和医疗服务体系，加强疾病预防控制和预防保健等工作具有重要意义。2009 年 12 月卫生部（现国家卫生健康委员会）公布的《关于规范城乡居民健康档案管理的指导意见》及 2017 年 2 月出台的《国家基本公共卫生服务规范（第三版）》等文件，规范了我国城乡居民健康档案的基本内容，为建立城乡居民电子健康档案提供了基本遵循。到 2020 年，全国已初步建立起覆盖城乡居民，符合基层实际的科学、规范的健康档案的建立、使用和管理制度，而且逐步实现了居民健康档案的数字信息化转型和推广应用。

本章就居民健康档案的概念、意义、原则、内容、管理与应用等内容进行介绍。

第一节 概 述

居民健康档案可以为居民健康保健、疾病治疗和急救等提供及时、准确、科学、完整的信息，是开展全科医疗的有效工具，关键时刻，有助于采取正确的急救措施，挽救患者的生命。同时，居民健康档案还能够及时有效地提供基于个案的各类卫生统计信息，帮助卫生管理者客观地评价居民健康水平、医疗费用负担以及卫生服务工作的质量和效果，为区域卫生规划、卫生政策制定以及突发公共卫生事件的应急指挥提供科学的决策依据。

一、健康档案的基本概念

居民健康档案是记录有关居民健康状况及与之密切相关的影响因素的医疗文件或资料库，包括个人健康问题记录、健康检查记录、各年龄阶段的保健记录、患者个人和家庭一般情况记录及疾病影响因素情况等。通常以居民个人健康为核心,贯穿整个生命过程,涵盖各种健康相关因素,实现信息多渠道动态收集,满足居民自身需要和健康管理的重要信息资源。

居民健康档案是居民享有均等化公共卫生服务的重要体现,是医疗卫生机构为居民提供高质量医疗卫生服务的有效工具。在我国内地,全科医疗健康档案一般包括个人健康档案、家庭健康档案和社区健康档案三个部分。由于全科医疗的服务模式与以往"以疾病为中心"的专科医疗服务模式不同,因此全科医疗健康档案的记录方式和内容,与原来传统的住院病历、门诊病历或其他形式的保健记录都有所不同。

知识拓展

传统病历与健康档案的区别

	传统病历	健康档案
记录方式	以疾病为导向的记录方式(disease-oriented medical record,DOMR)	以问题为导向的记录方式(problem-oriented medical record,POMR)
记录内容	包括患者的症状、体征和实验室检查结果	包括居民健康档案、家庭健康档案和社区健康档案
医学模式	是生物医学模式指导下的医疗实践	是生物-心理-社会医学模式下的医疗实践
记录范围	主要以疾病为中心、寻找疾病线索为依据、疾病自然史为主线来记录相关资料,只涵盖了患者的生物层面的健康问题的诊治	主要以人为中心、家庭为单位、社区为范围记录相关信息,涵盖了服务对象的生物、心理和社会等三个层面的各种健康问题的诊治和处理,还包括以预防为导向的各项健康体检资料

二、建立健康档案的目的与意义

建立系统、规范、完整的居民健康档案,有其重要的作用和意义。

(一)有助于全科医生践行全科医疗服务模式

全科医疗服务对象的健康问题具有未分化和多重性等特点,建立完整的健康档案可以帮助全科医生掌握服务对象的健康问题以及与健康问题发生、发展相关的背景资料,有利于全科医生全面评估服务对象及其家庭的健康相关问题,作出正确临床决策,从而提供有效的预防保健服务和全科医疗照顾。

(二)有助于政府和卫生健康管理部门掌握基层健康信息

健康档案记载的居民健康信息和医疗卫生服务利用信息,能够反映社区居民健康状况、危险因素分布、医疗卫生服务供给等,从而为卫生健康管理部门制订区域卫生规划、配置卫生资源、进行卫生服务机构考核评价、调整卫生政策和措施等提供参考依据。

(三)为教学与科研提供重要资源

健康档案按照一定的规范对服务对象的健康问题和全科医疗活动进行记录,为医学工作者研究居民健康状况、探讨危险因素提供了基础资料,也为其积累临床经验、增长临床知识以及从事医学科学研究提供良好素材。

(四)为评价全科医疗质量和医疗技术水平提供参考

完整的居民健康档案记载着全科医疗服务的主要路径与实施过程,能较全面地反映全科医生的思维判断、理论知识与实践能力等综合素质,因而可作为考核与评价全科医生服务质量的重要依据。

（五）为处理涉医法律纠纷提供凭据

健康档案也属于医疗文书范畴，可以为全科医疗和社区卫生服务领域涉医法律纠纷，提供重要的凭证。

（六）为开展预防医学服务提供资料

健康档案可以分析社区人群健康状况及其危险因素的动态变化，掌握居民慢性病患病情况及其影响因素，为开展三级预防，实现基本公共卫生服务均等化提供依据。

三、建立健康档案时应遵循的原则

（一）逐步完善原则

居民健康档案中部分内容将需要通过长期的观察、分析、综合，才能作出全面、准确的判断，从而逐步地完善健康档案。

（二）资料收集前瞻性原则

居民健康档案记录的重点是主要健康问题及影响因素，这些健康问题将伴随个体、家庭问题的变化而变化。因此，在描述某一问题时，应遵循前瞻性原则，注意收集与问题密切相关的信息资料，并及时更新和保存。

（三）基本项目动态性原则

居民健康档案中的健康问题会随着时间的推移发生改变，故在应用时对一些不符合实际或已发生变迁的资料应及时地进行更新和补充。

（四）客观性和准确性原则

居民健康档案之所以能够长期保存、反复使用，其重要原因之一是基于健康档案的客观性和准确性。因此，在收集资料时，全科医疗的医务人员应在接收服务对象或其家属提供主观资料的同时，通过家庭访视、社区调查等手段获得更多的客观资料。

（五）保密性原则

居民健康档案信息涉及个人、家庭的隐私内容，全科医疗机构应建立健康档案信息使用审核、登记制度，做好健康档案信息的保密工作，不得以任何形式泄露。健康档案原则上不准许非授权者以外的人员阅览或拿取，以保证服务对象的隐私权利不受侵害。在患者转诊时通常只填写转诊单，提供有关的数据资料，只有在必要时，才把原始的健康档案转交给会诊医生。

第二节　社区居民健康档案的内容

社区居民健康档案包括三部分：个人健康档案、家庭健康档案和社区健康档案。个人健康档案是全科医疗的基础资料；家庭健康档案是全科医生实施以家庭为单位进行健康照顾的重要参考资料；社区健康档案是全科医生提供以社区为范围的、协调性的医疗保健服务的必备工具。

一、个人健康档案

个人健康档案（personal health records，PHR）是个人的卫生健康信息贮藏库，鼓励个人参与有助于健康的一个多用途工具。个人健康档案主要包括居民个人的基本资料、健康问题目录、病情流程表、问题描述及进展记录、周期性健康检查记录（运用格式化的健康检查表）、转诊会诊和住院记录、预防性记录、慢性病患者随访记录、化验及辅助检查记录等。PHR是全科医生开展连续性服务的基础，是评价居民个体健康水平，并实施全科医疗的重要依据。

1968年美国医生 Weed 等提出个人健康档案的"以问题为导向的健康问题记录"（problem/patient oriented medical record，POMR）方式，1970年 Bjorn 添加了暂时性问题目录，1997年 Grace 等人又添加了家庭问题目录。POMR方式具有简明、条理清楚、重点突出、便于统计和同行之间交流等特点,受到世界各国的全科医生的欢迎。在全科医疗中,POMR方式不仅用于个人健康档案,而且也用于家庭健康档案。

以问题为导向的记录方式,其记录的基本内容包括:患者的基本资料、问题目录、问题描述、病程流程表等。其中最主要的内容是问题目录和问题描述。目前,以问题为导向的记录方式,已成为许多国家和地区建立居民健康档案的基本方法。

以下是基于POMR的个人健康档案的基本格式:

(一)封面

根据《国家基本公共卫生服务规范(第三版)》要求,居民健康档案的封面格式见表8-1。封面中居民健康档案编号为统一编码,采用17位编码制,从左至右1~6位为国家统一的行政区划编码,7~9位为各县(区)的乡镇(街道)编号,10~12位为各乡镇(街道)的村(居)委会编号,13~17位为居民个人序号,后者可按建档顺序编制;同时将建档居民的身份证号作为身份识别码,来实现信息平台上家庭资源的整合与共享。

表8-1 居民健康档案封面

编号□□□□□□ - □□□ - □□□ - □□□□□

居民健康档案

姓　　名:_____

现住址:_____

户籍地址:_____

联系电话:_____

乡镇(街道)名称:_____

村(居)委会名称:_____

建档单位:_____

建档人:_____

责任医生:_____

建档日期:_____年___月___日

(二)个人基本资料

个人基本资料包括个人基本信息和健康体检两部分内容。

1. **个人基本信息(表8-2)** 主要包括个人信息、医疗信息、家族史和遗传史等内容。

2. **健康体检(表8-3)** 包括:基本信息、一般状况、生活方式、脏器功能、查体、辅助检查、中医体质辨识、现存主要健康问题、住院治疗情况、主要用药情况、非免疫规划预防接种史、健康评价、健康指导和危险因素控制等内容。

表 8-2 个人基本信息表

姓名：　　　　　　　　　　　　　　　　　　　　　　　　　　　　　编号□□□ - □□□□□

性别	1男　2女　9未说明的性别　0未知的性别　　　　□	出生日期	□□□□ □□ □□
身份证号		工作单位	
本人电话		联系人姓名		联系人电话	
常住类型	1户籍　2非户籍　　　　□	民族	01汉族　99少数民族_____□
血型	1A型　2B型　3O型　4AB型　5不详/Rh:1阴性　2阳性　3不详　　　　　　□/□
文化程度	1研究生　2大学本科　3大学专科和专科学校　4中等专业学校　5技工学校　6高中　7初中 8小学　9文盲或半文盲　10不详　　　　　　　□
职业	0国家机关、党群组织、企业、事业单位负责人　1专业技术人员　2办事人员和有关人员 3商业、服务业人员　4农、林、牧、渔、水利业生产人员　5生产、运输设备操作人员及有关人员 6军人　7不便分类的其他从业人员　8无职业　　　　　　□
婚姻状况	1未婚　2已婚　3丧偶　4离婚　5未说明的婚姻状况　　　　　　□
医疗费用 支付方式	1城镇职工基本医疗保险　2城镇居民基本医疗保险　3新型农村合作医疗 4贫困救助　5商业医疗保险　6全公费　7全自费　8其他　　　□/□/□
药物过敏史	1无　2青霉素　3磺胺　4链霉素　5其他_____　　　　□/□/□/□
暴露史	1无　2化学品　3毒物　4射线　　　　□/□/□

既 往 史	疾病	1无　2高血压　3糖尿病　4冠心病　5慢性阻塞性肺疾病　6恶性肿瘤_____　　7脑卒中 8严重精神障碍　9结核病　10肝炎　11其他法定传染病　12职业病_____　　13其他_____ □确诊时间　　年　月/□确诊时间　　年　月/□确诊时间　　年　月 □确诊时间　　年　月/□确诊时间　　年　月/□确诊时间　　年　月
	手术	1无　2有:名称①_____　时间_____/名称②_____　时间_____　□
	外伤	1无　2有:名称①_____　时间_____/名称②_____　时间_____　□
	输血	1无　2有:名称①_____　时间_____/名称②_____　时间_____　□

家族史	父亲	□/□/□/□/□/□_____	母亲	□/□/□/□/□/□_____
	兄弟姐妹	□/□/□/□/□/□_____	子女	□/□/□/□/□/□_____
	1无　2高血压　3糖尿病　4冠心病　5慢性阻塞性肺疾病　6恶性肿瘤　7脑卒中 8严重精神障碍　9结核病　10肝炎　11先天畸形　12其他_____			

遗传病史	1无 2有:疾病名称_____　□
残疾情况	1无残疾　2视力残疾　3听力残疾　4言语残疾　5肢体残疾 6智力残疾　7精神残疾　8其他残疾_____　□/□/□/□/□

生活环境*	厨房排风设施	1无　2油烟机　3换气扇　4烟囱　　　　□
	燃料类型	1液化气　2煤　3天然气　4沼气　5柴火　6其他　　　　□
	饮水	1自来水　2经净化过滤的水　3井水　4河湖水　5塘水　6其他　　　　□
	厕所	1卫生厕所　2一格或二格粪池式　3马桶　4露天粪坑　5简易棚厕　　　　□
	禽畜栏	1无　2单设　3室内　4室外　　　　□

表 8-3 健康体检表

姓名：　　　　　　　　　　　　　　　　　　　　　　　编号□□□-□□□□□

体检日期	年　　月　　日		责任医生	
内容	检查项目			

	症状	1 无症状　2 头痛　3 头晕　4 心悸　5 胸闷　6 胸痛　7 慢性咳嗽　8 咳痰　9 呼吸困难　10 多饮 11 多尿　12 体重下降　13 乏力　14 关节肿痛　15 视力模糊　16 手脚麻木　17 尿急　18 尿痛 19 便秘　20 腹泻　21 恶心呕吐　22 眼花　23 耳鸣　24 乳房胀痛　25 其他_____ <div align="right">□/□/□/□/□/□/□/□/□</div>

	一般状况	体温	℃	脉率		次/min	
		呼吸频率	次/min	血压	左侧	/	mmHg
					右侧	/	mmHg
		身高	cm	体重			kg
		腰围	cm	体重指数 （BMI）			kg/m²
		老年人健康状态 自我评估 *	1 满意　2 基本满意　3 说不清楚　4 不太满意　5 不满意				□
		老年人生活自理 能力自我评估 *	1 可自理（0~3 分）　2 轻度依赖（4~8 分） 3 中度依赖（9~18 分）　4 不能自理（≥19 分）				□
		老年人 认知功能 *	1 粗筛阴性 2 粗筛阳性,简易智力状态检查,总分_____				□
		老年人 情感状态 *	1 粗筛阴性 2 粗筛阳性,老年人抑郁评分检查,总分_____				□

	生活方式	体育锻炼	锻炼频率	1 每天　2 每周一次以上　3 偶尔　4 不锻炼			□
			每次锻炼时间	分钟	坚持锻炼时间		年
			锻炼方式				
		饮食习惯	1 荤素均衡　2 荤食为主　3 素食为主　4 嗜盐　5 嗜油　6 嗜糖				□/□/□
		吸烟情况	吸烟状况	1 从不吸烟　2 已戒烟　3 吸烟			□
			日吸烟量	平均_____支			
			开始吸烟年龄	_____岁	戒烟年龄	_____岁	
		饮酒情况	饮酒频率	1 从不　2 偶尔　3 经常　4 每天			□
			日饮酒量	平均_____两			
			是否戒酒	1 未戒酒　2 已戒酒,戒酒年龄:_____岁			□
			开始饮酒年龄	_____岁	近一年内是否曾醉酒	1 是　2 否	□
			饮酒种类	1 白酒　2 啤酒　3 红酒　4 黄酒　5 其他_____			□/□/□/□
		职业病危害因素 接触史	1 无　2 有(工种_____从业时间_____年) 毒物种类　粉尘_____防护措施 1 无　2 有____ 　　　　　　放射物质_____防护措施 1 无　2 有____ 　　　　　　物理因素_____防护措施 1 无　2 有____ 　　　　　　化学物质_____防护措施 1 无　2 有____ 　　　　　　其他_____防护措施 1 无　2 有____				□ □ □ □ □ □

脏器功能	口腔	口唇 1红润 2苍白 3发绀 4皲裂 5疱疹	□
		齿列 1正常 2缺齿—┼— 3龋齿—┼— 4义齿(假牙)—┼—	□/□/□
		咽部 1无充血 2充血 3淋巴滤泡增生	□
	视力	左眼_____ 右眼_____ （矫正视力:左眼_____ 右眼_____）	
	听力	1听见 2听不清或无法听见	□
	运动功能	1可顺利完成 2无法独立完成其中任何一个动作	□
查体	眼底 *	1正常 2异常 视网膜动脉变细	□
	皮肤	1正常 2潮红 3苍白 4发绀 5黄染 6色素沉着 7其他_____	□
	巩膜	1正常 2黄染 3充血 4其他_____	□
	淋巴结	1未触及 2锁骨上 3腋窝 4其他_____	□
	肺	桶状胸:1否 2是	□
		呼吸音:1正常 2异常_____	□
		啰 音:1无 2干啰音 3湿啰音 4其他_____	□
	心脏	心率:_____次/min 心律:1齐 2不齐 3绝对不齐 杂音:1无 2有_____	□
	腹部	压痛:1无 2有_____	□
		包块:1无 2有_____	□
		肝大:1无 2有_____	□
		脾大:1无 2有_____	□
		移动性浊音:1无 2有_____	□
	下肢水肿	1无 2单侧 3双侧不对称 4双侧对称	□
	足背动脉搏动	1未触及 2触及双侧对称 3触及左侧弱或消失 4触及右侧弱或消失	□
	肛门指诊 *	1未见异常 2触痛 3包块 4前列腺异常 5其他_____	□
	乳腺 *	1未见异常 2乳房切除 3异常泌乳 4乳腺包块 5其他_____	□/□/□/□
	妇科 * 外阴	1未见异常 2异常_____	□
	阴道	1未见异常 2异常_____	□
	宫颈	1未见异常 2异常_____	□
	宫体	1未见异常 2异常_____	□
	附件	1未见异常 2异常_____	□
	其他 *		
辅助检查	血常规 *	血红蛋白_____g/L 白细胞_____×10^9/L 血小板_____×10^9/L 其他_____	
	尿常规 *	尿蛋白_____ 尿糖_____ 尿酮体_____ 尿隐血_____ 其他_____	
	空腹血糖 *	_____mmol/L 或_____mg/dl	
	心电图 *	1正常 2异常_____	□
	尿微量白蛋白 *	_____mg/dl	
	粪便隐血 *	1阴性 2阳性	□
	糖化血红蛋白 *	_____%	

辅助检查	乙型肝炎表面抗原*	1 阴性　2 阳性	□
	肝功能*	血清谷丙转氨酶_____U/L　血清谷草转氨酶_____U/L 白蛋白_____g/L　　　　总胆红素_____μmol/L 结合胆红素_____μmol/L	
	肾功能*	血清肌酐_____μmol/L　血尿素氮_____mmol/L 血钾浓度_____mmol/L　血钠浓度_____mmol/L	
	血脂*	总胆固醇_____mmol/L　甘油三酯_____mmol/L 血清低密度脂蛋白胆固醇_____mmol/L 血清高密度脂蛋白胆固醇_____mmol/L	
	胸部 X 线片*	1 正常　2 异常_____	□
	B 超*	腹部 B 超　1 正常　2 异常_____	□
		其他　　　1 正常　2 异常_____	□
	宫颈涂片*	1 正常　2 异常_____	□
	其他*		

现存主要健康问题	脑血管疾病	1 未发现　2 缺血性卒中　3 脑出血　4 蛛网膜下腔出血　5 短暂性脑缺血发作 6 其他_____	□ / □ / □ / □ / □
	肾脏疾病	1 未发现　2 糖尿病肾病　3 肾衰竭　4 急性肾炎　5 慢性肾炎 6 其他_____	□ / □ / □ / □ / □
	心脏疾病	1 未发现　2 心肌梗死　3 心绞痛　4 冠状动脉血运重建　5 充血性心力衰竭 6 心前区疼痛　7 其他_____	□ / □ / □ / □ / □
	血管疾病	1 未发现　2 夹层动脉瘤　3 动脉闭塞性疾病　4 其他_____	□ / □ / □ / □
	眼部疾病	1 未发现　2 视网膜出血或渗出　3 视乳头水肿　4 白内障 5 其他_____	□ / □ / □ / □ / □
	神经系统疾病	1 未发现　2 有_____	□
	其他系统疾病	1 未发现　2 有_____	□

住院治疗情况	住院史	入/出院日期	原 因	医疗机构名称	病案号
		/			
		/			
	家庭病床史	建/撤床日期	原 因	医疗机构名称	病案号
		/			
		/			

主要用药情况		药物名称	用法	用量	用药时间	服药依从性 1 规律　2 间断　3 不服药
	1					
	2					
	3					
	4					
	5					
	6					

非免疫规划预防接种史	名称		接种日期	接种机构
	1			
	2			
	3			

健康评价	1 体检无异常 2 有异常 异常 1＿＿＿＿＿＿＿＿＿＿＿＿＿＿ 异常 2＿＿＿＿＿＿＿＿＿＿＿＿＿＿ 异常 3＿＿＿＿＿＿＿＿＿＿＿＿＿＿ 异常 4＿＿＿＿＿＿＿＿＿＿＿＿＿＿	□

健康指导	1 纳入慢性病患者健康管理 2 建议复查 3 建议转诊　　　　　　　　　□ / □ / □	危险因素控制:　　　　□ / □ / □ / □ / □ / □ / □ 1 戒烟　2 健康饮酒　3 饮食　4 锻炼 5 减体重(目标＿＿＿＿＿＿kg) 6 建议接种疫苗＿＿＿＿＿＿ 7 其他＿＿＿＿＿＿＿＿＿＿＿＿＿＿

(三) 问题目录

"问题"是指需要诊断或处理的任何健康问题、服务对象的任何不适或感受到会干扰其生活质量的事件,包括已明确诊断的慢性生理或心理疾患、手术、社会或家庭问题、行为问题、异常的体征或实验室检查结果、难以解释的症状或反常态度、健康危险因素或常见但医生认为是较为重要的问题等。

问题目录按性质分为主要问题目录、暂时性问题目录和长期用药清单,按照问题发生的时间顺序,逐一记录。问题目录通常置于健康档案的前面,设立问题目录的目的,是为了清晰展现居民的健康基本信息,便于医生在短时间内掌握服务对象的总体健康状况。

1. 主要问题目录　主要问题目录中所记录的问题一般指过去影响了、现在正在影响或将来还会影响个人健康的异常情况(表 8-4)。

表 8-4　主要问题目录

问题序号	诊断日期	问题名称	处理及结果	ICPC 编码 *
1	1999.10.08	慢性肺源性心脏病		R95
2	2003.12.10	丧偶		Z15
3	2006.03.08	高血压病		K86
……	……	……	……	……

注:*ICPC 编码是指基层医疗国际分类,本格内填写问题分类的编码。

2. 暂时性/自限性问题目录　暂时性/自限性问题目录一般指急性或短期、一次性或自限性问题。暂时性问题的记录,有可能提供疾病线索,可以帮助全科医生早期发现慢性非传染性疾病等严重疾病(表 8-5)。

表 8-5　暂时性问题目录

序号	问题名称	发生日期	就诊日期	处理	现况及转归	ICPC 编码
1	急性上呼吸道感染	2007.01.02	2007.01.03	抗病毒、抗感染处理	治愈	R74
2	踝部扭伤	2007.11.01	2007.11.01	活血止痛胶囊 2 粒,tid。局部理疗	治愈	S93
……	……	……	……	……	……	……

基层医疗国际分类

基层医疗国际分类（international classification of primary care, ICPC）是一个针对基层医疗服务进行分类的系统。在 1970 年以前，收集基层医疗中的发病率等资料，都是按照国际疾病分类（international classification of disease, ICD）系统来进行分类的。ICD 的结构是以疾病为基础的，适用于专科医疗，但对于基层医疗中出现的许多症状和非疾病状态，却难以用其编码。1972 年世界家庭医生学会（World Organization of Family Doctors, WONCA）组织成立，随后 WHO 工作组与 WONCA 分类委员会的成员一起，专门研究了适合于基层医疗的国际分类系统，并于 1987 年出版 ICPC 第一版。1997 年出版第二版，1998 年世界各国开始尝试使用 ICPC 第二版。作为基层医疗标准化的分类工具，ICPC 能够对健康档案中 SOAP 四个要素中的三个，即患者的就诊原因（S）、健康问题（A）和健康问题处理计划（P）进行分类和编码。同时，还可对常见的心理和社会问题进行分类。此分类系统的应用可以使信息标准化，增进了各国间基层医疗信息进行比较的可操作性和可比性。

3. 长期用药清单　在健康档案中以表格的形式，按健康问题/疾病发生的先后顺序，记录患者长期使用的药物，如激素类药物、抗高血压药、抗惊厥药等。长期用药清单包括药物的名称、用量、起止时间等，有利于提醒医生进行药物副作用的随访和监测（表 8-6）。

表 8-6　长期用药清单

问题序号	开始用药日期	药物名称	剂量	停止/变更日期	备注
1	1999.03.26	硝苯地平缓释片	10mg bid		
2	2003.10.8	肠溶阿司匹林	80mg qd		
……	……	……	……	……	……

注：问题序号是指主要问题目录中的问题序号。

（四）病情流程表

病情流程表是健康档案记录中常见的记录形式，是对某一主要问题的进展情况进行跟踪随访的动态观察记录，多用于慢性病患者的病情记录。它是将长期追踪的一个或多个问题的相关观察与评价指标记录在一张表上，可以方便医生掌握所跟踪问题的变化与处理过程，并进行适当的调整与评估（表 8-7）。同时，也可将流程表当作警告系统，当所追踪问题的资料有所变化时，要敏锐地发现即将发生的潜在问题，有利于医生开展临床预防服务。

表 8-7　病情流程表

（问题编号）	（问题名称）			
就诊时间	重要指标	处理情况	建议	备注

（五）问题描述

问题描述又称为接诊记录，是指将问题目录里所列的问题或新接诊的问题，依问题的编号采用 SOAP 的形式逐一进行描述。SOAP 中的四个字母分别代表不同的含义，具体叙述如下：

S 代表主观资料（subjective data）。是由就医者或其陪伴者所提供的主诉、症状、患者对不适的主观感觉、疾病史等。医生对以上情况的描述要求尽量贴近患者对问题的表述，避免将医生的主观看法加于其中。

O 代表客观资料（objective data）。是指医生在诊疗过程中用各种方法所获得患者的真实资料，包括体格检查、实验室及其他辅助检查、心理行为测量结果，以及医生观察到的患者的态度、行为等。

A 代表健康问题的评估（assessment）。评估是问题描述中最重要的一部分。一个完整的评估应包括诊断、鉴别、问题的轻重程度及预后等。其内容可以是生理上的疾病、心理问题、社会问题、未明确原因的症状和主诉等。基层医疗问题涉及生物、心理、社会各方面的问题，使用国际疾病分类系统（ICD）往往难以涵盖，目前各国均采用 WONCA 修订的 ICPC 系统，将所评估的问题按统一使用的分类系统来命名。

P 代表对患者健康问题的处理计划（plan）。处理计划是针对问题而提出的，体现以患者为中心、预防为先导以及生物-心理-社会医学模式为指导的全方位考虑，而不仅限于开出药物。计划内容一般应包括诊断计划、治疗策略（包括用药和治疗方式）、患者健康指导计划（包括对患者与家属的教育和各项保健指导等）。

患者教育是全科医生的基本职责之一，医疗记录中要求全科医生要写明健康教育的计划和内容，尤其是对于长期接受医疗照顾的慢性病患者，健康教育就更为重要，要让患者知晓医生所期望的治疗结果、药物可能发生的副作用及药物的交互作用、在什么情况下必须马上就医等。

SOAP 是以问题为导向病历记录的核心部分，全科医生在每一次接诊的过程中都采用该形式对患者的就诊过程进行记录。我国《国家基本公共卫生服务规范（第三版）》中的接诊记录表即是依据 SOAP 方式而设计的（表 8-8）。

表 8-8　接诊记录表

姓名：　　　　　　　　　　　　　　　　　　　　　　　　编号□□□ - □□□□□

就诊者的主观资料：

就诊者的客观资料：

评估：

处置计划：

　　　　　　　　　　　　　　　　　　　　　　　　医生签字：

　　　　　　　　　　　　　　　　　　　　　　　　接诊日期：_____年___月___日

（六）实验室检查及辅助检查记录

其内容根据患者的健康状况而定，也可以设计成表格，将化验单上的数据进行摘录，并将原始化验单保留一定的时间。

（七）会诊转诊记录

会诊和转诊是全科医疗的重要任务之一。会诊是指责任医生为患者的问题请教其他医生，是医务工作者共同合作为患者提供连续性、完整性照顾的过程。转诊是把患者某一问题的部分照顾责任暂时性转给其他医生。患者转诊的去向不尽相同，可以是各专科医生、其他基层医生、护士、理疗师、心理医生、社会工作者等，由全科/家庭医生根据患者的具体情况而定。全科医生根据患者的具体情况在适当的时机作出转诊的决定，转诊后仍然对患者负有追踪其就医情况的责任。因此，全科或家庭医疗中的转诊记录是双向的，包括原医疗机构发出的转诊请求与相关信息，以及接受转诊的医疗机构处理后的反馈信息。一般情况下，全科医生除了接收和保存其他医生或照顾者转回来的患者资料外，还需要自己在患者的健康档案中写出一份患者在社区外就医情况的小结。

目前我国大部分地区的社区卫生服务中心（站）中，还未建立完善的双向转诊机制。在我国《国家基本公共卫生服务规范（第三版）》中设计了会诊记录表（表8-9）、双向转诊转出单（表8-10）和回转单（表8-11），并都含有存根。

表8-9 会诊记录表

姓名：　　　　　　　　　　　　　　　　　　　　　　编号□□□ - □□□□□

会诊原因：

会诊意见：

会诊医生及其所在医疗卫生机构：

医疗卫生机构名称	会诊医生签字
————————————	————————— —————————
————————————	————————— —————————
————————————	————————— —————————
————————————	————————— —————————
————————————	————————— —————————

责任医生：＿＿＿＿＿＿

会诊日期：＿＿＿＿年＿＿月＿＿日

表 8-10　双向转诊转出单

双向转诊单

存　根

患者姓名_____性别_____年龄_____档案编号_____

家庭住址_____联系电话_____

于_____年____月____日因病情需要,转入_____单位

_____科室_____接诊医生。

转诊医生(签字):

年　　月　　日

双向转诊(转出)单

_____(机构名称):

现有患者_____性别_____年龄_____因病情需要,需转入贵单位,请予以接诊。

初步印象:

主要现病史(转出原因):

主要既往史:

治疗经过:

转诊医生(签字):

联系电话:

_____(机构名称)

年　　月　　日

表 8-11　双向转诊回转单

存　根

患者姓名_____性别_____年龄_____病案号_____

家庭住址_____联系电话_____

于_____年____月____日因病情需要,转回_____单位

_____接诊医生。

转诊医生(签字):

年　　月　　日

双向转诊(回转)单

_____(机构名称):

现有患者_____因病情需要,现转回贵单位,请予以接诊。

诊断结果_____住院病案号_____

主要检查结果:

治疗经过、下一步治疗方案及康复建议:

转诊医生(签字):

联系电话:

_____(机构名称)

年　　月　　日

(八) 以预防为先导的记录

全科医生所提供的预防医学服务,主要体现在每次与患者或患者家庭接触时,根据患者或其家庭的健康状况,包括生理、心理和社会三个方面,然后制订出预防医学服务计划。通过预防服务的实施,达到早期发现病患及危险因素,并加以干预的目的。全科医生常用的预防医学服务方法包括周期性健康检查、免疫接种、儿童生长与发育评价、患者教育、危险因素筛查及评价,目前最为常见的是免疫接种和周期性健康检查记录。

1. 免疫接种　免疫接种是将抗原或抗体等生物制品通过适当途径和方法接种到人体内,使机体产生特异性的免疫水平,预防传染病的发生和流行。实践证明,实施有计划的儿童免疫接种,可以预防或有效控制一些传染病的发生。除此以外,成人免疫也越来越受到政府部门的重视,如对 65 岁以上的老年人进行至少一次的肺炎球菌疫苗免疫,每年进行流感疫苗的免疫等。

2. 周期性健康检查记录　周期性健康检查是运用格式化的健康检查表格,由医务工作者针对就诊者的不同年龄、性别、职业存在的主要卫生问题或健康危险因素等进行的终生健康检查。这是全科医生的任务与工作特点之一,是开展疾病防治、健康咨询的重要基础。周期性健康检查应定期

进行,抓住主要问题,将结果记录在检查表上(见表 8-3)。

(九)居民健康档案信息卡

在我国《国家基本公共卫生服务规范(第三版)》中设计的居民健康档案信息卡,为正反两面卡(表 8-12,表 8-13),可一式两份,患者手持 1 份,健康档案中保存 1 份。信息卡填写内容应与健康档案对应项目一致,以方便全科医生快速了解就诊者的基本信息。

表 8-12　居民健康档案信息卡(正面)

姓名		性别		出生日期		年　月　日		
健康档案编号				□□□ - □□□□□				
ABO 血型		□A　□B　□O　□AB		Rh 血型		□Rh 阴性　□Rh 阳性　□不详		
慢性病患病情况: □无　　　□高血压　　　□糖尿病　　　□脑卒中　　　□冠心病　　　□哮喘 □职业病　□其他疾病_____								
过敏史:								

表 8-13　居民健康档案信息卡(反面)

家庭住址		家庭电话	
紧急情况联系人		联系人电话	
建档机构名称		联系电话	
责任医生或护士		联系电话	
其他说明:			

二、家庭健康档案

家庭健康档案是全科医疗中居民健康档案的重要组成部分,但各国建立和使用的形式不尽相同,一般全科医疗机构要求医生将家庭健康相关资料归记到个人健康档案中,也有要求单独记录家庭健康相关资料者。但无论是何种形式,"以家庭为单位的健康照顾"这一家庭医学专业特色,要求全科医生必须记录和考虑患者家庭的相关资料和因素。建立家庭健康档案,对于深入了解和掌握家庭在疾病发生、发展、传播过程中的作用是十分重要的。

家庭健康档案主要包括家庭基本资料、家系图、家庭评估资料、家庭主要问题目录、问题描述和家庭各成员的个人健康记录等。家庭健康档案信息的开发利用,是全科医生实施以家庭为单位的医疗、预防、保健、康复、健康教育等服务工作的重要依据。

(一)家庭基本资料

家庭基本资料通常放在家庭档案的前面,内容包括家庭住址、电话、成员人数和各成员的基本资料(姓名、性别、年龄、职业、教育程度、宗教信仰等)(表 8-14)。

表 8-14　家庭基本资料

建档日期			家庭档案编号				
建档单位		建档医生		建档护士		责任医生	
户主姓名		家庭人口数（户口数）			人	现住人口数	人
住址			邮政编码			联系电话	
家庭平均月收入：(指全家成员年总收入除以 12)							元
住房类型	1. 平房　2. 楼房（半地下　一层以上）				住房使用面积		m²
家庭燃料类型	1. 煤气/天然气　2. 电　3. 煤炉　4. 沼气　5. 其他						
饮用水	1. 自来水　2. 自来水（二次）　3. 经净化器过滤水　4. 纯净水/桶装水 5. 井水　6. 河水　7. 其他						
居住条件	采光：1. 好　2. 一般　3. 差						
	通风：1. 好　2. 一般　3. 差						
	空调或供暖设施 .1. 有　2. 无						
厕所类型	居室内厕所			1. 水冲式　2. 其他			
	居室外厕所			1. 完整下水道水冲式　2. 粪便分离式 3. 双瓮漏斗式　4. 三联沼气式 5. 三格化粪池式　6. 其他			
	公共厕所（注明类型）						
家庭成员信息	序号	姓名	健康档案号		与户主关系	主要健康问题	档案存放地

（二）家系图

家系图是以绘图的方式表示家庭结构、家庭成员之间关系、病患历史、家庭重要事件等，它可以十分简练地记录家庭的综合资料。通过家系图可以使全科医生迅速地把握家庭成员健康状况和家庭生活周期等。家系图因其相对的客观性，一般将其作为家庭的重要资料存于家庭档案中。家系图中所用符号、意义等详见本书第五章家庭评估常用工具部分。

（三）家庭评估资料

家庭评估资料包括家庭结构、家庭生活周期、家庭功能、家庭内外资源、家庭压力和家庭危机等。目前在全科医疗中广泛使用的家庭评估方法和工具有：家系图、家庭圈、APGAR 家庭功能评价量表等，详见本书第五章家庭评估常用工具部分。

（四）家庭主要问题目录及描述

家庭主要问题目录与描述，主要记录家庭生活周期各阶段存在或发生的重大生活压力事件，以及对家庭功能评价的结果等。对家庭问题的诊断需要征得患者的知情同意；对家庭问题的记录可以参照基层医疗国际分类中对社会问题的分类；对家庭问题的具体描述可依据编号以 POMR 中 SOAP 的方式，描述其发生、发展、处理、转归等过程（表 8-15）。

表 8-15　家庭成员主要健康问题记录

序号	问题	发生时间	记录时间	问题描述（SOAP）	处理及结果	备注

（五）家庭成员的健康记录

在家庭健康档案中,每一个家庭成员应有一份自己的健康资料记录,主要内容与个人健康档案大致相同,详见本节个人健康档案部分。

三、社区健康档案

社区健康档案是居民健康档案的主要内容之一,是提供以社区为范围的人口学特征、居民健康水平、社区主要健康问题、社区政治、经济、文化、环境和社区卫生资源状况等信息的主要来源。这些信息的开发利用,对于制订区域卫生规划、确定社区卫生服务发展战略、指导社区卫生服务有效开展具有重要意义,因此,各级社区卫生服务组织都应加强对该信息系统的开发和利用,为实现对社区卫生服务的宏观调控目标提供科学依据。

由于各地区经济发展的不平衡,各社区的卫生资源、卫生问题和居民健康状况等也不尽相同。因此,全科医生应根据社区健康档案中所收集的资料,进行社区居民健康需求评价,最终达到以社区为导向进行整体性、协调性医疗保健服务的目的。较完整的社区健康档案一般包括社区基本资料、社区卫生服务资源、社区卫生服务状况、社区居民健康状况等项内容。

（一）社区基本资料

社区基本资料的收集,有利于全科医生了解其所服务社区居民的健康状况,对全科医生的卫生服务工作具有较为重要的意义。

1. 社区的自然环境状况　社区的自然环境状况包括社区所处的地理位置、范围、自然气候及环境状况、卫生设施和卫生条件、水源、交通情况等。不同社区的自然环境状况间可能存在着很大区别,影响社区居民的危险因素也会有所不同,导致社区存在的卫生问题不同。社区健康档案中,这部分资料可以用画社区地图的形式来表示。

2. 社区的经济和组织状况　社区的经济和组织状况包括社区居民的人均收入、家庭平均收入、消费水平,社区的各种组织机构,尤其是与全科医疗服务相关的一些组织和机构,如街道办事处、居委会、健康促进会、志愿者协会等。了解社区的经济和组织状况对全科医生开展社区健康促进、进行慢性病管理等服务内容的开展会大有帮助。

3. 社区动员潜力　社区动员潜力指社区内可以被动员起来参与和支持社区居民健康服务活动的人力、物力及财力资源。通常这些资源是要靠全科医生或相关人员来发现或开发的。

4. 社区人口学资料　社区人口学资料包括社区的总人口数、年龄构成、性别构成、职业、负担人口比例、教育程度、文化构成、婚姻构成、家庭结构、家庭功能、种族特征等。可用数字或图表来表示人口的年龄、性别、职业、社会地位等构成以及地区分布,并在对比连续调查统计资料的基础上,通过对人口结构、数量、素质的分析,从而对社区卫生服务的需求作出评估,为社区卫生服务的发展和有关政策的制定提供科学依据(表8-16~表8-19)。

表 8-16　社区人口的年龄、性别构成

年龄	男性		女性		合计	
	人数	%	人数	%	人数	%
0~						
1~						
3~						
6~						
12~						
18~						
……						
合计						

表 8-17　社区居民文化程度构成

文化程度	男性		女性		合计	
	人数	%	人数	%	人数	%
文盲						
小学						
初中						
高中及中专						
大专						
本科						
研究生及以上						
合计						

表 8-18　社区居民家庭结构构成

家庭类型	户数	%
单亲家庭		
核心家庭		
主干家庭		
联合家庭		
其他		
合计		

表 8-19　社区居民婚姻状况构成

婚姻状况	男性		女性		合计	
	人数	%	人数	%	人数	%
未婚						
已婚						
丧偶						
离婚						
合计						

（二）社区卫生服务资源

社区的卫生服务资源包括社区的卫生服务机构和卫生人力资源状况两部分。社区卫生服务机构是指社区内现存的、直接或间接服务于社区居民的专业卫生机构。全科医生对这些资料的掌握，有利于患者的协调性服务，也有利于全科医生向同行进行业务咨询，充分利用社区内的资源。而社区卫生人力资源则是指在社区中各类医务人员及卫生相关人员的数量、年龄结构、职称结构和专业结构等（表 8-20）。

表 8-20　社区卫生服务资源

机构名称	服务项目	技术人员人数						联系人	联系方式	备注
		主任医师	副主任医师	主治医师	住院医师	护理人员	医技人员			
合计										

（三）社区卫生服务状况

1. 一定时期内的患者就诊原因分类、常见健康问题的种类及构成、门诊量、门诊疾病种类及构成、转诊会诊病种及转至单位和科室、转会诊率及转诊会诊的适宜程度分析等。

2. 家庭病床数、家庭访视人次、家访原因、家庭问题分类及处理情况等。

3. 住院情况统计，包括住院率、患病种类及构成、住院的时间等。

（四）社区居民的健康状况

社区居民的健康状况包括以下内容：社区居民健康问题的分布及严重程度；健康危险因素评估，如饮食习惯、生活压力事件、就医行为、获得卫生服务的障碍等；社区人群的发病率、患病率及疾病构成、病死率及残疾率；社区疾病谱及死因谱等。

1. **社区人口统计资料**　通过对社区一定时期内人口的调查和统计，计算出各种有关人口出生统计指标，如出生率、人口增长率、计划生育率等。

2. **社区疾病统计资料**　社区疾病资料包括社区人群的发病率、患病率、生存率、社区疾病谱等内容。社区疾病谱是将社区居民所患疾病进行统计分析，根据各种疾病构成情况排出顺位，以掌握威胁本社区居民的主要疾病，从而抓住疾病控制工作的重点，为制订社区卫生计划提供基础材料。

3. **社区死亡统计资料**　常用的死亡统计指标有死亡率、社区死因谱、婴儿死亡率、特殊人群死亡率、社区死亡顺位等。全科医生可以根据具体情况统计以上资料。社区死因谱是指按照各种死因的死亡人数占总死亡人数的比重，由高到低排出的位次，用以了解威胁社区居民生命的主要疾病。掌握死因顺位，可以明确卫生保健工作的重点方向。

4. **危险因素调查及评估**　通过问卷调查、个人健康档案资料的积累或其他形式收集社区人群中危险因素的情况，从而对社区居民健康危险因素进行评估。其目的主要是用客观数据来提示患者，激励其改变不健康的行为和生活方式。

第三节　社区居民健康档案的管理与应用

完整的健康档案可以为全科医生提供患者相关的信息，并能及时记录新的医疗信息，以便为患者提供良好照顾;能帮助社区居民建立新的健康观念,使全科医生成为健康知识的传播人。健康档案还可以促进全科医疗服务更具有个性化、连续性、综合性和协调性。居民健康档案的数据信息采用卫生行政部门统一编制的健康档案格式和社区卫生服务信息管理系统标准,以便实现对本地区居民健康档案信息的动态管理和辖区范围内的信息交换与共享,为全科医疗和社区卫生服务的进一步完善与提高奠定基础。

一、健康档案的建立过程

居民健康档案的建立过程,也就是居民健康档案的动态管理过程。

(一) 服务对象

1.辖区内常住居民 居住半年以上的户籍及非户籍居民。

2.重点人群 包括0~6岁儿童、孕产妇、老年人、慢性病患者、严重精神障碍患者、肺结核患者等。全科医生应定期为老年人做健康检查,为0~3岁婴幼儿做生长发育检查,进行新生儿家庭访视,为0~6岁儿童进行预防接种,为孕产妇做产前检查和产后访视,为高血压、糖尿病、精神疾病、获得性免疫缺陷综合征、结核病等患病人群做防治指导服务。

(二) 服务原则

健康档案的建立要遵循居民自愿与政策导向相结合的原则,在使用过程中要注意保护服务对象的个人隐私。

(三) 服务方式

乡镇卫生院、村卫生室、社区卫生服务中心(站)主要通过以下几种方式建立健康档案:一是通过居民就诊建档,即居民就诊时,医务人员按规定格式要求为其建立居民健康档案,并根据其主要健康问题和服务提供情况填写相应记录,同时为服务对象填写并发放居民健康档案信息卡或建立电子健康档案。二是通过入户服务(调查)建档,全科医生通过访问社区中的每一个家庭,对每一个家庭成员及整个家庭作一次全面评估,收集个体及其家庭的基础资料,建立个人及家庭健康档案。同时,针对普遍存在的健康危险因素,开展健康教育和健康促进。这种建档方式的优点是全科医生能在短时间内全面了解社区居民及其家庭的健康状况,并能及时发现和解决潜在的个体及家庭健康问题,其缺点是耗费人力、物力较多,建档周期长。三是通过疾病筛查、健康体检等方式建档,由乡镇卫生院、村卫生室、社区卫生服务中心(站)组织医务人员为慢性病患者及高危人群建立健康档案,并根据其主要健康问题和服务提供情况填写相应记录。

(四) 服务流程

1.建档 医务人员为居民填写个人基本信息表、健康体检表、各相关服务记录表、填写档案封面→核查归档保存→建立电子健康档案数据库→核查填写内容的完整性、准确性→必要时更新个人基本信息。全科医生书写健康档案时,要做到书写规范、准确、真实,而且这些记录资料必须能够被其他医生或相关医疗照顾者读懂。由于医疗记录具有法律效力,因此在建立全科医疗健康档案时,记录内容要严谨、规范。在既往医疗诉讼案件中,严谨规范的医疗记录起着重要的作用。

2.发放健康档案信息卡(全科医疗就诊卡) 全科医疗就诊卡上标注家庭健康档案和个人健康档案编号。居民每次就诊时须携带全科医疗就诊卡,医生利用就诊卡调档,记录有关诊治情况。有转诊或住院情况时,结束后应及时将有关转诊、住院期间的健康问题、处理经过及结果等录入健康档案,每次使用结束后归档保存,以便保证健康档案资料的系统性、连续性和完整性。健康档案的管理流程见图8-1。

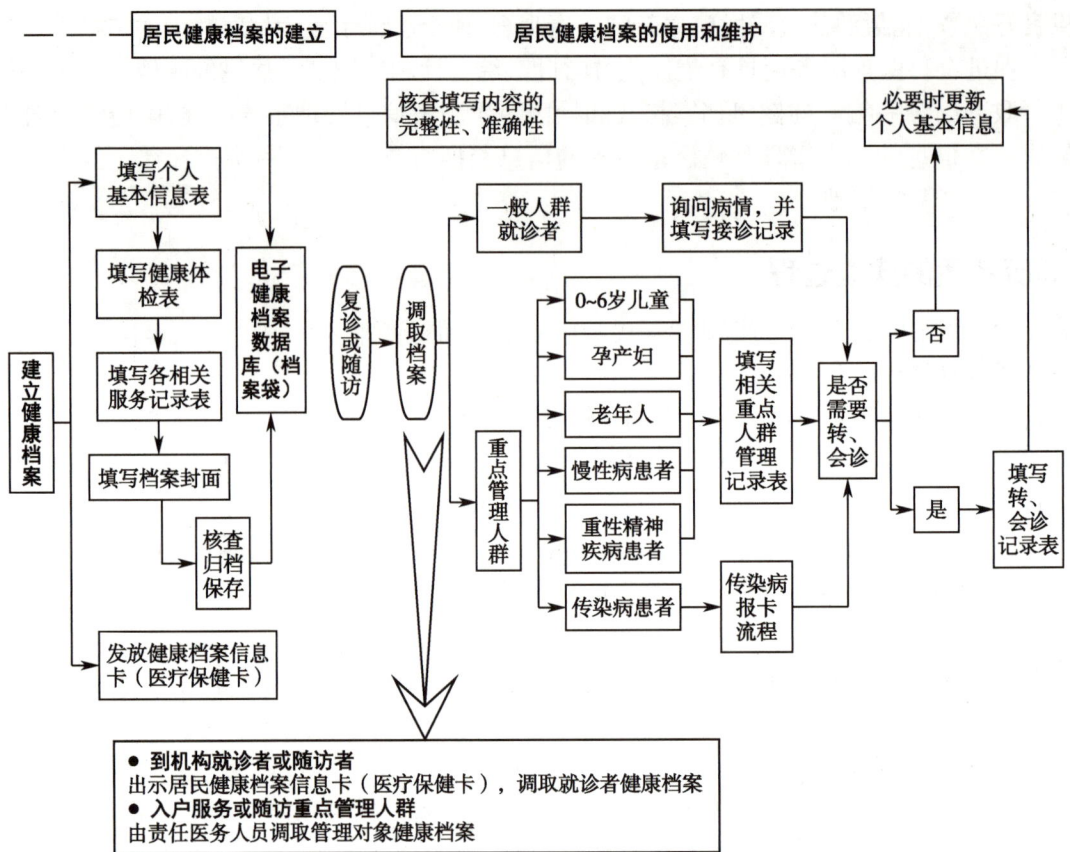

居民健康档案的建立 → 居民健康档案的使用和维护

核查填写内容的完整性、准确性

必要时更新个人基本信息

建立健康档案：
- 填写个人基本信息表
- 填写健康体检表
- 填写各相关服务记录表
- 填写档案封面
- 核查归档保存
- 电子健康档案数据库（档案袋）
- 发放健康档案信息卡（医疗保健卡）

复诊或随访 → 调取档案

一般人群就诊者 → 询问病情，并填写接诊记录

重点管理人群：
- 0~6岁儿童
- 孕产妇
- 老年人
- 慢性病患者
- 重性精神疾病患者
- 传染病患者

填写相关重点人群管理记录表

是否需要转、会诊 —— 否 / 是 → 填写转、会诊记录表

传染病报卡流程

- **到机构就诊者或随访者**
  出示居民健康档案信息卡（医疗保健卡），调取就诊者健康档案
- **入户服务或随访重点管理人群**
  由责任医务人员调取管理对象健康档案

图 8-1 健康档案管理流程图

二、健康档案的归档与保管

建立居民健康档案后,应按要求规范地将健康档案进行归档与保管。

（一）归档

医务人员将填写的健康档案相关记录表单进行整理,检查记录内容是否齐全完整、真实准确,书写是否规范,基础内容有无缺失;将各类检查报告单据和转诊、会诊的相关记录粘贴留存,装入居民健康档案袋统一存放,完成归档。

（二）保管

1. 全科医疗和社区卫生服务机构中要设置必需的档案保管设施与设备　健康档案保管设施与设备应满足防盗、防晒、防高温、防火、防潮、防尘、防鼠、防虫等基本要求。

2. 为居民健康档案进行统一编码　如果一个家庭中有 2 人或 2 人以上在本诊所就诊,则可以在个人健康档案前面使用家庭健康档案号,将同一家庭里各成员的健康档案归放在一起,以方便查找。农村地区的健康档案可以以家庭为单位集中存放保管。

3. 全科医疗健康档案由专（兼）职人员负责管理,保证健康档案的完整、完全,每次使用后都应归回原位　由于健康档案所记录的内容可能会涉及患者的利益和隐私,所以应特别重视健康档案保管的可靠性和保密性。一般规定个人健康档案不准由其照顾者以外的人员阅览或拿取,以保证其个人的隐私与利益。

4. 社区健康档案一般需要每年添补或更新一次　健康档案每年的整理分析结果应予以公布,并展示在医疗机构的墙壁上。社区健康档案应该连续保存,以利于对健康问题进行逐年追踪评价及动态研究。

5. 纸质健康档案应逐步过渡到电子健康档案　纸质和电子健康档案,由健康档案管理单位（即居民死亡或失访前管理其健康档案的单位)参照现有规定中的病历的保存年限、方式负责保存。

三、健康档案的应用

(一) 健康档案在全科医疗和社区卫生服务中的应用

1. 已经建档的居民到社区卫生服务中心(站)复诊时,应持居民健康档案信息卡调取健康档案后,由接诊医生根据复诊情况,及时更新、补充健康档案的相应记录内容。

2. 入户开展医疗卫生服务时,应事先查阅服务对象的健康档案并携带相应表单,在服务过程中记录、补充相应内容。

3. 对于需要转诊、会诊的服务对象,由接诊医生填写转诊、会诊记录,提供有关数据资料,一般不能将原始健康档案交给接诊医生。转诊、会诊结束后,及时补充相关内容并归档。

4. 所有的服务记录均由责任医务人员或档案管理人员统一汇总、及时归档。

(二) 健康档案在教学、科研中的应用

健康档案记录的内容,不仅可以作为医务人员和医学生学习的参考资料,也可作为医学研究、卫生服务研究及有关其他研究的基础资料。但由于健康档案具有保密性的特点,因此未经居民本人同意,不得将健康档案内容用于论文或科研报告发表、专利申请及其他经营活动。

(三) 在疾病预防及慢性病管理中的应用

通过建立健康档案,可以及时发现高危人群及危险因素(吸烟、酗酒、缺乏体力活动、不合理膳食等)。针对高危人群采取健康危险因素的干预措施,可以预防或延缓潜在疾病的发生。根据对慢性病患者的评估结果,可将慢性病患者纳入不同级别的管理,并给予具体的治疗和指导。

四、计算机在健康档案建立与保管中的应用

利用计算机及其网络建立和管理的健康档案又称为电子化健康档案,主要是指对于健康相关活动的电子化记录,不仅包括人们接受医疗服务的记录,还包括免疫接种、接受保健服务、参与健康教育活动等记录。运用计算机及其网络建立标准化健康档案管理系统,有利于协助全科医生全面了解居民的健康状况,有利于为居民提供综合、连续、有效、动态的医疗卫生服务,跟踪居民的健康状况和变化并对其进行系统管理,并且能够及时上传有关数据到计算机网络媒介与空间。电子健康档案是健康档案管理的发展方向和必然趋势。2020 年以来,随着我国不断推进网络强国、数字中国建设,电子化健康档案的建立与管理逐步得到普及和优化。

(一) 电子化健康档案的功能及优点

电子化健康档案具备如下特点与功能:操作快捷、效率高,减少了人力、物力、财力和时间的浪费;资料存取、查阅方便,可以随时按使用者的需要呈现资料;能够实现信息传输与共享,方便多个用户查阅资料;利用计算机软件进行数据统计与分析,便捷、准确;可借助计算机网络,开展远程会诊和干预;利用计算机的计算与查询功能,追踪提示与疾病管理等。

(二) 电子化健康档案在使用及管理中应注意的问题

计算机技术虽然提供了强大的辅助功能,但并不能解决目前健康档案管理中的所有问题。由于计算机软硬件性能、网络安全等问题,电子化健康档案不可避免地存在一定的局限性。在电子化健康档案使用及管理过程中,应注意防范各种原因导致的误删或更改,从而失去医疗文书档案的原始性和真实性;同时,应注意防范档案信息遗失或泄密的风险。

(三) 电子化健康档案在使用及管理中的有效保障

1. 要将纸质档案与电子档案文件进行"双套制"保存 将纸质档案文件以纸质文本方式备份,电子档案文件以电子或影像方式进行信息传递,做好安全工作,预防电子数据丢失,以便有效地保障档案信息化建设的安全和有序开展。

2. 制定完善相应的法律法规 制定和完善相应的法律、法规,保证电子健康档案记录的法律效力。通过法律手段保证健康档案的安全性、保密性,规范使用权限和安全认证机制,对所有进入和对资料进行更改的操作者进行记录或资格认证,没有得到允许的人员不应随便进入计算机档案系统,更不能做任何修改。

3. 信息的标准化 2011年4月,国家卫生和计划生育委员会(现国家卫生健康委员会)出台了《国家基本公共卫生服务规范(2011年版)》,2017年更新为第三版。全科医疗和社区卫生服务机构应按照卫生信息化建设"统一标准"的基本原则,吸收借鉴国外先进的卫生信息标准,制订统一规范的电子健康档案记录标准,并对标准不断进行修订。

电子健康档案在建立完善、信息系统开发、信息传输过程中要遵循国家统一的相关数据标准与规范。电子健康档案信息系统应与新型农村合作医疗(即新农合)、城镇职工基本医疗保险和城镇居民基本医疗保险等医疗保障系统相衔接,逐步实现各医疗卫生机构间数据互联互通,实现居民跨机构、跨地域就医行为的信息共享。

4. 电子健康档案的保管 居民电子健康档案的数据存放在电子健康档案数据中心,实行专人管理、专机录入、专人维护,定期做好数据备份,保证数据信息的安全;居民医疗卫生服务的信息能自动汇总到电子健康档案中,档案内容能够得到及时更新,以确保资料的连续性。

(代爱英)

思考题

1. 简述问题目录的作用。
2. 试论述问题描述中的 SOAP 形式的组成部分及各部分的注意事项。
3. 请回答家庭评估的作用。

ER 8-3

练习题

第九章 | 全科医疗质量与资源管理

教学课件

思维导图

学习目标

1. 掌握：全科医疗质量的概念和特点，全科医疗质量组成要素，全科医疗资源、全科医疗人力资源的定义，全科医疗机构设置的目标及原则，选择配备基本药物的原则。

2. 熟悉：全科医疗服务质量管理的内容、全科医疗质量管理方法，全科医疗信息要求。

3. 了解：全科医疗质量评价指标，全科医疗人力资源组成内容，全科医疗机构命名、空间设置、人员配备、设备设置，全科医疗信息主要来源及主要内容，全科医疗管理制度。

4. 通过学习掌握全科医疗质量与资源管理的基本理论，能够熟练地运用全科医疗管理方法对全科医疗行为、质量、资源进行管理。

5. 具备全科医疗专业技能，具备全科医疗质量、资源管理相关工作的知识和方法，能科学有效地利用全科医疗资源，能有效促进和提高全科医疗质量，为广大居民提供高质量的全科医疗服务。

第一节 概 述

全科医疗质量是全科医疗工作的关键和生命线，只有保障和提高全科医疗质量，才能更好地为居民提供满意的医疗服务。全科医生只有深刻理解和掌握全科医疗质量的概念、特点及组成要素等知识和技能，才能真正理解全科医疗质量，才能有效管理和提高全科医疗质量。

一、全科医疗质量的概念

有效地管理和提高全科医疗质量，需要首先了解质量、医疗质量以及全科医疗质量的基本概念。

（一）质量

质量（quality）是指产品或服务对消费者需求与需要的满足程度。质量标准是产品生产、检验和评定质量的技术依据。产品或服务满足要求的程度越高，质量就越好，反之就越差。质量具有可以分析和可以鉴定的特有内容。一般认为，只有质量要素及其管理因素所决定的质量才属于质量范围，凡科学技术尚不能控制的因素所致的不良后果，均不属于质量范围。一切不符合质量标准和技术操作规程的现象都是质量缺陷，有无质量缺陷是判断质量合格与否的界限。

（二）医疗质量

医疗质量（medical quality）代表着医疗机构的医疗服务质量，是指医疗机构向社会提供的医疗服务效果的优劣。医疗质量一般针对疾病的诊疗效果，诊疗效果好则医疗质量高，反之则质量差。

（三）全科医疗质量

全科医疗质量（quality of general practice）是指全科医疗服务机构向社区居民提供的全科医疗

服务效果的优劣。这种优劣反映在全科医疗服务过程的有效性(如切实能够解除痛苦、增进健康)、舒适性、经济性(如以最低成本谋求最高健康收益)、安全性(提供的各种服务是否严密、稳妥、可靠等)、患者满意程度等多方面。全科医疗服务是否全面、准确,如疾病诊断是否周密、细致、贴切,尤其是预防保健服务的有无和是否符合规范等是衡量全科医疗服务质量的重要标志。

由此可见,从质量到医疗质量再到全科医疗质量,其概念范围是由大到小、由广泛到具体的,质量包含着医疗质量,医疗质量又包含了全科医疗质量。

二、全科医疗质量的特点

全科医疗服务的性质、特点以及提供服务的社区卫生服务机构与一般医疗机构的差别,决定了全科医疗服务质量的特点。一般来讲,全科医疗服务质量的特点包括以下几方面:

(一)服务的综合性

就服务内容而言,全科医疗质量具有综合性。全科医疗包括医疗、预防、保健、康复、健康教育、计划生育技术服务等各个方面,涉及社会学、行为科学、心理学、公共关系、社会医学、卫生管理、人文科学等多学科知识,远远超出一般专科的疾病诊疗服务范围。其次,就服务层次而言,全科医疗质量包括个人、家庭、社区等多层面的服务质量;就服务手段而言,全科医疗包括了一切可以利用的有利方式如现代医学、传统医学等方法与措施。因此,全科医疗质量所包含的内容也是综合的。

(二)影响因素的复杂性

全科医疗质量既包括全科医疗的整体质量,也包括某一方面的服务质量;既包括外在的服务态度质量,又有实现服务目标和成果的工作过程质量。这些质量不仅受医生个人知识、技术水平等主观人为因素的影响,还受社区医疗环境包括社区的自然条件、社会环境、社区经济、文化习惯、心理因素诸多方面因素的影响。因此全科医疗质量是这些复杂影响因素综合作用的结果。

(三)医疗的基础性

全科医疗服务属于基础医疗保健范畴,如首次诊断与治疗、心理诊断与治疗、提供个体化医疗服务等是全科医疗的主要内容和方式,必要时可将患者转入上级医疗机构继续治疗,对于慢性病患者提供连续性照顾,可以通过筛查、教育、咨询和预防性治疗等措施,来预防疾病和对功能丧失者进行医疗服务等。虽然全科医疗的范围广、内容丰富,但是与其他各门窄而深的专科医疗相比较,全科医疗的服务范围却宽而浅,主要是为社区提供基础医疗保健服务。因此,基础医疗保健服务的质量是全科医疗质量的主要组成部分。

(四)服务质量的相对性

任何服务质量都与同一时期的社会、经济、文化发展相关联,伴随社会、经济、文化的发展而进步,同时也受到社会、经济、文化发展程度的制约。全科医疗质量也不例外,全科医疗的发展要与社会、经济、文化的发展相协调,不能脱离社会、经济、文化的实际和医疗卫生技术的发展水平去单纯追求超现实的质量,也不能以卫生技术发展水平不高为由而容忍低劣的全科医疗服务质量。从这个意义上说,全科医疗的质量是相对的。

(五)提供者及接受者的敏感性

全科医疗服务的提供者主要是全科医生及其相关医务人员,接受者则是社区所有居民。无论是提供者还是接受者,都会因为发生医疗缺陷或造成不良后果而对全科医疗质量及质量管理非常敏感。尤其是接受全科医疗服务的居民,会因为担心自己的健康和生命受到损害而对质量倍加关注。这种敏感性使全科医疗服务质量及其管理显得更加重要,也使得管理起来更加复杂,难度更大。

三、全科医疗质量的组成要素

全科医疗服务是一项系统工程,由各种各样的要素构成。各要素本身就具有质量,全科医疗质量取决于各项要素的质量。一般认为,从质量管理的角度将质量分为基础质量、环节质量和终末质量三部分。那么,全科医疗质量也相应的分为全科医疗基础质量、全科医疗环节质量和全科医疗终末质量。

(一) 全科医疗基础质量

全科医疗基础质量(basal quality of general practice)就是指形成、维持和支撑整个全科医疗质量的必备基础条件。全科医疗基础质量要体现生物-心理-社会医学模式理论,体现以人为中心的健康照顾指导思想。一般来说,全科医疗基础质量的内容比较广泛,包括以下方面:

1. 人力 指实现全科医疗服务的各类人员的数量和结构等,包括全科医生、社区护士、医技人员、管理人员和后勤保障人员等的数量和结构以及素质要求等。人力在全科医疗质量管理中起着决定性作用。

2. 技术 指开展全科医疗服务所需要的各种技术,如临床诊疗适宜技术、预防保健技术、社区康复技术、社区调查筛选技术、社区干预、全科医疗服务管理以及其他保障服务技术等。

3. 资金 指开展全科医疗服务所必需的资金。资金是开展全科医疗服务的基本保证和物质基础,可以从多渠道进行筹集。科学、合理、有效地筹集、分配和利用资金是提高全科医疗质量的关键。

4. 设备和设施 即开展全科医疗服务所需要的基本的建筑设施、仪器设备、药品物资等,如基本的业务用房、医疗物资、基本药品、常用的器械仪器设备以及宣传通信、健康教育设备和生活保障物资设施等。

5. 时间安排 包括排班值班、日程周程以及各种服务的时间要求等,如医疗传呼信号的回复、家庭访视、家庭病床、出诊、门诊诊断的时间要求以及社区工作时间在总工作时间中的比例要求等。时间安排是全科医疗服务时效性的保证,必须做到及时、适时、准时和高效率。

6. 制度标准 包括各种全科医疗服务活动的规章制度、技术标准和管理规定等。制度标准决定了服务对象进入服务系统以及利用卫生资源的方式,决定了为居民服务的一系列制度和规定等。

全科医疗基础质量是全科医疗质量的决定因素,直接影响着整体全科医疗质量的高低。基础质量贯穿于整个全科医疗服务过程之中,全科医疗人力、仪器、设备和药品器材、社区卫生机构环境和建筑包括供水、供电、供气、污水处理系统等,基本满足运营要求的资金保证,以及符合要求的科学技术情报信息资源等,都是全科医疗服务质量的基本保证,都影响着全科医疗服务的可行性、可及性及有效性。

(二) 全科医疗环节质量

环节质量又称工序质量(procedure quality of general practice)。全科医疗环节质量就是指全科医生从事全科医疗活动中各个阶段、工作节点、有关步骤所表现出的服务效果,是在全科医疗活动过程中所产生的质量。全科医疗服务环节是全科医疗服务活动中不可缺少的结构,各个环节形成了整个全科医疗服务过程。任何一个环节缺失,全科医疗都将无法有效进行,因此各环节质量对于全科医疗也是至关重要的。

全科医疗服务的环节可以从以下不同方面来理解和阐述:

1. 四个组成部分 从诊疗程序角度出发,全科医疗机构对患者提供服务的过程一般分为四个组成部分,即检查、诊断、治疗和护理康复。依据这四个组成部分,可将全科医疗环节质量分为:

(1)诊断质量:包括临床诊断、技术操作性诊断和仪器检查的质量。

(2)治疗质量:包括药物性治疗、技术操作性治疗和仪器治疗等的质量。

（3）**护理质量**：包括临床护理、生活护理、心理护理等方面的质量。

（4）**保健质量**：如健康检查、疾病健康教育、社区康复等方面的质量。

2. 根据服务对象划分　全科医疗服务的对象包括个人、家庭和社区人群，因此，全科医疗环节质量也可以分为个体服务质量、家庭服务质量和社区服务质量三部分。

3. 根据工作环境和工作方式划分　全科医疗服务的工作方式与一般临床专科服务不同。除了在社区卫生机构提供服务外，全科医生还要进入家庭，为家庭以及个人服务，这些工作如建立家庭病床、个人健康档案等。因此，全科医疗环节质量可以表现为机构内质量和机构外质量。全科医疗机构内质量是指在社区医疗机构内进行的为患者提供医疗技术服务工作的质量；全科医疗机构外质量主要指全科医疗服务人员进入家庭和社区内提供相应服务的质量。

全科医疗环节质量是满足质量要求的核心，是能否达到质量目标的关键。在全科医疗服务的各个环节，特别是在关键环节或薄弱环节上，应加强自我检查、全面检查、抽样检查、定期检查评估及重要环节的检查评审制度，以便能够及时发现问题，及时采取措施进行纠正，保证服务质量。

（三）全科医疗终末质量

全科医疗终末质量（final quality of general practice）是反映整个全科医疗活动终结后的质量，是对全科医疗服务活动效果的评价。全科医疗服务活动终结后效果评价较高，全科医疗终末质量就好。基础质量和环节质量管理强调基础条件、前瞻性和过程中的管理，而终末质量则重点在于回顾性服务质量结果的评价。通过回顾性全面评价服务的总体成效，反馈信息，获得经验教训，指导下一个管理周期。全科医疗终末质量的评价指标大多数是国家和上级有关统计部门制定的统计指标，如发病率、病死率、患病率、有效率、老年人生活质量水平的提高等。

根据评价的对象不同，全科医疗终末质量分为整体终末质量和针对某一对象的终末质量。整体终末质量是针对所有的服务对象，针对某一对象的终末质量是指针对某一人群的全科医疗服务效果进行的评价。

全科医疗终末质量的内容包括疾病诊疗质量、预防保健工作质量、康复和健康教育质量等，常采用一些健康和疾病的统计学指标进行评价。

另外，还可根据全科医疗服务的范围，将全科医疗终末质量分为全科医疗机构内的质量、转诊和转院质量（指标）、家庭服务质量和社区服务质量等。

第二节　全科医疗质量的管理

全科医疗事业的生存与发展关键在于质量，而质量则取决于管理。科学有效的管理是保证全科医疗质量、提高全科医疗水平的关键因素。以下对全科医疗质量管理的内容、方法、评价指标等方面进行介绍。

一、全科医疗质量管理的内容

全科医疗质量管理包括以下几方面内容：

（一）疾病诊断和治疗管理

疾病的诊断和治疗质量管理是指一般的医疗质量管理。一般的医疗质量管理内容主要包括：医疗措施是否安全；诊断是否正确及时；治疗是否合理等。一般的医疗质量管理要求每一位全科医生要详细采集病史，要探寻和分析导致疾病的病因，进行必要的检查，作出准确的诊断和治疗等。

（二）双向转诊质量管理

双向转诊是下级医生把不能处理的患者转到上级医生处，上级医生在诊断或处理完转诊患者后，将患者连同医嘱一起转回到下级医生处，由下级医生协助上级医生执行医嘱并反馈执行过程中遇到的问题,同时得到上级医生的指导。凡双向转诊的患者经过专科医生诊治后,患者及其医嘱一般都会再转回至全科医生处,患者归全科医生管理。这种"双向转诊"能提高患者的依从性,对患者随访也比较方便易行,患者的诊疗过程形成了一个完整的整体程序。双向转诊是全科医疗服务的重要环节,也是提高全科医疗服务质量的重要措施。

1. 双向转诊质量管理上的要求

(1)**确立双向转诊疾病标准**:根据病情严重程度建立严格的转出标准,把常见病、病情较轻的患者限定在全科医疗范围内解决,同时把那些符合转诊条件的患者及时地、有针对性地转到上级医疗机构;上级医疗机构把适合在社区治疗和康复的患者转回社区。这就要求社区医生应熟悉转诊医院的基本情况、专家特长、常用检查项目及价格等。全科医生需协助或指导患者选择合适的专家和检查项目,及时将符合条件的患者转往上级医院,避免盲目选择,减少医疗开支。上级医疗机构对康复期患者或诊断明确且病情稳定的慢性病患者,符合下转条件时,应及时转回社区。

(2)**建立全科医疗机构转诊操作制度**:包括转诊流程、患者资料的转送等制度,明确全科医生在转诊过程中的职责。双向转诊是全科医生与专科医生之间,由于分工不同而建立的医务交流制度,直接责任人是全科医生和专科医生。

(3)**与上级医疗机构之间签订双向转诊协议**:转诊时,全科医疗机构与上级医疗机构之间需要签订双向转诊协议,以明确双方的责任和权利;建立如月末、季度末等例会制度,加强相互之间的信息沟通,及时解决工作中所遇到的问题,严格按照规定的范围开展双向转诊工作。

2. 双向转诊的意义

(1)对于患有疾病的任何阶段的各类患者提供持久的支持。

(2)减少不必要的药物处方和检查医嘱等,降低医疗费用。

(3)执行双向转诊制度的医生实行预约机制,使患者减少看专科医生的等候时间,降低就诊难度,提高患者的满意率。

(4)双向转诊是全科医生开展全科医疗服务的强有力的制度保障。双向转诊不仅增强了居民对全科医生和全科医疗服务的信任度,而且增强了全科医生开展全科医疗服务、提高全科医疗质量的信心。

3. 双向转诊应遵循的指导原则

(1)**患者自愿原则**:从维护患者利益出发,充分尊重患者以及家属的选择权,切实当好患者的参谋。

(2)**分级诊治原则**:一般常见病、多发病的常规诊治在社区处理,急危疑难重症等疾病的诊治则转往上级医院,一般康复或临终关怀等也宜在社区处理。

(3)**就近转诊原则**:应根据患者病情和医疗机构服务的可及性,实施就近转诊患者,做到就医的方便、快捷和经济。

(4)**针对性和有效性原则**:依据患者的病情及意愿,有选择、有目的地将患者转诊至合适的专科或全科医疗机构,提高诊治的针对性和有效性。

(5)**资源共享原则**:做到检查结果共享通用,避免或减少不必要的重复检查,减少资源浪费,降低患者的费用。

(6)**连续管理的原则**:实施连续性不间断监督管理,建立起有效、严密、实用、畅通的上下转诊渠道,为患者提供整体性、持续性的医疗服务。

适合在社区治疗的疾病如表9-1所示。

表 9-1 适合在社区治疗的 10 类疾病

序号	疾病
1	非高热的无明显神经系统体征的疾病
2	非急性出血性疾病
3	急性患者的院前抢救
4	适宜运用中医传统方法(针灸、推拿、按摩、拔火罐等)及中药治疗的疾病
5	临终关怀的患者
6	非昏迷性疾病
7	非传染病
8	轻度软组织外伤、骨折的初步处理
9	经上级医院明确诊断,适宜在社区治疗的疾病
10	对慢性疾病专案管理的定期家庭访视、康复、用药指导和咨询

　　根据最新公布的《社区卫生服务中心服务能力标准》(2022版)、《乡镇卫生院服务能力标准》(2022版)、《村卫生室能力服务标准》(2022版)中均明确了各级基层卫生服务部门服务疾病种类,其中社区卫生服务中心推荐病种中基本病种66种,中医疾病70种,涵盖内、外、妇产、眼耳鼻喉、口腔科疾病。

(三) 家庭病床质量管理

　　家庭病床是全科医疗服务的重要形式,是指在家庭中设立类似于医院病床,将家庭作为诊疗场所,选择适宜在家庭环境下进行医疗或康复的病种,让患者在熟悉的环境中接受医疗和护理。家庭病床主要针对那些需要长期医疗照顾又适合在社区家庭中治疗和康复的患者。家庭病床既有利于促进患者的康复,又可减轻家庭因成员住院带来的经济和人力负担。对家庭病床的管理,其一是必须建立家庭病床的标准,凡是符合这个标准的患者才考虑为其设立家庭病床;其二是必须规范全科医生的家庭病床服务职责,明确全科医生在家庭病床中应起到哪些作用;第三是必须建立家庭病床随访制度和病历档案书写标准;另外,全科医疗机构还需要建立家庭病床服务的程序,完善服务质量的监督监测制度和服务效果的评价考核制度,并具备使这些制度得到落实的措施保证。

(四) 健康档案质量管理

　　社区居民的健康档案质量管理,一是要考虑档案的覆盖人群范围和家庭范围是否足够,尤其是要了解那些重点人群和特殊医疗需求家庭的健康档案建立情况,如孕产妇、儿童、老年人、慢性病患者的建档情况和建档比例。二是要规范有关健康档案的内容和记录方式。在内容上,健康档案应反映出不同疾病和人群的相应的特点;在健康档案记录方式方面,既要求填写方便又要满足统计学和计算机管理的需要。三是建立健康档案的管理和使用制度,如档案是否及时建立和更新,档案如何分类存档,是否建有档案的计算机管理制度,以及如何充分利用档案等。四是对健康档案的质量要进行定期的评价,不合格的健康档案达到一定比例时要采取相应的措施进行纠正和弥补。

(五) 社区卫生服务管理

　　在社区层次上提供卫生服务是我国全科医生的一项主要任务。社区卫生服务涉及社区人群的健康干预、防病治病、妇幼儿童和老年人保健、常见病的社区筛检、针对疾病的健康教育、计划生育技术服务等内容。不同社区卫生服务内容的质量管理虽有各自的特点,但也有统一的要求,即第一,建立健全相应的专业质量标准体系,建立社区卫生服务质量评价指标体系,如妇幼保健工作中可考虑孕产妇系统管理率及其最低限的指标值等;第二,建立适合相应专业体系的质量管理方法。全面质量管理的方法是质量管理的发展趋势,对各个部门都是通用的,也适合于社区卫生服务部门的质量管理,应大力推广和普及。此外,也可根据社区卫生服务的工作特点,以质量管理的基本原理为依据,建立适合自身具体情况的质量管理方法。第三,建立和完善相应专业的检查和评估制度。如建立健康教育工作的检查和评估制度等。健康教育工作的检查和评估制度不仅要检查评估健康教育工作的数量,还要检查评估实施健康教育后受教育者健康知识的知晓情况、健康行为的形成情况等。

(六) 全科医疗风险管理

风险管理是指对降低风险的措施进行分析、选择、执行及评价的过程,它通过减少潜在损失及经由保险和其他方法支付损失赔偿等,来保护组织机构的资产和利润。医疗风险管理(medical risk management)是一个作出并执行决策从而使医疗事故性损失最小化的过程,同时也是经由识别、解决或缓解医疗活动中现有和潜在的各种风险问题来提高健康服务质量的过程。由于受社区卫生服务机构条件、全科医生医疗技术水平等诸多因素的影响,再加上社区居民健康和疾病问题具有复杂性和不确定性等,全科医疗服务活动存在着较大的风险。在全科医疗质量管理中一定要树立风险管理观念,增强风险管理意识。其次,在全科医疗风险管理中,要致力于了解和掌握医疗过程中可能出现的风险, 方面尽量减低风险,另一方面尽量提高治疗效益。全科医疗风险管理的要求有以下几方面:

1. 全科医疗机构的人员都要树立风险意识 全科医生、社区护士、管理者等各类人员一定要长期树立牢固的风险意识、观念和思想,不断学习医疗事故法律法规知识,了解各自岗位上可能存在的风险,明确各自岗位的职责,熟悉避免风险、处理严重后果的知识和态度等。

2. 要严格执行双向转诊标准 全科医疗主要解决常见病、多发病的诊治问题,其风险相对较小,但病情严重或病情多变的疾病尚具有一定的风险。这种风险可通过转诊来降低和避免。

3. 建立健全并严格执行全科医疗服务的各种规章制度 建立健全并严格执行全科医疗服务的各种规章制度有利于规避各种医疗风险,这些规章制度如社区卫生服务机构工作制度、岗位工作制度、服务差错和事故防范制度、医疗废弃物无害化处理制度以及药品、设备管理制度等。

4. 严格按照有关的技术规范来提供服务 只有严格按照有关的技术规范来提供服务,才能将风险降低到最小的程度,这些技术规范如各种疾病诊断治疗的技术要求、护理规范要求、预防接种程序要求、家庭病床规范要求、社区康复规范要求等。

5. 运用科学管理方法来管理全科医疗服务 如全面质量管理、标准化管理、建立风险预警系统等管理方法的实施和运用,对于降低或消除风险具有重要作用。

二、全科医疗质量的管理方法

全科医疗质量管理中所采用的方法既要体现出现代质量管理的先进思想,又要符合全科医疗服务本身的特点。适宜的管理方法往往可以通过严格的过程控制达到管理的目的,帮助社区实现质量管理的制度化、规范化、标准化,既减少了全科医疗服务中的差错,又能够全面提高服务质量。适宜的管理方法通过工作程序的优化,改善了医务工作人员的工作环境,提高了医疗机构的运作效率和运营效益。全科医疗质量管理中常用的管理方法如下:

(一) 全面质量管理方法

全面质量管理(total quality management,TQC)由美国阿曼德·费根堡姆于1961年首先提出,是指"为了能够在最经济的水平上,并考虑到充分满足用户要求的条件下进行市场研究、设计、生产和服务,把企业内各部门研制质量、维持质量和提高质量的活动构成为一体的一种有效体系"。TQC主要是应用于企业管理方面,如今全面质量管理方法得到推广和发展,已广泛应用于各个领域,包括医疗领域。

全面质量管理的原则包括顾客至上、领导重视、全员参与、系统思维、预防为主、强化控制、持续改进和以事实为依据等多方面。而要做到真正的全面质量管理,就必须做到"三全一多",即全方位的质量管理、全过程的质量管理、全员参加的质量管理和采用多种多样的方法实施质量管理。

全面质量管理的基本实施步骤构成一个封闭的循环,被称为管理循环。这一循环充分体现了全面质量管理的核心思想,是由美国质量管理专家戴明(W.Edwards.Deming)最早提出的。全面质量管理的循环由计划(plan)、实施(do)、检查(check)和行动(action)所构成,简称PDCA循环。PDCA循环是一切管理活动过程中,保证和提高服务质量和效果所采取的工作方式和循环过程,并已经成为医疗卫生机构质量管理的基本方法。PDCA循环适用于全科医疗服务的各个方面,医疗、医技、护理、家庭服务和社区服务等都可以根据各自的质量特点,按照PDCA循环原理进行质量管理。

1. PDCA 管理循环的特点

(1)**大循环套小循环**:整个组织(社区卫生机构)有一个大的PDCA循环,依照层次又有小的和更小的循环(科、组、室等直至个人)。下一层次的PDCA循环是上一层次循环的组成和实现的保证。通过这样的大大小小的循环,把部门的各项工作有机地联系起来,彼此协同,互相促进。

(2)**按程序办事**:PDCA循环可以分成四个阶段八个步骤,其先后顺序不能改变。

(3)**螺旋式上升**:PDCA每循环一次,都在关键环节上通过计划、检查、总结解决一批问题,而且每次循环都有新的内容和目标,如同上楼梯,使管理循环每每前进一步,便提高一步。

2. PDCA 循环的八个步骤

第一步,分析现状。在分析现有质量状况的基础上,找出质量方面存在的主要问题。查找问题时要注重事实,抓住主要问题。

第二步,查找原因。通过调查研究,找出产生问题的原因及其影响因素。

第三步,确定目标。根据影响质量的主要原因,确定问题已经解决的程度和问题解决的时间期限,制定相应的目标。

第四步,制订计划。围绕目标制定具有操作性的计划,以解决质量中存在的问题。

第一步到第四步为计划阶段。计划阶段的主要任务是明确质量目标与方针,制定质量标准与衡量指标,确定质量保障方法,编制质量管理实施手册。

第五步,实施阶段。其任务是逐步落实计划中的各项内容,提出时间、数量和质量方面的具体要求,并将目标分解到每个部门和每个成员。

第六步,检查阶段。主要是检查计划执行的情况,验证和评价计划执行的结果,建立原始记录和统计资料,分析工作进展情况,纠正已经出现的偏差。

第七步,巩固阶段。包括针对执行中发生的问题提出解决的措施和方法,并提出防止类似问题发生的预防措施。

第八步,总结阶段。总结经验教训,遗留问题转入下一个PDCA循环去解决。

案例

某社区"骨质疏松症所致患者骨折的预防"的 PDCA 管理方案

该方案的 PDCA 循环过程如下:

P(计划):

第一步,分析现状。

背景:我国已进入老龄化社会,骨质疏松的发生率不断上升。据调查,我国老年男性骨质疏松的发生率约为 50%,且 70%~80% 的老年人骨折与骨质疏松相关。加强骨质疏松症疾病的防治,对于预防和减少因骨质疏松症所致患者骨折具有重要意义。

　　某社区位于某城市老城区，人口老龄化较为严重，老龄人口比例较高，60岁以上老年人口所占比例近10年内以5%的速度逐年增加，绝经后老年妇女人口比例近10年亦以3%的速度逐年增加；由骨质疏松症导致本社区老人骨折的病例数也以1%的速度逐年升高。及时有效地诊治骨质疏松症，减少本社区因骨质疏松症而导致的骨折病例的发生，成为本社区卫生服务机构迫在眉睫的一项重要任务。

　　第二步，查找原因。

　　调查研究发现，造成本社区老年人骨折病例逐年上升的主要原因是社区老年人骨质疏松症确诊率低、治疗不及时且不系统。社区居民对此类疾病缺乏正确认知，导致疾病在诊治上的延误。骨质疏松症患者在轻微外力作用下即可导致骨折的发生。该社区骨质疏松症患者的就诊率约为30%；在已确诊为骨质疏松症的患者中，因各种原因导致治疗中断或治疗不系统的约占50%。大多数社区居民尤其是老年人仅仅认为"年龄大了，骨头松了，吃点钙片，常喝大骨头汤就行了"。经调查，持有上述错误认识的人在60岁以上老年人中约占70%，另有约15%的老年人表示对"骨质疏松症与骨折知识""不了解"，约10%的老年人表示"略知一二"，仅有约5%的老年人对"骨质疏松症与骨折知识"有"足够的了解"。

　　第三步，确定目标。

　　该社区的目标是，力争在1年时间内使骨质疏松症确诊率提高至85%以上，已确诊病例的系统治疗率提升至90%以上，使社区居民能够对骨质疏松症和骨折疾病有充分的认知，减少因骨质疏松症所致患者的骨折发生率。

　　第四步，制订计划。

　　该社区所制定的实施计划内容主要有：

　　1. 选送1~2名全科医生到骨质疏松类疾病专门诊疗机构进修学习，学习期限为1~2个月，提高全科医生对骨质疏松类疾病的诊疗水平。

　　2. 由于用于骨质疏松诊断和治疗的仪器价格比较昂贵，故社区决定与拥有骨质疏松诊疗仪器的上级医疗机构建立协作关系，共享诊疗仪器与设备。

　　3. 对社区居民进行骨质疏松症疾病防治方面的教育。

　　4. 为社区居民中已停经妇女及60岁以上男性建立骨质疏松疾病专病档案，并派专人负责管理。

　　5. 向上级卫生部门寻求帮助，申请对本社区骨质疏松疾病的普查资金加大投入。

　　D（实施）：

　　第五步，实施阶段。

　　计划的年度实施情况如下。

　　1. 社区卫生服务中心3月份派出全科医生李某到本市某综合医院进修学习骨质疏松症类疾病的诊疗，共1个月；4月份派出全科医生王某到本市某医院进修学习骨质疏松类疾病的诊疗，共1个月；两位全科医生进修结束后均回到社区卫生服务中心继续工作。

　　2. 由社区卫生服务中心张主任负责与本市某医院进行联系和洽谈，双方签订业务合作协议，建立良好的协作关系。

　　3. 按合作协议，由社区卫生服务中心副主任金某负责于3月1~5日与该市某医院骨质疏松科、医务科、宣传科等相关科室联系，取得骨质疏松症类疾病相关科普资料；6~10日选择编制适合本社区的科普内容；10日至本月底印制宣传单、宣传画等材料，绘制社区宣传板。社区医护人员每1~2个月定期到社区家庭、广场、居民小区等场所现场开展骨质疏松症疾病的科普宣传工作。

4. 本年度 4~6 月份,由社区卫生服务中心副主任关某负责建立和管理社区居民中已停经妇女及 60 岁以上老年男性的骨质疏松疾病专病档案,由护士长负责组织协调等具体事务。安排专门人员统计本社区因骨质疏松症引起骨折的患者新发例数。

5. 由社区卫生服务中心张主任出面,向上级卫生部门申请加大本社区骨质疏松疾病普查资金的投入,并考虑与相关医疗科研机构合作解决普查资金问题。

C(检查):

第六步,检查阶段。

组织相关专家对进修学习归来的医生的学习效果进行评估,并且再次以问卷形式调查社区居民对骨质疏松症的认知情况,检查科普宣传教育活动的原始记录及相关调查表情况,检查骨质疏松类疾病专病档案建立与完成情况,检查骨质疏松类疾病普查情况等。经评估,进修学习归来全科医生较好地掌握了骨质疏松及相关疾病的诊治技能,知识得到扩充,诊治水平有所提高,自信心有所提升,工作更加积极、认真;终末医疗质量评估检查,本社区卫生服务中心骨质疏松症确诊率为 89%,已确诊病例中系统治疗率提高到 75%。本社区由骨质疏松症所致的老人骨折的病例数较上一年降低 0.8%,社区居民也已对骨质疏松症疾病有了充分认知,但由于资金不足,普查进展情况较预期为慢。

A(行动):

第七步,巩固阶段。

已确诊病例中系统治疗率提升未达到预期目标,这可能与此类疾病治疗周期较长、医疗成本较高、社区内部分外来人口无医疗保险或经济收入较低无法承担治疗费用等因素有关。对此,应加大科普教育宣传力度,使社区居民认识到长期、系统治疗的重要性;耐心做解释说服工作,提高社区中外来人口的医疗保险覆盖率;多选用价格低廉、效果较佳的药物,减轻患者负担。另一方面,积极向上级主管单位申请资金,同时开源节流,加强与相关单位的合作,实现资源共享,以降低检查及诊断成本。

第八步,总结。

通过一年的努力,本社区卫生服务中心骨质疏松症确诊率及系统治疗率明显提高,社区居民对骨质疏松症疾病的认知程度有所提高,骨质疏松症导致本社区老年人骨折的病例数亦有所降低,达到了预期部分目标,效果良好。但需要注意的是,骨质疏松症导致老人骨折病例数降低程度有限,主要是与此类疾病治疗周期较长有关,短期内(如 1 年)效果并不明显,故需要持之以恒,进入下一个 PDCA 循环,以观察远期效果。在下一个 PDCA 循环中要努力解决资金不足及老年人骨折发生率仍然较高的问题。

(二) 全科医疗质量标准化管理

标准指的是衡量某一事物或某项工作应该达到的水平、尺度和必须遵守的规定,是实施科学管理的基础,也是质量要求的具体体现。全科医疗同样也离不开标准,全科医疗的服务活动和技术管理也是在一定的标准约束下进行的。因此,对全科医疗质量实施有效的管理,也需要建立一个完整而合理的质量标准体系,实行标准化管理。

1. 全科医疗服务标准化体系 标准化体系是把各部门、各环节、各类标准按一定的方式组合起来,形成部门之间、人员之间、人员与部门之间互相联系、互相制约的标准系列。全科医疗服务标准化体系包括:

(1)总体质量标准:常用目标来反映。是社区卫生机构为了适应和满足社区居民卫生需求而努力达到的效果,包括远期目标、中期目标和近期目标。总体质量标准由居民的卫生服务需求、机构服务能力以及居民的支付能力决定,它是质量管理的出发点和落脚点。

（2）**基础质量标准**：包括各类人员的编制数量、质量以及比例等标准，业务范围、诊疗和护理技术的操作程序等标准，诊断、治疗、抢救常用设备及设备管理标准，药械供应标准，病房、诊疗室设备配备标准，建筑设施、通风取暖等环境标准，常规工作日程、周计划标准，传呼信号回复的时限规定等标准，各种责任制、考勤、奖惩管理制度等基础管理标准等。

（3）**环节质量标准**：全科医疗服务中每一个环节、每一项工作，都必须制定各自的具体质量标准，包括诊疗质量标准、护理质量标准、健康档案质量标准、家庭病床质量标准、家访质量标准、药剂工作质量标准、医技部门工作标准等。

（4）**终末质量标准**：指保证实现质量目标的措施，也是评价医疗质量和工作人员质量的尺度。包括医疗质量标准（如伤口愈合等级标准等）、医疗缺陷标准以及质量检查控制制度和差错事故处理条例等。这些标准可用一系列指标表示，如病死率、治愈率、一级护理合格率等。

2. 全科医疗质量标准化管理的质量控制方法　标准化管理分为目标、标准、控制、奖惩四个环节，其中关键环节是"控制"。在实行全科医疗质量标准化管理中，首先是质量控制问题。

（1）**按时限进行质量控制的方法**：

1）事前控制：要保证全科医疗质量就必须坚持预防为主，采用有效的管理措施，消除或减少影响质量的因素。也就是说在质量发生前采取措施进行控制，例如对工作人员进行质量教育，对全科医生进行专业训练，对社区护士进行培养等。

2）事后控制：指全科医疗质量发生后，通过检查找出存在的问题，进而提出提高质量的方法并对质量问题予以纠正。例如上级的质量检查活动以及全科医疗机构制定的季度、年度质量检查制度等都属于事后控制范畴，都是检查终末质量的管理活动。

（2）**按对象层次进行质量控制的方法**

1）自我控制：自我控制是运用自我管理的方法，提高个人思想素质、业务素质和身体素质，以达到全科医疗质量指标的要求。自我控制是最基本、最重要的质量管理手段。

2）逐级控制：按质量控制系统自上而下逐级进行质量控制，要求上级控制下级，下级对上级负责，从而形成逐级控制阶梯，故又称垂直控制。逐级控制也是岗位责任制在质量管理中的体现。全科医疗服务中逐级控制的层次相对简单。

3）平行控制：平行控制是指在管理活动中的一种界面处理。全科医疗质量牵涉到人与人之间、部门之间的关系，平行控制就是协调这些关系，要求加强部门、单位和个人之间的协同配合。在全科医疗服务中，尤其要协调社区卫生机构与社区其他部门、全科医生与社区居民之间的关系。

4）越级控制：是指不受质量控制系统逐级控制阶梯的约束，直接进行跨级质量管理控制。如卫生行政部门可跨过社区卫生服务中心，直接对社区卫生服务站全科医生的工作质量进行检查和监控。

3. 全科医疗标准化管理的意义　全科医疗标准化管理可以使全科医疗技术服务过程的每个环节有章可循，可以科学、合理地对医疗技术进行管理，保证预防、治疗、保健、康复、健康教育等各项工作的质量和效率；标准化管理还可以使社区卫生机构内的各项业务活动在协作与配合下有效地运转，如物理检查和化学检验工作需要在作业标准条件下，为临床医生提供及时而准确的信息；另外，标准化管理还为全科医疗服务水平和质量的评价工作提供了科学依据。

三、全科医疗质量评价指标

全科医疗质量评价是全科医疗质量管理体系的重要内容。全科医疗质量评价通过运用全科医疗质量评价指标体系，科学、公正、客观地评价社区全科医疗质量的状况，为全科医疗质量管理工作提供分析、研究的基础资料，从而掌握质量动态，实现目标管理，达到预期目的，提高医疗质量。根据我国全科医疗和社区卫生服务的特点，全科医疗服务质量指标在很大程度上反映了社区卫生的投入、过程和效果完成情况以及是否达到预期目的的情况。建立评价指标的资料可来自现有资料，如病案记录、健康档案、预防保健工作卡册、出生死亡登记表等；也可来自直接现场观察、患者和社区的调查以及社区卫生专题研究等。评价指标一定要具备有效性、可靠性、敏感性和特异性等特点。一般说来，全科医疗质量指标可以分为以下几方面：

（一）全科医疗资源指标

资源指标主要用于反映政府、单位以及居民等各方面对全科医疗服务的资源投入力度，包括用于全科医疗服务的人力、物力、财力和时间的投入等。属于基础质量的评价范畴。

1. 人力指标　包括每千人口全科医生（或护士）数、每名全科医生（或护士）服务人口数、全科医生（或护士）的学历构成和职称构成、全科医生和社区护士的比例等。

2. 物力指标　包括每千人口占有的全科医疗设备额（万元）、每千人口占有全科医疗服务空间（平方米）等。

3. 财力指标　包括医疗费用负担形式及构成、社会投入的人均全科医疗服务费用等。

4. 时间指标　包括平均每位患者服务时间、平均每位患者就医等候时间、家庭和社区服务时间占总工作时间的比例等。

（二）全科医疗服务过程指标

过程指标用于说明社区卫生机构提供全科医疗服务的各个环节、各种活动、各种服务项目的数量和质量，属于环节质量评价范畴。由于全科医疗服务内容涉及面广，因此，反映全科医疗服务过程的指标也比较复杂，概括起来有以下几方面：

1. 疾病诊断治疗指标　包括初诊准确率、误诊率、门诊和急诊抢救成功率、疾病好转率和治愈率、处方质量合格率、甲级病案率、差错事故发生率、并发症发生率、不合理用药发生率等指标。

2. 会诊转诊指标　包括复杂疾病会诊比例、平均每名全科医生转诊人次数、社区卫生机构转诊到上级医疗机构占总门诊人次的比例、上级医疗机构转诊到社区卫生机构的人次数占总转诊人次数的比例等指标。

3. 护理指标　包括护理优良率、平均每名护士家庭护理人次数、平均每个家庭得到的护理次数等指标。

4. 连续性服务指标　包括利用非全科医疗服务的患者比例、平均每名全科医生（或护士）的随访人次数、平均每个家庭得到的随访次数、治疗中断发生的比例等指标。

5. 健康教育指标　包括健康教育普及率、居民保健知识知晓率、居民健康行为形成率等指标。

6. 健康档案指标　包括社区卫生服务机构进行社区卫生状况调查的比例和进行社区卫生分析的比例、家庭健康档案建档率、社区卫生服务机构健康档案科学管理的比例、社区重点人群健康档案的建档率等指标。

7. 预防保健指标　包括高危人群的构成、筛查人数占社区总人群的比例、筛检阳性率、周期性预防筛查比例、儿童计划免疫"四苗"接种率、单苗和乙肝疫苗接种率、社区儿童保健系统管理率、孕产妇保健系统管理率、社区老年人分级管理率、社区精神病患者系统管理率、社区慢性非传染性疾病系统管理率、社区卫生机构传染病报告及时率、社区居民传染病报告漏报率等。

8. 家庭病床指标　包括平均每位全科医生家庭病床建床数、平均每个家庭开设家庭病床床日数、符合建床指征的家庭病床比例、提供规范服务的家庭病床比例等。

9. 保健合同指标　包括家庭保健合同签订率、平均每名医生的签约患者数、平均每名医生的签约家庭数、保健合同得到有效执行的比例等。

（三）全科医疗服务利用指标

利用指标主要反映社区居民对全科医疗服务的利用情况，这种利用可以反映服务的质量是否满足了社区居民的要求，反映了全科医疗服务的效率。社区居民就诊的情况在一定程度上反映了全科医疗的服务利用。

常用指标有：平均每名全科医生年门诊人次数、两周末就诊率、社区居民每人每年就诊次数、每千人口两周就诊人数、每千人口两周就诊次数、每名全科医生年平均负担住院人数、病床使用率等。

（四）健康状况指标

一些生命统计指标如病死率、婴儿病死率、孕产妇病死率、预期寿命等和一些疾病统计指标如发病率、患病率、感染率、残疾率等都可以用于全科医疗服务工作效果的评价，但上述这些指标在应用中往往受到一定限制，尤其是应用于城市社区全科医疗服务工作效果的评价时，这种限制就更加明显，一是在城市社区中婴儿死亡、孕产妇死亡、传染病发病等已相对较低，这些指标往往都很小；二是上述这些指标的应用都需要较大的基数人群，而在城市社区中一般很难达到这一要求。因此，生活质量指标、慢性病和老年病指标等在社区尤其是城市社区健康状况评价中起的作用更大一些。

反映健康状况的常用指标有：常见慢性病患病率、疾病构成、法定报告传染病发病率、死亡构成、平均期望寿命、健康期望寿命、无残疾期望寿命、伤残调整期望寿命、每人每年卧床日数或休工日数、每人每年休学日数、老年人生活能力增加率、慢性病患者生活能力增加率、精神病患者社区康复率等。

（五）满意度指标

满意度指标用于说明社区一般居民、患者等各种人群及部门对全科医疗服务的满意状况。患者投诉、不遵医嘱、中止保健合同等情形从不同侧面说明了社区居民满意状况。满意指标是社区各种人群对全科医疗服务的综合反映。

常用指标有：社区患者投诉率、患者不遵医嘱发生率、中止医疗保健合同比例、患者满意度、社区居民满意度、医务人员对工作满意度等。居民满意度一般通过抽样调查获得。满意度调查时要注意给予被调查者比较宽松的填写环境，对被调查者不要施加外界压力，鼓励被调查者真实地反映自己的想法和意见。按照社区服务能力评价指标基本要求，每年至少开展1次居民满意度调查，包括对机构环境、服务质量、服务态度、服务项目、服务时间等的满意度。同时需每年至少开展1次职工满意度调查。针对问题提出改进措施。

世界卫生组织提出了卫生服务反应性这一概念，所谓卫生服务反应性是指卫生系统在多大程度上满足了人们对卫生系统非医疗服务改善的普遍合理期望。反应性主要包含两方面的内容，首先是基本人权，如对人的尊重、治疗是否具有自主性和保密性等；其次包括患者对卫生服务的满意度，如治疗的及时关注、社会的支持网络、医疗卫生机构的基本设施以及对卫生服务提供者的选择性等。

（六）全科医疗服务费用指标

该类指标用于说明在全科医疗服务过程中的有关费用。全科医疗服务费用指标一方面可以反映全科医疗服务的效益，另一方面，费用的高低与居民的承受能力有关，后者将影响到全科医疗服务的利用。

常用指标有：平均每张处方费用、平均每诊疗人次费用、平均每一家庭病床每天医疗费用、平均每一全科医生年业务收入、药费占业务收入的比例、年家庭保健合同费收入、年固定资产增长值、年人员培训费支出等。

第三节　全科医疗资源管理

全科医疗资源（resource of general practice）是在一定条件下，国家、社会、个人提供的用于全科医疗服务的人力、物力、财力、技术和信息的总称。全科医疗资源是卫生资源的组成部分，具有一般卫生资源的普遍特点。全科医疗资源的投入一定要以社区居民的健康需求为依据,一定要与社会经济发展水平相适应。合理使用全科医疗资源,将使有限的资源发挥出最大的优势和效益。全科医疗资源的分析和评价就是分析资源的数量、质量和内部结构,评价全科医疗基础质量,这在一定程度上反映了全科医疗服务的能力。全科医疗资源包括以下内容:

一、全科医疗人力资源

人力资源(human resource)有三个层次的含义,一是指一个国家或地区内,具有劳动能力人口的总和;二是指在一个组织中发挥生产力作用的全体人员;三是指一个人具有的劳动能力。在医疗机构中,各个环节和各个层次上的管理者、临床医生、护士等都是人力资源。一般将卫生人力资源分为医疗卫生系统的管理人员、专业技术人员、技能工勤人员等几大类。卫生管理人员是指主要从事医疗保健、疾病控制、卫生监督等业务管理的工作人员;卫生技术人员主要是指医生、护士、药剂人员、检验人员、影像人员等。

全科医疗服务的大部分工作由全科医生及护士承担,全科医生及护士往往既担当专业技术人员的工作职责,又承担着管理人员的角色。

(一) 全科医生

全科医生是提供全科医疗服务的专门人才,他们掌握的技术不是单纯的临床诊疗技术,而是多学科有机结合的综合技术与技能。与专科医生不同,全科医生所面对的工作对象主要为个人、家庭和社区,面临的工作任务是促进社区居民的健康水平,所以他们的服务一般不涉及复杂高深的专科临床技术,而是注重于"全"和"整体性"。但全科医生在知识结构上涉及多学科,要求应具备临床医学、预防医学、康复医学、社会医学、健康教育、心理学、卫生管理及人文社会科学等方面的基本知识。在技能方面,全科医生应具备常见病的诊断和治疗能力、基本检查操作能力、转诊及会诊能力、康复技能、随访观察能力、人际交流能力、家庭服务能力、社区预防能力、社区保健能力、家庭和个人保健能力、健康教育和健康咨询能力、健康档案的管理分析、社区诊断和社区卫生计划的制定能力等。

全科医生对患者与家庭来说,是医生、健康监护人、健康咨询者、健康教育者、卫生服务协调者;对医疗保健与健康保险体系来说,全科医生是首诊医生、守门人、团队管理与教育者;对社区居民来说,全科医生是社区、家庭健康的组织者与监测者。

目前,我国的社区卫生服务机构的全科医生的来源主要有两条途径:

一是在转岗培训(职转型培训),根据《全科医生转岗培训大纲(2019年修订版)》要求,即①基层医疗卫生机构中已取得临床执业(助理)医师资格、拟从事全科医疗工作、尚未接受过全科医生转岗培训、全科专业住院医师规范化培训或助理全科医生培训的临床执业(助理)医师。②二级及以上医院中取得临床执业医师资格、从事临床医疗工作三年及以上、拟从事全科医疗工作、尚未接受过全科医生转岗培训、全科专业住院医师规范化培训或助理全科医生培训的其他专业临床执业医师,可申请参加全科医生转岗培训。培训总时长不少于12个月,可以在2年内完成。其中,全科医学基本理论知识培训不少于1个月(160学时)、临床综合诊疗能力培训不少于10个月、基层医疗卫生实践不少于1个月(160学时)、全科临床思维训练时间不少于 20 学时(穿插培训全过程)。培训方式采取模块式教学、必修与选修相结合的方式进行,允许培训基地根据培训对象的专业背景、工作年限和个性化需求,按照"填平补齐"的原则,灵活安排培训内容,重在全科岗位胜任能力的培养。

二是学校全科医学教育,即从高校临床医学、全科医学等相关专业(方向)挑选优秀毕业生到社区卫生服务机构工作。对这些毕业生,要进一步进行培训和培养,以提高社区卫生服务人员的医疗水平。这些毕业生在正式从事全科医疗服务之前,应当参加省级卫生部门组织的相关培训和考试,考试合格并取得《全科医师规范化培训证书》后方能从事全科医疗工作。

2012年卫生部(现国家卫生健康委员会)、教育部等联合颁发《全科医生规范化培养标准》《助理全科医生培养标准》,进一步明确了全科医生规范化培训"5+3"培训项目(即5年临床医学本科教育,加3年全科医生规范化培养),以及助理全科医生的培训目标,强调要强临床、懂公卫、宽基础、重实践的特点。除上述培养形式之外,还有全科医学研究生教育、全科医生继续医学教育等多种教育培养模式。

(二) 社区护士

社区护士(community nurse)是社区卫生工作团队的另一重要成员,其作用是提供社区和家庭护理,其特点是强调以疾病预防为主的健康护理,维持护理的连续性,提供社区、家庭和个体等不同层次上的护理服务。社区护士的主要任务是常见病的家庭护理;健康教育、健康咨询、孕产妇、儿童、老年人和残疾人等社区特殊人群的护理;社区慢性病患者护理和生活能力的康复;社区精神病的康复;预防接种和危险因素的社区干预等。因此,要很好地完成以上任务,社区护士除具备一般的护理学基本知识外,还应具备心理学、社会学、老年学、公共关系学、健康教育、行为科学等相关学科的知识。

(三) 人员配备

根据国外的经验,一名合格、称职的全科医生可以负责约500个家庭的医疗保健服务,覆盖人口1 500~2 000人。因此,社区中的全科医生要合理配备。社区全科医生人数过多是人员浪费,全科医生也没有生存与发展空间;过少则不能满足居民的卫生服务需求,甚至影响到全科医疗的开展与服务质量。社区中全科医生的配备应考虑以下因素:①服务人口:只有足够的社区人口,全科医生才有开展全科医疗服务与存在的必要。人口越多,需要的全科医生数量也越大。②服务面积:即社区人口的居住分散程度。人口越分散需要的全科医生越多,这与全科医疗服务的地理可及性有关。③社区中的整体卫生资源情况:如果还有其他的医疗机构,特别是其他的全科医疗机构,在人员配置时一定要注意要把这些机构的全科医生数量及其结构等加以综合考虑。

国家高度重视人民群众基础医疗卫生尤其是全科医疗的发展,2013年国家基层卫生医疗机构每万常住人口全科医生数(人)比例1.07,到2015年至2020年"十三五"期间每万人口全科医生由1.37人增长到2.90人,已超额完成"十三五"规划中《国务院办公厅关于印发全国医疗卫生服务体系规划纲要(2015—2020年)的通知》文件拟定至2020年达到每万常住人口全科医生数(人)比例为2.0的约束性指标规划要求。同时国家卫生健康委制定并发布了《"十四五"卫生健康人才发展规划》发展目标到2025年全科医生数量达到55万人,每万人口全科医生数达到3.93人。社区卫生服务机构和乡镇卫生院医护比分别达到1∶1.2和1∶1.0。推进全科医生队伍建设,继续加强全科专业住院医师规范化培训,实施助理全科医生培训、全科医生转岗培训和农村订单定向医学生免费培养。发挥综合医院医务人员对家庭医生签约服务的支撑作用,提升居民健康"守门人"能力。

加强村卫生室人才队伍建设。推动乡村医生向执业(助理)医师转变,到2025年乡村医生中执业(助理)医师比例达到45%左右。通过乡村一体化管理、乡聘村用等多种途径,吸引培训合格的助理全科医生到村卫生室工作。落实乡村医生各项补助,逐步提高乡村医生收入待遇等一系列措施。充分体现党的二十大报告所提出的"发展壮大医疗卫生队伍,把工作重点放在农村和社区",国家不断在基层医疗卫生方面进行持续加强和优化,中央和地方不断加大对基层医疗卫生机构的投入,基层医生的工作环境、待遇水平、职业发展等都有了明显改善。

二、全科医疗机构设置

在我国,全科医生的主要工作场所有综合性医院、社区卫生服务中心(站)以及家庭等。

（一）综合性医院

1. 全科医疗门诊 是指在医院原有的各专科门诊基础上，由掌握社区居民常见健康问题相关医学知识、并能够应对常见疾病诊疗的全科医生提供的门诊服务。

2. 全科医学科 是在综合医院中成立全科医学科室建制，提供全科医疗门诊和病房服务，以满足患多种疾病共存的患者的住院服务需求。全科医学科的成立，使综合性医院既能接受社区卫生服务机构的双向转诊业务又能开展全科医生规范化培养工作。

（二）社区卫生服务中心（站）

社区卫生服务中心（站）（center/station of community health service）是目前我国全科医学服务的主要医疗机构形式。社区卫生服务机构设置的总目标是通过加大投入和深入改革，完善社区卫生服务机构的公共卫生服务和基本医疗服务功能，满足社区居民的健康需求。

1. 设置原则

（1）**功能完善**：社区卫生服务机构提供公共卫生服务和基本医疗服务，开展健康教育、预防、保健、康复、计划生育技术服务一体化服务和一般常见病、多发病的诊疗服务。社区卫生服务机构的建设应根据《城市社区卫生服务中心（站）设置和编制标准指导意见》的文件要求，在房屋建设和设备配置上要满足其服务功能的需要。

（2）**规模适度**：社区卫生服务机构的建设要根据社区覆盖人口、服务半径、未来发展前景等因素，确定其发展与建设规模。社区卫生服务中心一般按街道（或乡镇）设置，或按每3万~5万人口设置一个社区卫生服务中心；卫生服务站是卫生服务中心无法覆盖区域的有力补充，根据需要每1万人口可设置一个卫生服务站。

（3）**经济适应**：社区卫生服务机构的建设要因地制宜，符合当地的经济发展状况，兼顾未来发展的趋势，做到经济合理。

2. 社区卫生服务机构的命名原则 所在区名（可选）+所在街道办事处名+识别名（可选）+社区卫生服务中心；社区卫生服务站的命名原则是：所在街道办事处名（可选）+所在社区名+社区卫生服务站。

3. 空间设置 社区卫生服务机构的建设规模，要综合考虑所服务社区人口数量、地理交通、服务半径、服务内容等因素，结合区域经济发展水平与区域卫生规划的要求，适当考虑未来发展的需要进行确定。在空间设置上，要求业务用房空间设置功能分区合理，流程科学，环境温馨，诊室设置要符合"一对一"的服务模式，通道达到无障碍等要求。社区卫生服务中心的建筑面积应不少于1 000m²，社区卫生服务站的面积不少于150m²，公共卫生服务用房和基本医疗服务用房面积比例应为1：12。社区卫生服务站的空间设置应根据实际情况，如需设定一定数量的以护理康复为主要功能的病床，每设1张床位至少增加30m²建筑面积，至少设置日间观察床5张，或有住院床位设置，但病床数不能超过50张，同时根据需要设置家庭病床。如需设置季节性传染病门诊，则应增加相应的建筑面积。

近期国家对社区公共设施进行了详细具体要求和规范，如卫生厕所布局合理，卫生间的洗手池等应采用非手动开关；无障碍设施符合相关标准要求，医疗用房首层应设有无障碍厕所，层数为二层时宜设电梯或无障碍坡道，三层及以上应设电梯；门诊诊室、治疗室、多人病房等区域为服务对象提供必要的私密性保护措施；在需要警示的地方有明显的警示标识；设立服务功能适宜的独立母婴室，配备基本设施，引导标识醒目。上述要求和规范内容已细致入微，考虑到居民就诊的每一个环节，关切到不同患者的就诊要求以及隐私权等人权细节，贯彻了中国共产党坚持人民至上，坚持生存权、发展权是首要的基本人权，坚持人民幸福生活是最大的人权，坚持促进人的全面发展，不断增强人民群众的获得感、幸福感、安全感。

4. 科室设置

(1)社区卫生服务中心的科室设置

1)全科医疗科室：包括全科诊室、中医诊室、康复治疗室、抢救室、预检分诊室(台)等。

2)预防保健(公共卫生)科室：包括预防接种室、儿童保健室、妇女保健与计划生育指导室、健康教育室等。

3)医技及其他科室：包括检验室、B超室、心电图室、药房(包括中成药、中药)、治疗室、处置室、观察室、健康信息管理室、消毒间等。

(2)社区卫生服务站的科室设置：至少应设有全科诊室、治疗室、处置室、预防保健室、健康信息管理室等科室。

全科诊室(consulting room for general practice)是社区卫生服务机构的主要空间和诊室。全科诊室的设置标准是根据全科医生数量设置，每位全科医生有1间诊室，每间诊室面积应 $\geqslant 15m^2$，并且要求封闭、隔音，目的是保持诊室安静，尊重患者的隐私，使患者有一种安全感和温馨感，愿意向医生倾诉病史与病情。诊室应按顺序进行排列，如全科诊室(1)，全科诊室(2)等，而不应划分专科。全科医疗诊室以外的其他科室的设立，也是全科医疗工作顺利、有效开展的有力保障。

5. 人员设置

(1)社区卫生服务中心的人员设置

1)按社区内服务人口每万人至少拥有2名全科医生，每中心至少有6名执业范围为全科医学专业的临床类别、中医类别执业医师，9名注册护士。卫生技术人员数不少于单位职工总数的80%。

2)至少有1名副高级以上任职资格的执业医师；至少有1名中级以上任职资格的中医类别执业医师；至少有1名公共卫生执业医师。所设置的护士中，至少有1名中级以上任职资格的注册护士。

3)每名全科医生至少配备1名注册护士，每增加1名全科医生，至少设置1名注册护士。

4)设置病床的社区卫生服务机构，每设置5张病床至少增加1名执业医师、1名注册护士。

5)其他人员按需配备。

(2)社区卫生服务站的人员设置

1)按社区内服务人口每万人至少设置2名执业范围为全科医学专业的临床类别、中医类别执业医师。服务人口不足1万人的，至少设置2名全科医生。

2)至少有1名中级以上任职资格的执业医师；至少有1名能够提供中医药服务的执业医师。

3)每名执业医师至少配备1名注册护士。

4)其他人员按需设置。

6. 全科医疗设备配置

(1)设备配置原则：社区卫生服务机构以开展全科医疗和公共卫生服务为主，实用、方便、经济、可及是全科医疗设备(equipment for general practice)配置的基本要求。设备配置的基本原则是：

1)以提高诊断水平、满足社区居民健康需求为目的。

2)能满足日常诊疗工作的需要。

3)操作简单，便于保养、维修。

4)符合成本效益原则，不追求小而全、高精尖的设备。如果附近地区已有可供使用的检查设备，应提倡设备资源共享。

(2)社区卫生服务中心的设备配置：配备必要的中医药服务设备，详见表9-2所示。

表 9-2 社区卫生服务中心全科医疗设备配置

设备分类	具体内容
诊疗设备	诊断床、听诊器、血压计、体温计、观片灯、体重身高计、出诊箱、治疗推车、供氧设备、电动吸引器、简易手术设备、可调式输液椅,手推式抢救车及抢救设备、脉枕、针灸器具、火罐等
辅助检查设备	心电图机、B 超、显微镜、离心机、血细胞计数仪、尿常规分析仪、生化分析仪、血糖仪、电冰箱、恒温箱、药品柜、中药饮片调剂设备、高压蒸汽消毒器等必要的消毒灭菌设施及 X 线机等
预防保健设备	妇科检查床、妇科常规检查设备、身长(高)和体重测查设备,听(视)力测查工具、电冰箱、疫苗标牌、紫外线灯、冷藏包、运动治疗和功能测评类等基本康复训练和理疗设备等
健康教育及其他设备	健康教育影像设备、计算机及打印设备,电话等通信设备,健康档案、医疗保险信息管理与费用结算有关设备等

(3)社区卫生服务站的设备配置:具体详见表 9-3。

表 9-3 社区卫生服务站全科医疗设备配置

设备分类	具体内容
诊疗设备	诊断床、听诊器、血压计、体温计、心电图机、观片灯、体重身高计、血糖仪、出诊箱、治疗推车、急救箱、脉枕、火罐、针灸器具、供氧设备、电冰箱、必要的消毒灭菌设施、药品柜等
健康教育及其他设备	档案柜、电脑及打印设备,电话等通信设备、健康教育影像设备等

(三) 患者的家庭

目前,在患者家庭中提供全科医疗服务分为家庭病床、家庭护理和家庭健康咨询等多种形式。

1. 家庭病床 是在患者家庭中设立的病床,要按照有关规范进行服务。家庭病床是医院全科医疗病床在家庭的延伸,有相应的规范制度,以及科学的管理和评价程序。

2. 家庭护理 是根据患者或家属的要求采取的相应护理措施,包括医疗护理、生活护理、饮食护理、休息睡眠护理、心理护理等具体内容。

3. 家庭健康咨询 是一种全面的家庭健康服务,旨在为家庭提供一站式的医疗和健康咨询,包括营养、运动、心理健康、家庭关系辅导等方面。

三、全科医疗机构的药品管理

提供全科医疗服务的机构,尤其是社区卫生服务机构,应根据各自所承担的全科医疗服务内容,以及当地常见病、多发病和地方病的发病情况来确定应配置药品的种类和数量。全科医疗服务机构主要以配置常用药品为主,尽量减少高档药品,同类药品应当有所选择。同时,也应配备对常见急救病种进行初步救治时所需的药物。常用药品和急救药品的配备要执行药品监管部门的有关规定。

全科医疗机构选择、配备基本药物的原则如下:

1. 安全 选择毒副作用小、过敏反应发生率低的药品。一些不良反应严重的药品,原则上不予配备。

2. 有效 选择疗效确定、稳定的药品。

3. 价廉 选用价格低廉,社区居民在经济上能承受的药品。

4. 易于存储 存储条件过高、有效期过短的药品,一般不易存储,不应列入常备药品。

5. 方便 所选用药品的性能、适应证、剂量、用法和注意事项等,易被全科医生熟悉和掌握。

6. 易得 药品供应渠道畅通,随时可以获得。中草药(包括中成药)应占有一定的比例。

一般社区卫生服务中心药品的品种应控制在200种以内,每种药品的存储时间一般以一个月为宜,存储时间不宜过长,以免过期、变质。每月对存储药品出入库情况进行盘点一次,每月进药一次。药品配置时还应考虑到本社区的疾病谱特点及居民的消费心理与需求特点。

社区药品的配备和使用,还要注重用药的安全性和有效性,麻醉药品、放射性药品、一类精神药品在社区中应属于禁用药物。还有一些药物属于慎用药物,需要在充分掌握其药理作用及适应证基础上并在上级医生指导下才能使用(院前抢救除外),如抗心律失常药(静脉制剂)、抗休克药、中枢神经兴奋剂、血液制品、降压注射制剂、性激素、妇科注射用药、强心注射制剂、脂肪乳、二类精神药品、青霉素类注射制剂等。

四、全科医疗的信息管理

世界贸易组织(WTO)认为信息保障是影响管理效果的主要因素之一。尤其是处在信息社会时代,信息的重要作用不言而喻。信息是指原始资料数据经过加工后所得到的对使用者有价值的数据、图表、声像及一些抽象的资料等。全科医疗服务信息(information of general practice)是用于说明全科医疗服务中各种活动发生、发展和结果及其影响因素的定性和定量化数据、情报等。这些数据情报和图像是全科医疗的重要资源之一,是全科医疗服务工作的支持系统。适应全科医疗和社区卫生服务的信息需求,建立完善、结构合理的常规信息系统,对于推动全科医疗和社区卫生服务的发展,促进卫生服务管理水平的提高具有重要意义。

(一)全科医疗信息的要求

1. 及时性 社区居民的健康与疾病,以及全科医疗服务活动是一个不断发生变化的动态过程,全科医疗信息也应及时地、迅速地反映这种变化。因此全科医疗信息的基本特点就是时效性,过时的信息是没有价值的。对于全科医疗信息要及时收集、整理和分析,及时地进行检查、交流和反馈。

2. 完整性 完整性是要求与全科医疗服务有关的信息应全面完整,无缺项和漏项。缺项是指因客观原因而无法从登记或调查中获取的一些信息,如调查对象失访、因时间较长而无法准确地回忆要调查的事实等;漏项是指因主观或客观原因,而遗漏或忽略的一些信息,如孕产妇死亡、预防接种时未作登记等。

3. 准确性 全科医疗信息要真实准确地反映全科医疗服务、健康档案建立和全科医疗质量管理的实际情况。信息的准确性是信息管理的基础和关键。不真实的信息是没有任何价值的,甚至是有害的,可能导致错误的决策与结果。

信息的不准确性包括以下几方面情况:①逻辑性错误:信息内容、条目和指标之间都有一定的逻辑关系,如果违背了这种逻辑关系,信息就可能是错误的。②区间性错误:有些信息指标有其相应的合理的取值范围,如果超过了其取值范围,就有可能是错误的。③计算错误:指原始数据正确,但在数据的汇总、分析和统计处理等过程中所发生的计算方面的错误,例如总和不等于各分组值之和,总率等于各组率的平均数等。

4. 科学性 包括资料的收集、整理、分析方法的科学性等。信息指标的定义、选择及其计算方法等都要有科学依据,例如计算某些分式指标时,分式中分子和分母的时间、地理范围等都要一致;另外,使用的仪器设备和测量标准也要具备科学性,如测量儿童身高、体重的身高体重计要准确可靠,诊断疾病时诊断标准要具有科学性等。

5. 可行性 全科医疗信息的可行性包括经济、文化和来源可行性。经济可行性是指所有信息都要在经济许可范围内测量和获得;文化可行性是指调查者、调查对象和信息所涉及的机构和人员等在文化上都要能认同和接受信息的测量和收集,否则无法获得所需要的信息,例如人工流产率方面的调查,不应采取常规的调查方法,而应采取针对敏感性问题的调查方法;信息来源可行性是指信息数据要能够且容易得到。

（二）全科医疗信息的主要来源

全科医疗信息的来源主要有两个途径：利用现存资料和专项调查。一般来讲，现存的资料是获取全科医疗信息的既经济又方便的途径；在充分利用现存资料的基础上，如果还不能完全得到自己所需要的信息，那么就只能去做专项调查。在现存资料中，健康档案又是最重要的信息来源；专项调查的方法很多，如问卷调查、个别访谈等。

（三）全科医疗信息的主要内容

全科医疗信息的内容比较广泛，它突破了生物医学模式的局限，体现了以生物-心理-社会医学模式的观念，同时反映出了预防为主、"预防、治疗、保健、康复、健康教育"多位一体的全科医疗理念。应及时、准确报送统计信息。一般来讲，全科医疗信息的内容包括以下几个方面：

1. 基本资料　包括个人、家庭或社区的基本背景资料。

2. 卫生服务需要与需求方面的数据　如居民患病率、疾病构成、病死率、死因谱等。

3. 与个人健康有关的因素　包括生物遗传因素、环境因素（包括自然环境、社会环境、心理环境等）、行为生活方式和卫生服务方面的因素等。

4. 疾病史、生育史、家族史等。

5. 有关现患疾病的资料。

6. 开展全科医疗服务方面的数据　如门诊量、家庭病床数、社区康复数等。

7. 反映全科医疗服务质量或成效方面的资料。

（四）全科医学信息管理系统

为适应复杂、海量、全面的全科医疗信息更科学高效的管理的要求，各地全科医疗机构相应建立起全科医学信息管理系统，即计算机全科医学管理系统。该系统可对全科医疗管理进行高效率的信息收集、传输、加工、储存、更新和维护，其内容一般包括居民健康管理，如基本资料、健康档案、临床预防、保健、计划生育等信息管理；决策支持，如小助手、预警系统、报表系统等；中心管理，如药品管理、财务管理、员工管理、远程数据传输、工作时间设定等功能模块。如条件允许，则建议实现机构内医疗、健康档案、公共卫生、检查检验等信息互联互通；可提供互联网预约挂号和自助查询功能，信息系统具备运营管理、后勤管理、电子证照管理等功能；建立统一的基层医疗卫生机构信息系统，部署在区级及以上全民健康信息平台，以利于全科及社区医学信息管理。

五、全科医疗的管理制度与资源的合理利用

全科医疗要提高质量，就必须充分合理地利用有限的资源，就必须建立和完善保障社区卫生服务中心信息系统建设、管理和信息资源共享的相关制度，以确保有限资源发挥出最大的效益。同时，定期召开信息化建设专题会议，建立信息使用与信息管理部门沟通协调机制，并设置信息化管理专（兼）职人员，建立信息系统，满足财务、药房、门诊、住院、检验、放射、家庭医生签约等信息系统需要，满足基本医疗、公共卫生和家庭医生签约服务功能需求。

社区卫生机构全科医疗的管理制度包括以下一些方面：①各项技术服务操作规程；②家庭卫生保健服务技术规范；③全科诊室工作制度；④服务差错、事故防范制度；⑤双向转诊制度；⑥转诊护送制度；⑦财务、药品、设备管理制度；⑧健康档案、信息管理制度；⑨质量管理考核制度；⑩出诊、巡诊制度；⑪其他有关制度。

（李春龙　彭　伟）

1. 全科医疗质量的特点有哪些?
2. 全科医疗质量管理包括哪些内容?
3. 全科医疗资源管理包括哪些内容?
4. 全科医疗质量指标可以分为哪几方面?

ER 9-3

练习题

附录一　学习要点

第一章　绪论

全科医学又称家庭医学,是一个面向个人、家庭与社区,整合临床医学、预防医学、康复医学以及人文社会学科相关内容于一体的综合性临床二级专业学科。它强调以人为中心、以家庭为单位、以整体健康的维护与促进为方向的长期负责式照顾,并将个体与群体健康照顾融为一体。该学科起源于 18 世纪欧洲和美洲的通科医生与通科医疗,1969 年在美国正式诞生。20 世纪 80 年代后期,我国将全科医学引入中国内地。1993 年中华医学会全科医学分会的成立,标志着全科医学在我国正式建立。2011 年 7 月 1 日,国务院颁发《关于建立全科医生制度的指导意见》,提出在我国要逐步建立统一规范的全科医生制度。关于大力发展全科医学的背景主要有:人口老龄化加剧、疾病谱死因谱的改变、健康观的变化、医疗模式的转变以及医疗费用增长的巨大压力等。

全科医生是为居民提供全科医疗服务的医生,在全科医疗服务中扮演着首诊医生/守门人、健康维护者、卫生服务协调者、健康教育与咨询者和管理者的角色。全科医生必须具备强烈的人文情感,扎实的业务技能,出色的管理能力,执着的科学精神和个人长远发展的潜能等基本素质。全科医生因为训练的内容、服务的对象和场所的特殊性,从而与其他专科医生有许多不同之处。目前我国主要是通过全科医学规范化培训和岗位培训来培养全科医生,前者也是各国培养全科医生的主要途径。

2015 年 9 月 8 日,国务院办公厅颁布《关于推进分级诊疗制度建设的指导意见》,文件指出:"多渠道培养全科医生,逐步向全科医生规范化培养过渡";2016 年 4 月 5 日,国家卫生和计划生育委员会等六部门联合颁布了《助理全科医生培训实施意见(试行)》,指出"加快建立和完善中国特色全科医生培养制度""到 2025 年,初步形成以'5+3'全科医生为主体,以'3+2'助理全科医生为补充的全科医生队伍,全面提升农村基层全科医疗卫生服务水平"。

(赵拥军)

第二章　全科医学的基本原则与特点

全科医学与其他二级学科相比有着自己独特的理论体系。全科医学的基本原则主要体现为科学、技术与人文相统一、以生物-心理-社会医学模式为理论指导、个体-群体一体化、预防-治疗-保健-康复-健康教育整体化等四个方面。全科医学的学科特点主要是由全科医学的基本原则决定的。全科医学的特点主要有基层医疗、综合性照顾、持续性照顾、人性化照顾、协调性照顾、整体性照顾、可及性照顾、以预防为先导的照顾、团队合作的工作方式等。

(丛建妮)

第三章 以问题为导向的健康照顾

以问题为导向的健康照顾是指以发现和解决个人、家庭、社区的疾病与健康问题为导向,综合运用临床医学、预防医学、心理学和社会学等学科方法,对各种问题进行认识和分析,了解其产生的原因及影响因素,确定健康需要,制定和实施相应的诊疗处理措施,以实现对各种疾病与健康问题的有效处理、治疗和照顾。本章重点介绍了以问题为导向的个体健康照顾。

与其他专科医生一样,全科医生也是临床医生,因而,解决具体临床问题是全科医生应具备的核心能力。由于全科医生主要工作在基层,其可利用的医疗资源以及需要解决的健康问题与其他专科医生不同,全科医生在临床实践中通常采用以人为中心、家庭为单位、社区为范围、预防为导向、连续性、综合性照顾等原则和方法为社区居民基本医疗卫生与健康服务,这就需要将以问题为导向的临床思维融入以人为中心的系统整体性临床思维模式中,形成了全科医生临床诊疗思维的独特特点,更好地践行了现代医学模式的要求。为了更好地实施以问题为导向的健康照顾,更好地保障患者安全,提供高质量的基本医疗卫生与健康服务,全科医生应首先了解其所要面对的各种健康问题及主要特点。进而,掌握处理社区常见健康问题的常用推理方法、安全诊断策略和处理原则,树立以人为中心的全人照顾理念,不断培养小病善治、大病善识、重病善转、慢病善管的能力,将人的健康作为一个整体和最终服务目标,采取整体性方法来维护和促进患者的整体健康。

(王 爽)

第四章 以人为中心的健康照顾

全科医生除了关注患者的症状、病理变化外,还应关注患者的心理、职业、家庭和社会环境等因素。

健康观是指对健康的看法和态度。健康的整体观是指健康也是一个整体,它是躯体健康、心理健康、社会健康、道德健康的有机统一,健康是这四个方面的相互联系、相互作用及其作用的结果。生物-心理-社会医学模式是从"以疾病为中心"转向"以人为中心"的理论基础。以人为中心的健康照顾其关键是理解患者与疾病、理解病人角色、理解就医行为。全科医生实施以人为中心的健康照顾的基本要求就是,应进入患者的宏观世界,发挥患者的主动性,从而达到促进健康、提高生活质量的目的。进入患者的世界、了解人的个性是以人为中心健康照顾的最基本环节。

全科医生的应诊任务主要有诊断和处理现患的问题、提供适当的临床预防服务、管理慢性病问题、改善遵医行为等四个方面。全科医生以人为中心的应诊过程主要包括:①以人为中心的诊疗模式;②以人为中心的开放式问诊方法(BATHE);③以人为中心的接诊步骤,目前采用 LEARN 模式。

全科医生的优势包括:亲近的优势,地域的优势,持续性照顾的优势,综合性的优势,实用性的优势,协调性照顾的优势。

医患关系是在医疗卫生服务过程中形成和建立起来的一种特殊的人际关系,包括医疗服务机构各类人员与患者及其家庭或其他有关人员的关系。医患关系的模式主要有主动-被动模式、指导-合作模式、共同参与模式等。影响医患关系的因素主要有医务人员方面的因素、患者方面的因素和医疗管理机构及制度因素等。

(唐国宝)

第五章 以家庭为单位的健康照顾

家庭是指通过生物学关系、情感关系或法律关系连接在一起的社会团体。家庭是社会的基本单位,是人们在社会中生存而出现的既有普遍性又有特殊性的社会团体,对个人的健康和疾病的发生、发展以及康复有着重要的影响。关系健全的家庭应包含 8 种家庭关系,即婚姻关系、血缘关系、亲缘关系、感情关系、伙伴关系、经济关系、人口生产与再生产关系、社会化关系等。

家庭结构包括家庭的外部结构与内部结构,主要是反映家庭成员的组成和类型及各成员间的相互关系。家庭的外部结构主要包括核心家庭、扩展家庭和其他家庭类型等。其中,扩展家庭根据成员结构不同,又分为主干家庭和联合家庭;其他家庭类型包括单亲家庭、单身家庭、同居家庭等特殊团体。这些家庭类型易形成特殊的心理、行为及健康问题,家庭医疗应重视和照顾这些特殊的家庭。

家庭的内部结构是指家庭内部运作机制,是对内部运作关系的描述,反映家庭成员之间的相互作用及相互关系。主要包括家庭角色、家庭的权力结构、家庭沟通类型及家庭价值观等。一是要正确理解"角色期待""角色学习"和"角色冲突"的内涵。二是要正确理解家庭权力结构4种类型:传统权威型、工具权威型、分享权威型、情感权威型四种类型。三是重视家庭沟通的重要作用。四是提高对家庭价值观对全科医疗活动的重要意义的认识。

家庭功能是所有家庭固有的性能,以满足个体的需求、维系家庭的和谐。评价家庭功能也是了解家庭是否满足其成员在生理、心理及社会各方面的要求,包括满足情感需要、生殖与性需要的调节、抚养与赡养、赋予家庭成员地位以及经济和社会化功能等。

家庭资源是家庭维持基本功能,在应对压力事件或危机状态所需要的物质和精神上的支持,包括家庭内资源和家庭外资源。家庭内资源包括经济支持、维护支持、健康防护、情感支持、信息教育、结构支持。家庭外资源包括社会资源、文化资源、经济资源、教育资源、环境资源、卫生服务资源等。

家庭与健康有着十分紧密的联系,主要包括:生物遗传对健康和疾病的影响;家庭对儿童发育及社会化的影响;家庭对疾病传播的影响;家庭对成人发病率和病死率的影响;家庭对疾病恢复的影响;家庭对求医行为和生活方式的影响。同时,疾病对家庭也会产生一系列影响,如:增加精神心理压力;增加经济负担压力;影响家庭发展与完整。

生活压力事件是指家庭在其发展过程中不断出现的威胁家庭完整性、家庭的发展甚至生存的因素。生活压力事件压力大小的测量,通常把人们在社会生活中所遭受的事件依据身体的承受力归纳并划分等级,以生活变化单位(LCU)为指标评分。一年内LCU超过200单位,发生身心疾病的概率增高;一年内LCU超过300单位,生病的可能性达70%。

家庭危机是指家庭系统所出现持续的破坏、混乱或不能正常运作的状态。

全科医生应该始终关注家庭与个体健康之间的相互影响,始终视家庭为一个照顾单位的照顾模式,称为以家庭为单位的健康照顾,包括咨询、教育、预防和家庭治疗等。

家庭访视是全科医生提供人性化、连续性、协调性、综合性、可及性照顾的重要服务方式。按照家访的目的,可将家访分为三类:评估性家访、连续照顾性家访、急诊性家访。

家庭生活周期是指家庭遵循社会与自然的规律所经历的产生、发展与消亡的过程。可将家庭生活周期分为新婚、第一个孩子出生、有学龄前儿童、有学龄儿童、有青少年、孩子离家创业、空巢、退休八个阶段。家庭生活周期的每个阶段都有其独特的家庭问题,全科医生应该据此提供相应的照顾。

家庭咨询是指针对整个家庭提供解决有关家庭关系、家庭沟通障碍等所有成员共同面临的基本家庭问题的服务。引起家庭问题的根本原因往往是家庭成员间的交往方式问题,缺乏知识、缺乏技能、认知错误、感情危机和遭遇紧张事件等其他原因也可能导致。

家庭病床的服务对象是各种在家庭内部需要治疗和护理的患者。家庭病床方便了患者,使患者在自己家中即能得到治疗和护理。家庭病床的病种多数是慢性病和老年病。对于病情复杂和严重的患者仍需要去医院治疗,家庭病床不能代替医院病床。家庭病床的建立为患者就医提供了方便,有利于合理地利用卫生资源,有利于向社会提供更多的护理服务,有利于向社会传播卫生知识,有利于发展社区卫生服务。

家庭治疗是指对家庭的功能、角色、互动模式的调适，是涉及心理、行为问题的治疗。家庭治疗以家庭为对象，以解决家庭危机为宗旨，通过对家庭所有成员的协调，达到家庭和谐、功能运转正常的目的。

全科医疗中广泛应用的家庭评估方法有：家庭基本资料的收集、家系图、家庭圈、家庭关怀度指数、家庭 FACES 量表、ECO-MAP 图等。其中，家庭基本资料、家系图和家庭圈常被记录在家庭健康档案中，是全科医生最常使用的家庭评估方法。

（周卫凤　肖文冲）

第六章　以社区为范围的健康照顾

社区是若干社会群体（家庭、氏族）或社会组织（机关、团体）聚集在某一地域里所形成的一个生活上相互关联的大集体。包括五个基本要素，其中人群和地域是两个关键要素。

社区诊断就是把社区作为一个被照顾者，用流行病学、卫生统计学、社会医学、心理学等定性和/或定量的方法收集并分析资料，明确社区及其与健康相关的特征，掌握社区卫生服务资源，确定社区优先解决问题的过程。社区诊断是制订社区卫生干预计划的基础。社区诊断常采用定性研究和定量研究相结合的方法。

COPC 是基层医疗的一种模式，是将以个人为单位、治疗为目的的基层医疗与以社区为范围、重视预防保健的社区医疗两者有机地结合的基层医疗实践，即在基层医疗中，重视社区、环境、行为等因素与个人健康的关系，把服务的范围由狭小的临床医疗扩大到流行病学和社区的观点来提供照顾。实施 COPC 必须具备三个基本要素；COPC 的实施过程包括五个步骤。

（贾　奇）

第七章　以预防为先导的健康照顾

全科医生的日常诊疗工作应体现"预防为主"的工作特点，贯彻落实"三级预防"：一级预防是针对疾病"易感期"而采取的预防措施；二级预防是在疾病的发病早期或临床前期做到早发现、早诊断、早治疗，防止或缓减疾病发展；三级预防是在疾病的"临床期"及"临床后期"对已出现疾病的患者，给予积极的治疗、康复乃至终末期照顾，改善患者的生活质量，预防并发症和伤残。

社区卫生服务机构的疾病预防控制工作职责和任务主要包括：卫生信息管理、健康教育、传染病防治、慢性非传染病防治、精神卫生、妇女保健、儿童保健、老年保健、社区康复、计划生育技术服务、突发性公共卫生事件和其他公共卫生服务等 12 类。

健康教育是指通过有组织、有计划的社会和教育活动，以促进人们自觉地采纳有益于健康的行为和生活方式，消除或减轻影响健康的危险因素，预防疾病、促进健康和提高生活质量。健康促进是使人们提高、维护和改善自身健康的过程，是协调人类与环境的战略，它规定个人与社会对健康各自所负的责任。

社区居民自我保健的基本方法是：①生理调节；②心理调节；③行为矫正；④自我诊断；⑤自我治疗；⑥自我预防。搞好自我保健的关键在于：①提高自我保健技能；②传播自我保健信息；③组织开展社区自我保健活动。

临床预防服务是指在临床条件下，由全科医生或社区卫生服务工作者向患者、健康人、无症状者提供的预防保健服务。它适宜于临床的环境，以医生为主体，强调社会、家庭、患者共同参与，是一种个体化的、防治结合的预防保健服务。其内容主要包括健康咨询、患者教育、免疫接种、疾病筛检、化学预防、生长发育评价、健康危险因素评估等。

（王慧丽　王洪云）

第八章　全科医疗中健康档案的建立与管理

居民健康档案是记录有关居民健康状况及与之密切相关的影响因素的医疗文件或资料库,包括个人健康问题记录、健康检查记录、各年龄阶段的保健记录、患者个人和家庭一般情况记录及疾病影响因素等。

社区居民健康档案包括个人健康档案、家庭健康档案和社区健康档案。

建立健康档案的原则有:逐步完善的原则;资料收集前瞻性原则;基本项目动态性原则;客观性和准确性原则;保密性原则。

健康档案的建档对象包括:辖区内常住居民,居住半年以上的户籍及非户籍居民;重点人群,0~6岁儿童、孕产妇、老年人、慢性病患者、重症精神病患者等。

电子化健康档案的特点与功能:操作快捷效率高,减少了人力、物力、财力和时间的浪费;资料存取、查阅方便,可以随时按使用者的需要呈现资料;实现信息传输与共享,方便多个用户查阅资料;利用计算机软件进行数据统计与分析,便捷、准确;借助计算机网络,开展远程会诊和干预;利用计算机的计算与查询功能,利于追踪提示与疾病管理等。

(代爱英)

第九章　全科医疗质量与资源管理

全科医疗质量是指全科医生向社区居民提供的全科医疗服务效果的优劣。具有服务的综合性、影响因素的复杂性、医疗的基础性、技术的相对性、提供及接受者的敏感性等特点。包括全科医疗基础质量、全科医疗环节质量和全科医疗终末质量等三部分。

全科医疗质量管理主要包括以下内容:①疾病诊断和治疗管理;②双向转诊质量管理;③家庭病床质量管理;④健康档案质量管理;⑤社区卫生服务管理;⑥全科医疗风险管理。

全科医疗质量管理的方法主要有全面质量管理方法、标准化管理方法等。

全科医疗质量评价指标包括:①全科医疗资源指标;②全科医疗服务过程指标;③全科医疗服务利用指标;④健康状况指标;⑤满意度指标;⑥全科医疗服务费用指标。

全科医疗资源管理包括:①全科医疗人力资源;②全科医疗机构设置;③全科医疗机构药品管理;④全科医疗的信息管理;⑤全科医疗的管理制度。

(李春龙　彭　伟)

附录二　实　训

实训一　全科医学的研究对象与研究内容

案例

某社区卫生服务中心自2000年成立以来,主要负责辖区内居民常见病和多发病的诊断与治疗。然而该辖区附近有一所三级甲等医院(下简称X医院),因此该辖区大部分居民生病时首选的就诊场所为X医院,从而导致该社区卫生服务中心自成立以来门诊一直很冷清,经济上入不敷出,医生的待遇同其他社区医生相比也低。由于效益不好,很多优秀的医生不愿意来社区工作,来的又留不住,医生的流动性比较大,社区的医疗质量受到较大影响。

由于该城市仅有X医院一所三级甲等医院,其他辖区的居民和周边城市的居民亦有很多选择X医院就医,尤其是下级医院无法诊治的危重疾病只能选择到X医院,导致X医院门诊和住院患者严重拥挤,患者就诊时需要等候较长时间,苦不堪言。

1. 社区卫生服务中心的主要服务内容应该是什么？

2. 全科医疗与专科医疗相比具有哪些优势？该社区卫生服务中心应如何发挥其优势？如何协调与 X 医院之间的关系？

3. 如果你是该社区卫生服务中心的主任，你会采取哪些办法提高本中心的效益？

（赵拥军）

实训二　全科医学的基本原则

案例

张某，42 岁，事业单位办公室人员，性格比较内向，自认为不适合办公室工作，与同事和领导的关系不是特别融洽，近期单位进行职称评审，张某各方面都符合条件，但最终在民主投票环节因一票之差而落选，这已经是张某第三次参与职称评审，为此张某情绪非常低落。近一个月，张某自觉乏力，尤其是早上起床时和下午，但是晚上又常常失眠，身体也逐渐消瘦，体重下降；轻微干咳，偶尔痰中带血丝；低热，夜间盗汗。张某去医院就诊，体格检查发现左侧肺部叩诊浊音，血常规白细胞计数轻度升高，胸片显示：左上肺叶索条状阴影，医生诊断为"浸润型肺结核"，并安排住院治疗，然而经过一个月的抗结核治疗，患者病情并未好转，反而咳中带血的次数增加，呼吸活动更弱。痰液常规检查结核分枝杆菌阳性，药物试验表明：对大多数抗结核药物敏感。住院期间，医生进一步了解到，张某与妻子的关系比较紧张，近期因未评上职称，与妻子多有争吵，其女儿 18 岁，今年刚考上大学，家里主要的经济来源为张某的工资收入。

讨论：

1. 为什么张某的抗结核治疗效果不理想？

2. 您认为张某的治疗都需要考虑哪些方面？

（丛建妮）

实训三　全科医疗的基本特点

案例 1

王大爷，62 岁，患高血压、糖尿病 10 余年，首次来社区卫生服务站就诊。全科医生在与王大爷的交谈中了解到，王大爷一直在一家三甲医院就医，不太相信社区全科医生的医疗技术，所以患病 10 年来才第一次到社区卫生服务站就诊。而本次因为近日感觉头晕、头痛，行走不便，遂就近来社区卫生服务站测量血压。

全科医生让王大爷休息 5 分钟后进行了血压测量，160/100mmHg。医生询问王大爷是否按时服用抗高血压药，王大爷表示自从老伴前年去世后，自己一直独居，子女虽然和自己住在同一城市，但并不经常回家看望。由于身患两种疾病，服用药物较多，时常会因遗忘而出现服药间断的情况。

全科医生继续了解王大爷为何近几天行走不便，王大爷表示最近总感觉走路时脚下不稳，像踩着棉花一样，有时还感觉疼痛，需要休息一会儿才能继续行走。医生提出需要检查一下足背动脉，王大爷连连追问"什么是足背动脉？""为什么要检查？""我这是又新得了什么病吗？"并表示在三甲医院就诊多年从未听说过足背动脉检查。全科医生耐心细致地为王大爷进行了解释。

讨论：

1. 如果你是接诊的全科医生，针对王大爷的服药情况可提供怎样的照顾？

2. 针对足背动脉检查，应为王大爷进行哪些方面的解释说明？

3. 针对王大爷目前的整体状况，还应为其提供哪些服务？

4. 怎样提高王大爷对全科医疗的信任度？

案例 2

王某,62 岁,患有高血压 5 年,糖尿病 3 年,长期在社区卫生服务中心就诊,并与社区的全科医生签订了家庭医生签约服务协议。今年 5 月份王某过马路时不慎被车撞伤,急诊送往当地的三级医院,经检查王某右下肢粉碎性骨折,送往骨外科急诊手术治疗,经手术后患者病情稳定,但血压和血糖都出现了明显升高,骨外科的管床医生分别邀请心内科和内分泌科的医生进行会诊,医生分别给出了治疗方案,并认为等骨科问题处理完以后有必要到心内科和内分泌科进行住院治疗。全科医生知道王某车祸事件后第一时间联系就诊的三级医院,了解王某的病情,向王某的管床医生详细介绍了王某既往的病史和相关的治疗情况,并协同其管床医生制定治疗方案,一个月后王某出院,继续到社区卫生服务中心进行康复治疗。

讨论:

1. 本案例中三级医院的专科治疗具有的局限性是什么?

2. 本案例体现了全科医学的什么特点?

3. 全科医生可以通过哪些途径实现本案例中所反映的全科医学的特点?

（赵拥军　丛建妮）

实训四　社区常见健康问题的诊断与处理——以高血压为例

（一）实训目的

1. 掌握社区常见健康问题的诊断策略和处理原则,体会以问题为导向的健康照顾在全科医疗实践中的意义。

2. 熟悉慢性病患者的筛查、随访、评估、分类干预、健康体检、健康教育与健康管理。

3. 了解社区常见健康问题及其特点。

（二）实训地点

1. 社区卫生服务中心、社区居民家庭中。

2. 具体地点为＿＿＿＿市＿＿＿＿区(县)＿＿＿＿街(路)＿＿＿＿社区＿＿＿＿。

（三）实训内容

1. 通过观摩、家庭随访和教师讲解,了解社区卫生服务中心所在社区居民的健康状况。

2. 熟悉实施以问题为导向的健康照顾,社区常见健康问题诊断和处理的基本原则与策略。

3. 掌握高血压的诊断与处理,包括高血压的定义与分级、高血压发病的危险因素、高血压患者的社区管理、转诊、高血压患者的综合治疗以及高血压病例社区管理的评估等。

（四）实训形式

学生每 3~5 人分为一组到社区卫生服务中心或社区居民家庭中,由一名带教教师指导完成实训。

（五）实训步骤

1. 教师介绍实训目的要求,讲解高血压健康管理流程与规范,包括筛查、随访、评估、分类干预、健康体检、健康教育与健康管理等。

2. 实训用具准备,即准备慢性病家庭访视包(包内包括皮尺、体重计、血压计、听诊器、访视对象健康档案、评估表、健康教育处方等)。

3. 选择社区卫生服务中心有个人健康档案的高血压老年患者,预约对方同意来诊或入户随访。

4. 学生分组由带教教师带领到社区卫生服务中心接诊或观摩接诊高血压患者,或随社区教学基地的全科医疗团队进入慢性病患者家庭进行访视。

（六）实训要求

1. 家庭访视需自带鞋套;实训中表现出认真的态度,对服务对象要同情、爱护和关心。

2.实训结束后,完成实训报告 1 份,主要内容包括:

(1)针对接诊或随访患者完成高血压患者随访服务记录。

(2)列举接诊(随访)高血压患者目前的健康问题,并制定相应处理措施。

(七)参考学时

2~4 学时。

(王 爽)

实训五　以人为中心的问诊方式

(一)实训目的

1.掌握以人为中心的开放式问诊及 BATHE 问诊的方法。

2.熟悉封闭式问诊与开放式问诊的异同。

3.了解如何让普通的言语快速帮助医生走近患者,让患者敞开心扉,并使医疗服务变得更有效。

4.提高人际沟通的能力。

(二)实训地点

1.某指定的社区卫生服务示范中心(站)。

2.具体地点为_____市_____区(县)_____街(路)_____社区_____。

(三)实训内容

1.全科医生以人为中心的接诊步骤。

2.开放式问诊及 BATHE 问诊的内容、方法。

3.了解封闭式问诊与开放式问诊的异同。

4.观察接诊中人际沟通的技巧。

(四)实训形式

1.统一示范。

2.角色扮演。

3.全科诊室见习。

(五)实训步骤

1.由带教教师准备案例,针对案例教师统一示范接诊步骤、问诊方法。

2.学生分成若干小组,各组学生分别扮演患者与全科医生,针对教师提供的案例,互相进行接诊、问诊练习。

3.学生分成若干小组,在全科诊室见习观摩教师的接诊步骤、问诊方法。

4.实训结束后,各小组进行讨论,提出完善接诊步骤、问诊方法的意见。

(六)实训要求

讨论以下内容:

(1)全科医生以人为中心的接诊的具体步骤。

(2)封闭式问诊与开放式问诊的区别。

(3)全科医生如何迅速达到患者心理、社会问题的核心?

(七)参考学时

2~4 学时。

案例1　封闭式问诊与开放式问诊的比较

封闭式	开放式
D:你有什么不舒服? P:四肢麻木,胸闷,心慌,胃口不好…… D:还有什么不好吗? P:大小便也不好,小便多,很急,量很少。肚子咕噜咕噜叫,老想拉大便,可又没有。 D:多长时间了? D:快2个月了。 D:让我替你检查一下(心率52次/min,心律不齐,未闻明显杂音,肠鸣音亢进,无其他阳性发现)。 D:去做一些化验和特殊检查(除心电图报告窦性心动过缓伴心律不齐外,其余15项检查均正常)。 D:你得的是神经症。 P:严重吗? D:这不算什么病。回去休息一段时间就好了。 P:但……我觉得……很难受,有时心慌、胸闷都快受不了啦……医生,能住院替我好好治治吗? D:不需要住院,越住越严重。再说,对你这种病,医生也没什么好办法。 P:那……	D:你有什么问题? P:胸闷、心慌、有时喘不过气来、四肢麻木,全身都不在…… D:别急,慢慢说,说详细点。 P:开始时只是早上醒得早,脑子里想得太多,梦也多,醒过来就再也睡不着了……后来,一个人在老家觉得胸闷、喘不过气来。最近胃口又不好了,肚子老咕咕叫,经常想拉大便,可又没有…… D:大概有多长时间了? P:快2个月了。 D:你说的这些情况有没有什么规律性? P:干活的时候感觉不明显,一静下来就不行了。 D:那你认为可能是什么原因造成的? P:我觉得我的生活环境不太好,家里大部分时间只有我一个人,单位里的事又看不惯,相互之间都不说实话,明争暗斗,真让人受不了…… D:你觉得自己的病严重吗? P:怎么不严重啊! 有时痛苦起来自杀的心都有了,我想不是得了绝症,就是得了什么怪病了,吃了很多医生开的药,越吃越严重了……可家里的人都说我"神经病"…… D:那你希望我为你做些什么? P:赶快替我把这毛病治好,要不然,我的生活就一团糟了。 D:让我替你检查一下(全面检查)。 D:我相信你说的都是真的,肯定很痛苦,我一定尽力帮助你。今天我先给你开点药,但你每天早上和晚上睡觉前要坚持跑步,跑到出汗为止。另外,尽量不要一个人呆在家里冥思苦想,找朋友聊聊。3天后的上午10点钟,你再来,我们再好好谈谈,到时再替你做一些检查……别担心,问题总会得到解决的。

注:D为医生,P为患者。

案例2　全科医生的问诊过程

男性,52岁,工人。高血压病史10余年,服用2种抗高血压药物,但服药不规律,血压控制在150/90mmHg左右。吸烟20支/d。近一年来出现过数次胸闷、心前区不适,曾到大医院门诊和急诊就诊。心电图提示ST段压低,T波倒置,提示心肌缺血。心超检查左室壁增厚。心脏专科医生诊断为冠心病,给予硝酸甘油、阿司匹林和丹参等药物治疗。近半年来胸闷发作的次数增多,血压也上升至160/95mmHg左右。心脏专科医生建议患者住院行冠状动脉造影检查,如冠状动脉有狭窄便需要放置支架,并增加一种抗高血压药物。患者又来到了全科医生处就诊,全科医生除详细询问药物应用与其胸闷和血压之间的关系,还询问了患者的工作、家庭和睡眠情况,从而了解到患者平素性格内向,近半年来睡眠差,常感觉担心、焦躁。全科医生鼓励患者倾诉其所担心的事情,原来患者的妻子已下岗数年,有一女儿在读大学,家庭收入主要依靠他一个人;由于患者所在单位资产重组,还有可能面临下岗的问题,因此患者担心家庭收入减少会影响到女儿读书;又因心脏科医生诊断他为冠心病,要增加药物,还可能做手术放置支架,且费用不菲而使得他更加焦虑。全科医生耐心倾听患者的诉说,通过心理疏导给予他支持和鼓励,同时也劝他戒烟,并给予缓解焦虑的药物。数周后,患者的血压降至正常,睡眠改善,焦虑情绪得到缓解,胸痛发作的次数也明显减少了。

以下是该案例中全科医生问诊过程中的一段与患者的对话:

医生:"你妻子做什么工作?"(问背景,了解患者的心理和社会因素)

患者:"她三年前就下岗了,现在有时在居委会帮帮忙。"

医生:"你孩子多大了?"(问背景,了解患者的心理和社会因素)

患者:"我女儿刚 20 岁,还在读大学。"

医生:"哦,那不错。"

患者:"女儿读书挺争气的,就是读书费用贵,1 年光学费就要近 1 万元,还要生活费、书费。"

医生:"那你是很不容易的,现在供个大学生的确开销不少。"(移情,对患者倾诉表示理解和同情,从而使患者感受到医生对他的支持)

医生:"你工作还不错吧?"(问背景,了解患者的心理和社会因素)

患者:"原来还可以,最近企业有变动,可能要减少人员。"

医生:"你觉得这会对你有影响吗?"(问情感,了解患者的情绪状态)

患者:"是的,我们这个部门最有可能裁员。"

医生:"你是不是很担心?"(问情感,了解患者的情绪状态)

患者:"是的,家里现在主要靠我的收入,女儿还有两年才能毕业,说什么我也得让她读完大学。"

医生:"那是。还有什么让你担心的吗?"(问情感,了解患者的情绪状态)

患者:"医生,我的心脏问题是不是非常严重?心脏科医生说要手术放支架,1 个支架要上万元,这对我来说太贵了。一想到要下岗、要做手术,我就睡不着觉,血压怎么会不高呢!"

医生:"是呀,这些事凑在一起的确让人心烦。"(移情,对患者的不幸表示理解和同情,从而使患者感受到医生对他的支持)

医生:"你最担心的是什么?"(问烦恼,了解问题对患者的影响程度)

患者:"心脏问题,工作没有了还可以再找,身体垮了啥都不要说了。"

医生:"那你打算怎么办呢?"(处理,了解患者的自我管理能力)

患者:"我也对自己说,不要老是去想这些事,车到山前必有路。我妻子也常劝我。但这些事怎么能让我不想呢?"

医生:"依我看来,要让你不担心这些事目前的确比较难,换作是我肯定也会担心的。"(移情,采用换位思考的方式对患者表示理解、同情和支持)

医生:"但是仅仅担心是解决不了问题的,如果我是你,除了担心外我还要采取积极的措施。"

患者:"采取什么措施?心脏科医生开给我的药我都在吃。"

医生:"你戒烟了吗?饮食吃得清淡吗?"

患者:"烟我是想戒,可我工作的环境没法不抽烟。饮食我以后一定注意,少吃油和盐。"

医生:"戒烟主要是靠自己,根据你的心脏情况,烟是非戒不可了。另外你每天按时服抗高血压药了吗?经常量血压吗?"

患者:"不瞒您说,抗高血压药我的确常常会忘了吃,有时觉得自己没有什么不舒服的,也就想不起来吃药了。"

医生:"那我建议你首先把自己应该做而没有做到的事情先做起来:戒烟、饮食清淡、规律服药,包括抗高血压药和其他心脏病的药物,经常测血压。现在你还是先服用原来的抗高血压药,但要天天坚持,我们先把血压的目标定在 140/90mmHg 以下,你看好吗?一周后来这里复查,如果血压仍高,再考虑调整药物。另外,如果你觉得自己很担心,尽可能提醒自己不要朝这方面去想,同时做深呼吸,帮助自己放松。这里我给你开一些药物帮助减轻你的焦虑情绪。从心电图上看,你的心肌缺血的确存在,但你也不要过于担心。如果再有胸痛发生,还是要及时来医院的。"

患者:"好,医生,这次我一定照你说的去做。"

(唐国宝)

实训六　家庭访视与家庭评估

(一) 实习目的

1.熟悉访视程序和访视技巧,了解家庭访视过程中应对医疗风险的原则。

2.熟悉家庭评估和家庭健康计划的步骤与方法。

3.掌握家系图的绘制方法。

4.熟悉人际沟通的基本技巧。

(二) 实习地点

社区某居民家庭中。

(三) 实习内容

1.**家庭类型评估**　核心家庭、直系家庭、主干家庭、单亲家庭等。

2.**家庭生活周期评估**　确定该家庭处于家庭生活周期的哪个阶段。

3.**家庭评估**　绘制家庭圈和家系图;采用家庭功能评估问卷(APGAR 量表)综合评估家庭功能。

4.观察家庭访视中人际沟通技巧。

(四) 实习形式

每 3~5 人为一小组,由实训教师带领,进入居民家庭实施家庭访视。

(五) 实习步骤

1.**准备阶段**　从社区居民健康档案中抽取一份家庭档案,查阅户主姓名及联系方式,打电话预约访视对象,确认家庭需要访视的原因、是否愿意接受家访等,并了解到达的路线。从出发至到达家庭过程中,观察评估家庭的邻里和社区情况。

2.**进入家庭阶段**　努力与家庭建立良好的人际关系,取得该家庭成员的信任,并观察家庭内的基本情况。

3.**访视实施阶段**　通过言语交流、现场观察和问卷调查等,进行家庭类型评估、家庭周期评估、家庭功能评估和家庭成员居家环境安全评估等。

4.**访视结束阶段**　访视结束后撰写访视报告,综合评估是否需要下一次家访。填写家访记录并进行工作总结。

(六) 实习要求

1.书写一份家庭访视报告,内容包括:

(1)家系图描绘。

(2)健康问题目录与描述(包括个人与家庭)。

(3)健康管理计划与措施。

2.讨论以下内容:

(1)教师张某刚退休,现与比她早 2 年退休的丈夫相依为伴,问该家庭将面临什么问题?

(2)居民吴某,为了让儿子接受更好的教育,夫妇节衣缩食,筹措费用送儿子攻读研究生,现家中剩下夫妇两人,问该家庭处于生活周期的什么阶段? 此周期的重点应该关注什么问题?

(七) 参考学时

2~4 学时。

（八）家庭访视记录

家庭访视记录参考格式见附录表1。

附录表1　××家庭访视记录

访视时间：20＿＿年＿＿月＿＿日　户主姓名：＿＿＿＿＿　参加人员：＿＿＿＿＿＿＿＿＿

家庭地址：＿＿＿市＿＿＿＿区（县）＿＿＿街（路）＿＿＿＿社区　记录人员：＿＿＿＿

内容：

　　1. 家庭基本情况

　　2. 家系图和家庭圈

　　3. 主要问题及其原因

　　4. 处理计划及措施

（周卫凤　肖文冲）

实训七　家庭访视——某社区儿童生长发育情况调查

（一）实习目的

1. 了解儿童生长发育规律。
2. 熟悉儿童常见疾病防治方法。
3. 熟悉儿童心理学特征及基本指标测量方法。

（二）实习地点

社区居民家中。

（三）实习内容

1. 随机选择两名儿童（6~12岁）了解生长发育状态。
2. 为受访儿童测量身高、体重、听力、视力、嗅觉等，并做好记录。
3. 询问适龄的问题及学习情况，了解儿童智力发育情况。

（四）实习形式

每3~5人分为一小组，由实训教师带领，进入居民家庭实施家庭访视。

（五）实习步骤

1. 做好访视前准备工作：如问卷等。
2. 选择合适的时机与目标儿童交流，或赠送小礼品或学习用品，以取得对方的配合。
3. 针对儿童交流过程中可能存在的问题，进行耐心沟通，保持微笑。
4. 填写调查问卷。
5. 需要家庭配合训练的项目，必须详细清晰地告知家长。

（六）实习要求

1. 填写调查问卷（附录表2）。
2. 学会关心儿童成长，学会与儿童交流。

（七）参考学时

2学时。

附录表2　社区儿童生长发育情况调查报告

姓名			性别			家庭人口		人	民族		
年级			年龄		岁	就读学校					
身高		cm	体重		kg	班级人数		人	排名		名
父亲职业			爱好			个人特长					
母亲职业			爱好			家庭住址					
家庭集体活动项目主要有：						家庭经济收入（月）					元
						家庭经济来源					
						个人平均消费（月）				元（注：儿童）	
视力		左（裸眼）：				听力：					
		右（裸眼）：				嗅觉：					
		色弱或色盲：				语言：					
体格检查		头部	五官：			形态：			头发：		
		颈项	活动度：			淋巴结：					
		胸部									
		腹部									
		四肢									
		皮肤									
个人梦想											
家庭功能											
成员健康状况											
其他信息											

（周卫凤　肖文冲）

实训八　社区诊断

（一）实训目的

1. 了解社区居民基本健康信息、社区卫生诊断报告格式和主要内容。
2. 熟悉入户调查的常用方法、程序与技巧。
3. 掌握社区诊断的意义。

（二）实训地点

1. 社区卫生服务中心、社区居民家庭中。
2. 具体地点为_____市_____区（县）_____街（路）_____社区。

（三）实训内容

1. 通过参观和教师讲解，了解社区卫生服务中心所在社区居民的健康状况。
2. 了解社区主要健康问题及其顺位，收集社区居民的基本健康信息。
3. 尝试使用居民问卷调查的方法进行入户调查。

4. 了解社区卫生诊断报告书写的格式与内容。

（四）实训形式

1. 学生分小组到社区卫生服务中心，教师对社区诊断的意义和方法进行初步的讲解，带领学生观看既往社区卫生诊断报告。

2. 学生小组到社区居民家庭进行入户问卷（附录表3）调查，收集居民健康信息资料，多个小组的资料汇总后，尝试拟定社区卫生诊断报告的主要内容，并向小组报告。

（五）实训步骤

1. 学生分成小组，每组选定组长，在教师带领下入户调查收集资料。

2. 根据收集资料，拟定社区卫生诊断报告的主要内容。

3. 各组派代表报告本小组社区卫生诊断，教师指导并进行现场点评和总结。

4. 教师演示既往该社区卫生诊断报告的内容及其格式。

（六）实训要求

1. 每组上交一份社区卫生诊断报告，格式如下：

××社区卫生服务中心社区卫生诊断报告

一、相关资料来源

二、社区的基本情况

三、社区人群一般情况及健康状况

（一）社会人口学特征

1. 人口总数、总户数、性别情况

2. 年龄、婚姻、文化程度构成

3. 职业、医疗费用负担形式构成

（二）社区居民健康状况

1. 慢性病患病情况及顺位

2. 居民死因构成及顺位

3. 社区居民卫生服务需要、需求与利用情况

4. 影响居民健康状况的因素

四、社区的资源与潜力

五、管理和政策诊断

六、社区的主要卫生问题及优先解决问题的顺序

1. 社区的主要问题

2. 优先解决问题的顺序

2. 讨论以下内容

（1）你认为社区卫生诊断的意义有哪些？

（2）针对社区居民的主要问题，采取哪些措施可以干预？

（3）你认为入户调查的技巧是什么？应该注意哪些问题？

（七）参考学时

4~6学时。

编号□□□□□□□□

（15 岁及以上成人适用）

户主姓名_____　户口地址_____

本人姓名_____　现住地址_____　身份证号_____

与户主关系_____①户主　②配偶　③子女　④孙子女　⑤父母　⑥兄弟　⑦姐妹

联系电话_____　邮编_____

工作单位_____

1. 出生日期:_____年____月____日

2. 性别____

(1)男性　(2)女性

3. 民族_____

4. 婚姻状况_____

(1)未婚　(2)已婚　(3)再婚　(4)离婚　(5)丧偶

5. 文化程度_____

(1)文盲　(2)小学　(3)初中　(4)高中技校　(5)中专　(6)大专　(7)本科及以上

6. 职业状况_____

(1)工人　(2)农民　(3)科技　(4)行政干部　(5)金融财务　(6)商业服务　(7)教师　(8)医务　(9)新闻、文艺、出版　(10)体育　(11)司机　(12)家务　(13)离退休　(14)其他

7. 医费用承担_____

(1)公费　(2)基本医疗保险　(3)合作医疗　(4)劳保　(5)自费　(6)其他(请注明_____)

8. A. 是否经常在以下医疗单位就诊_____

(1)否　(2)是

个体开业	□	社区卫生服务中心(站)	□
门诊部、所	□	街道医院(乡镇医院)	□
区县医院	□	市级医院	□
部队医院	□	职工医院	□
专科医院	□	其他(请注明_____)	

B. 到该单位就诊原因_____

合作单位	□	离家近、方便	□
医方技术好	□	服务态度好	□
设备好	□	收费合理	□
其他(请注明_____)			

C. 上年就诊次数(填具体次数_____次)

9. A. 你是否吸烟_____

(1)否　(2)是　(3)已戒

B. 如吸烟,哪年开始吸烟的?_____年

C. 吸烟量_____

(1)偶尔　(2)每周 1 盒　(3)每周 2 盒　(4)两天 1 盒　(5)一天 1 盒　(6)一天 2 盒以上

D. 哪年戒烟的?_____年

10. A. 您是否经常饮酒?_____

(1)否　(2)是　(3)已戒

B. 如饮酒,从开始饮酒到现在_____年

C. 每月饮各类酒相当 60 度白酒量_____

(1)500ml以下　(2)500~1 000ml　(3)1 000~1 500ml　(4)1 500ml以上

D. 哪年戒酒的?_____年

11. A. 您是否有药物依赖(药瘾)_____

(1)否　(2)是

B. 具体药物_____

(1)安定类　(2)安眠类　(3)吗啡类　(4)其他(请注明_____)

C. 每日服量_____片

12. 您的饮食习惯

喜甜食　　　　　　　　□　　　　喜咸食　　　　　　　　□

经常吃油炸食物　　　　□　　　　经常吃过热食物　　　　□

13. A. 您是否经常进行体育锻炼_____

(1)否　(2)是

B. 参加体育锻炼年数_____年

C. 锻炼的类型_____

(1)步行、骑自行车　(2)太极拳、气功及武术　(3)舞蹈及体操　(4)球类　(5)跑步　(6)其他(请注明_____)

D. 参加体育锻炼次数_____

(1)每周<3次　(2)每周3次　(3)每周>3次　(4)不规律运动

E. 每次活动时间_____

(1)<20min　(2)>20min

14. A. 您认为您现在的健康状况怎样?_____

(1)很好　(2)一般　(3)体弱　(4)很差　(5)长期卧床

B. 与同年龄的人比较,您认为您的健康状况是_____

(1)很好　(2)差不多　(3)较差

C. 与一年前比较,您认为您现在的健康状况是_____

(1)很好　(2)差不多　(3)较差

D. 您对您的健康状况是否满意?_____

(1)很满意　(2)满意　(3)不太满意　(4)很不满意

15. A. 二年内您是否做过全面健康检查_____

(1)否　(2)是

B. 未做过检查的原因_____

(1)无人通知检查　(2)不知道需要检查　(3)不愿意检查　(4)其他(请注明_____)

16. 目前个人居住情况_____

(1)独自居住　(2)与配偶一起居住　(3)与子女、孙辈一起居住　(4)与配偶、子女一起居住　(5)与其他人一起居住(请注明_____)

17. 身高_____cm　体重_____kg(精确到0.2kg)

18. 腰围_____cm　臀围_____cm

19. 血压收缩压值_____mmHg　舒张压值_____mmHg

20. 视力　左眼_____　右眼_____

21. 尿糖_____

(1)-　(2)±　(3)+　(4)++　(5)+++　(6)++++

22. A. 15~64岁妇女两年内是否做过乳房检查_____

(1)否　(2)是　(3)发现问题(请注明)

B. 做过检查_____

(1)临床检查 　(2)红外线 　(3)钼钯 　(4)B超 　(5)其他(请注明_____)

C. 未做过检查的原因_____

(1)无人通知检查 　(2)不知道需要检查 　(3)不愿意检查 　(4)其他(请注明_____)

23. A. 已婚妇女两年内是否做过子宫颈癌细胞刮涂片检查_____

(1)否 　(2)是

B. 未做过检查原因_____

(1)无人通知检查 　(2)不知道需要检查 　(3)不愿意检查 　(4)其他(请注明_____)

C. 发现问题(请注明_____)

24. 您是否存在伤残和功能障碍_____

(1)否 　(2)是

肢体伤残	□	听力障碍	□
精神障碍	□	全聋	□
视力障碍	□	咀嚼障碍	□
完全失明	□	其他(请注明_____)	□

25. 家族史(只限于亲生父母)_____

(1)无 　(2)是 　(3)不详

	父母		父母
高血压	□□	恶性肿瘤	□□
冠心病	□□	精神疾病	□□
脑卒中	□□	青光眼	□□
糖尿病	□□	其他(请注明_____)	□□

26. 个人主要病史_____

(1)无 　(2)是 　(3)不详

高血压	□	恶性肿瘤	□
冠心病	□	慢性支气管炎	□
脑卒中	□	肺心病	□
糖尿病	□	白内障	□
心肌梗死	□	青光眼	□
高脂血症	□	骨关节病	□
肺结核	□	其他(请注明_____)	□

27. 老年行为能力调查(≥60岁老人填写)_____

(1)无困难、不需要别人帮助 　(2)自己有些困难 　(3)自己很困难 　(4)完全依赖别人

洗澡	□	购物	□
穿衣	□	洗衣	□
吃饭	□	做饭菜	□
上厕所	□	打电话	□
室内运动	□	财务自理	□
上楼梯	□	能走完200~300m	□
能独立坐汽车	□		

28. 目前您需要哪些服务? _____

(1)健康咨询 　(2)饮食指导 　(3)体格检查 　(4)家庭病床 　(5)上门护理、康复服务 　(6)其他(请注明_____)

29. A. 您家平均每人每月用于饮食的费用是多少元? _____

(1)<150元 　(2)150~299.99元 　(3)300~499.99元 　(4)500~599.99元 　(5)≥600元

B. 占人均总支出的比例是_____

(1)<20%　(2)20%~39%　(3)40%~59%　(4)60%~79%　(5)>80%

30. 家庭住房

A. 类型_____

(1)普通楼房　(2)高层楼房　(3)砖瓦平房　(4)木棚、土坯平房　(5)其他(请注明_____)

B. 面积　人均住房面积_____平方米

31. 燃料使用情况_____

(1)电　(2)煤气、天然气　(3)煤　(4)燃油　(5)柴草　(6)其他(请注明_____)

32. 饮水情况_____

(1)自来水　(2)二次供水(高层水箱)　(3)手压机井水　(4)江河湖水　(5)其他(请注明_____)

33. 厕所

A. 类型_____

(1)水冲式　(2)深坑或免水冲　(3)无厕所　(4)其他(请注明_____)

B. 使用情况_____

(1)只限本户　(2)几户合用　(3)公共厕所

34. 您家离最近医院(社区卫生机构)的距离_____

(1)不到1km　(2)1km　(3)2km　(4)3km　(5)4km 以上

调查员姓名_____　单位_____　调查日期_____

（贾　奇）

实训九　群体-个体相结合的疾病预防与控制——健康教育

(一) 实训目的

1. 掌握群体健康教育计划的设计原则、步骤、实施与评价方法。

2. 熟悉患者个体健康教育方法与技巧,熟悉患者个体健康教育效果的评估方法。

3. 了解群体健康教育的方式与步骤。

(二) 实训内容

某一选定社区(可为某学校、居民区等)。

(三) 实训内容

1. 背景资料的阅读和分析。

2. 小组讨论,制订健康教育计划。

3. 组织并实施健康教育,评价其效果。

(四) 实训形式

学生分小组收集个体患者和群体健康教育的背景资料,根据其资料拟订健康教育计划、实施方案、目标及效果评价手段。

(五) 实训步骤

1. 学生分小组,每组选定组长。

2. 收集相关个体和群体健康教育的背景资料,分析并提出优先可干预的问题。

3. 制订健康教育计划、措施、目标及效果评价手段。

4. 小组实训结束时,各组派代表进行 10min 患者教育(角色扮演)和群体健康教育实施的观摩,教师予以指导并进行现场点评和总结。

(六) 实训要求

1. 每组交一份患者和群体健康教育计划。

2.讨论以下内容：

(1)社区群体健康教育的主要环节有哪些？患者个体健康教育的主要技巧是什么？

(2)你认为健康教育的实施有效吗？为什么？如何评价？

（七）参考学时

2学时。

（八）病例讨论

可以选择社区中人群多发病如高血压、糖尿病等，或学校中学生群体的近视、龋齿等病例进行讨论。

（王慧丽　王洪云）

实训十　个人健康档案的建立

（一）实训目的

1.掌握个人健康档案和家庭健康档案的组成内容。

2.熟悉电子健康档案及基于健康档案的区域卫生信息系统。

3.了解建立社区健康档案的意义、社区健康档案的组成内容。

4.能用正确的记录格式建立个人健康档案和家庭健康档案；能有效使用计算机及互联网管理社区居民健康档案；能与社区居民和家庭进行良好沟通。

（二）实训地点

某市区（县）某街（路）某社区。

（三）实训内容

1.建立一份个人健康档案。

2.了解社区居民健康信息管理系统。

（四）实训形式

1.社区卫生服务机构接诊患者或家庭出诊，或者以自身为例建立健康档案。

2.参观社区卫生服务机构居民健康档案管理系统。

（五）实训步骤

1.准备阶段　从社区居民中随机抽取一户，查阅户主姓名及联系方式，预约联系对象，说明来意，确认是否愿意接受访问等。

2.信息收集　在社区卫生服务机构的全科诊室内或到达访视家庭，收集并记录家庭成员基本情况、健康状况、疾病史、生活方式等。条件所限的可以以学生自身为例建立健康档案。

3.实训总结和建档工作总结，建立个人健康档案。

（六）实训要求

1.请根据提供的案例资料填写一份个人健康档案，具体要求：

(1)提出3个主要问题、1个暂时性问题。

(2)用SOAP方式描述其中1个主要问题，填写主要的病情流程表。

(3)针对该病例设计一份周期性健康检查计划表。

2.讨论以下内容：

(1)全科医疗中个人健康问题记录多采取以问题为中心的医疗记录方式。问题描述将问题表中的每一问题依序号逐一以"S-O-A-P"的形式进行描述，在进行S-O-A-P记录时应该注意什么？与目前使用的医院病历有何异同？

(2)根据本次实训情况，你觉得在建立健康档案时需要注意哪些问题？计算机管理居民健康档案有何利弊？

（七）参考学时

2~4 学时。

（八）案例

案例1 石某,女,64 岁,下岗工人,汉族,初中文化,家庭贫穷,出生于重庆市××区,现住重庆市××区××村××号(社区号为×××-51),邮编××××××,家庭电话66×××32,身份证号:5××××××××××××××,医保账号:0717636×××,于×××年×月×日建档。

主诉:消瘦、手抖 2 年。

现病史:因消瘦、手抖 2 年,四处就医,未明确诊断。于××××年 4 月 2 日来社区卫生服务站就诊。2 年来,患者体重减轻 10kg,手抖明显,怕热、汗多,睡眠差、做梦多。

既往史:10 余岁时曾患肺结核,抗结核治疗 1 年半后痊愈。无药物过敏史。

个人史:O 型血,无过敏史,与丈夫一起生活,有 2 儿 2 女,儿女均已结婚单独居住。无重要疾病,无残疾。未进行计划免疫。月经史:14/5-7/28-30/48,30 岁时放环,人工流产 3 个,无引产。其丈夫 65 岁,火车司机,已退休 5 年。患高血压 30 多年,多次因高血压心脏病、心力衰竭住院治疗。目前口服抗高血压药控制血压。行为习惯:不吸烟、不饮酒、喜食甜食,晚睡早醒、多梦,3 年来每天坚持跳 1 小时老年健身操。

家族史:父母已故,死因不详;哥哥曾患甲亢,治愈。

体格检查:体温 37℃,呼吸 24 次/min,脉搏 100 次/min,血压 140/70mmHg。身高 153cm,体重 40kg。健谈、消瘦、皮肤湿润,黑眼圈,双眼球不突。颈部正常,甲状腺不大,胸部叩诊及听诊阴性。心率 100 次/min,节律整齐,无杂音。双手平举颤抖厉害。双下肢胫前水肿。

辅助检查:T_3 4.94ng/ml,T_4 190.2ng/ml,TSH 0.02mIU/ml,WBC 4.3×10⁹/L,心电图示左心室高电压。

治疗情况:口服丙硫氧嘧啶 50mg tid,1 个月后复查。

4 月 29 日体重增加 1kg,WBC 8.5×10⁹/L。

5 月 18 日 T_3 3.07ng/ml,T_4 223.0ng/ml,TSH 0.00mIU/ml。

7 月 20 日手抖减轻,体重增加 10kg,WBC 4.9×10⁹/L。

9 月 02 日手抖消失,T_3 1.48ng/ml,T_4 72.2 ng/ml,TSH 0.09mIU/ml,丙硫氧嘧啶 50mg bid。

案例2 马某,女,62 岁,退休工人,文盲,汉族,出生于四川省××市,现住在重庆市××区××文化×村××号(社区号×××-51),邮编××××××,家庭电话68×××30,身份证号:5××××××××××××××,医保账号 0717659×××,于×××年×月×日建档。

主诉:头昏、乏力 8 年,加重伴食欲减退半个月。

现病史:因头昏、耳鸣、乏力、视物模糊 8 年,上楼感觉累 5 年多,加重伴食欲减退半个月,于 1 月 18 日来社区卫生服务站就诊。该患者自 30 岁起患高血压病,抗高血压药时服时停,多次发生短暂性眩晕,因血压高并发眼底出血多次曾住院治疗,血压均未降至理想水平,波动在 170~220/60~80mmHg。服硝苯地平缓释片 20mg bid。

既往史:患者 50 岁时患糖尿病,嘱口服格列本脲 12.5mg bid,加饮食控制。曾服二甲双胍出现全身瘙痒。

个人史:A 型血,无过敏史,未进行计划免疫,55 岁从钳工岗位退休。现与儿子、孙子一起生活,以前常因与儿媳关系不好而生气,经济上又要负担儿子一家三口,感到生活压力大,不愉快,1 年前儿子与儿媳离婚。月经史:12/5-7/28-30/45,22 岁时放环,人工流产 5 次,无引产。行为习惯:不吸烟,不喝酒,无特殊饮食习惯。习惯早睡、早起,未作锻炼。

家族史:与丈夫有 4 个孩子,3 个健在,二女一子。儿子患有胆囊结石,经常发作胆绞痛,未手术;丈夫 15 年前死于肝癌;二女儿于 12 年前在怀孕期间死于急性重型肝炎。

体格检查:体温 37.5℃,脉搏 80 次/min,呼吸 22 次/min,血压 210/80mmHg。身高 155cm,体重 55kg。健谈,性情急躁,慢性病容,面色、甲床轻度苍白,双眼见角膜老年斑。颈部及甲状腺正常,胸部叩诊及听诊(-)。心率 80 次/min,节律整齐,各瓣膜听诊区 S2 亢进。双肾区无叩击痛。双下肢水肿(++)。随机末梢血糖22.5mmol/L,尿糖(+++),血钾 3.1mmol/L,血钠 120mmol/L,血氯 90mmol/L,尿素氮 9.6mmol/L,肌酐 180mmol/L。

治疗情况:坚持服用抗高血压药,严格控制饮食,并服降血糖药。

观察血压及尿糖:

1月 19 日 4:50PM 210/88mmHg,尿糖(++)

1月 20 日 9:00AM 170/70mmHg,尿糖(++)

5:00 PM 220/80mmHg,尿糖(++)

1月 21 日 7:05AM 230/88mmHg,尿糖(+)

2:00PM 230/82mmHg,尿糖(+)

4:00PM 226/80mmHg,尿糖(±)

(代爱英)

实训十一　全科医疗质量与资源管理

(一)实训目的

1.掌握社区卫生服务中心全科医疗服务质量管理内容及方法,全科医疗机构选择、配备基本药物的原则。

2.熟悉社区卫生服务中心全科医疗信息管理情况。

3.了解社区卫生服务中心全科医疗人力资源、机构设置情况及全科医疗的各种管理制度。

(二)实训地点

1.某指定的社区卫生服务示范中心(站)。

2.具体地点为:_____市_____区(县)_____街(路)_____社区。

(三)实训内容

1.实地考察掌握该社区卫生服务中心开展全科医疗服务质量管理的具体情况、内容及方法。

2.参观该社区卫生服务中心全科医疗信息管理系统及社区药物药品配备情况。

3.了解该社区卫生服务中心全科医疗人力资源、机构设置情况,学习参观全科医疗的各种管理制度。

4.根据实际情况,针对某一问题制定设计一个 PDCA 管理计划方案。

(四)实训形式

学生分成若干小组,在社区卫生服务中心内见习,由带教教师组织统一集体参观学习。结合参观学习过程中了解、收集的相关信息,讨论制定 PDCA 管理计划方案。

(五)实训步骤

1.学生统一由社区卫生服务中心管理者(社区卫生服务中心主任或副主任)介绍本社区卫生服务中心基本人力资源、机构设置情况,开展全科医疗服务质量管理的具体情况、内容及方法等。

2.集体参观全科医疗信息管理系统及社区药局、药房、药店,学习参观全科医疗的各种管理制度,并由教师进行介绍和讲解。

3.学生分成若干小组,根据实际学习与参观情况,由学生提出问题,或由教师提出几个问题,在每个小组内进行讨论,并针对某一问题制定设计一个 PDCA 管理方案。

4.实训结束前,由各小组选派代表对各自拟定的 PDCA 方案进行陈述,教师及其他小组成员共同对方案的正确性、可行性、完整性等多方面进行评价和讨论,并提出意见和建议。

（六）实训要求

1. 以课后作业的形式每人上交一份完整的 PDCA 管理方案。

2. 讨论以下内容：

（1）本社区全科医疗质量及资源管理有哪些优点与不足？

（2）全科医疗质量及资源管理方法是否也可以应用于我们的日常生活和学习等活动的管理？试举例说明。

（七）参考学时

2~4 学时。

（李春龙　彭　伟）

参考文献

[1] 梁万年,路孝琴.全科医学[M].3版.北京:人民卫生出版社,2023.

[2] 朱启星.卫生学[M].9版.北京:人民卫生出版社,2018.

[3] 钱庆,陈先来.医学知识组织[M].北京:人民卫生出版社,2023.

[4] 赵拥军.全科医学导论[M].3版.北京:人民卫生出版社,2018.

[5] 于晓松,路孝琴.全科医学概论[M].5版.北京:人民卫生出版社,2018.

[6] 胡丙杰.全科医学基础[M].2版.北京:科学出版社,2022.

[7] 初炜,周佳.社会医学[M].3版.北京:科学出版社,2020.

[8] 王文军,薛玲.预防医学[M].2版.北京:人民卫生出版社,2021.

[9] 赵景波,李晓霞.预防医学[M].3版.北京:科学出版社,2020.

[10] 王家骥.全科医学概论[M].4版.北京:人民卫生出版社,2019.

[11] LATEEF M A,MHLONGO M E.A literature review on people-centered care and nursing practice in primary health care setting[J].Global Journal of Health Science,2020,12(2):23.

[12] 王世英,黄威,张启特,等.基于患者视角的医患关系现状及影响因素分析[J].成都医学院学报,2023,18(04):510-514.

[13] 史方竹,范慧芳.共享决策实践的影响因素及其缓解医患关系的可行性分析[J].护理研究,2022,36(15):2771-2774.

[14] 约翰·莫塔.全科医学[M].张泽灵,刘先霞,译.北京:科学技术文献出版社,2019.

[15] 顾勤,梁永华.全科医学[M].2版.北京:人民卫生出版社,2021.

[16] 鲍勇,张勘,陈碧华.国家单病种双向转诊指南手册[M].上海:上海交通大学出版社,2019.

[17] 孙辽.全科医学慢性病管理[M].广州:中山大学出版社,2021.

[18] 陈力,罗亮,杨华.全科医学慢性病管理手册[M].北京:科学出版社,2022.

[19] 吴浩.社区卫生服务管理[M].北京:人民卫生出版社,2023.

[20] 蒂姆·斯旺威克,艾玛·沃克斯.ABC医疗质量改进[M].唐惠君,孙杰,刘西坊,译.长沙:湖南科学技术出版社,2022.

[21] 任晓晖.社区卫生服务管理[M].成都:四川大学出版社,2020.

[22] 邹宇华.社区卫生服务管理学[M].2版.北京:人民卫生出版社,2020.

[23] 齐惠颖,娄岩,杨卫华.医学信息资源智能管理[M].武汉:湖北科学技术出版社,2019.

[24] 马宝荣.医学设备应用与管理[M].北京:科学技术文献出版社,2020.

[25] 沈百荣.医学信息安全[M].北京:人民卫生出版社,2022.

[26] 马路,唐小利.医学信息搜集与利用[M].北京:人民卫生出版社,2023.